全国高职高专院校护理类专业核心教材

急危重症护理

（供护理及助产专业用）

主　编　秦召敏　廉　莹　刘鸿业
副主编　孙水英　于秀霞　闻　纯
编　者　（以姓氏笔画为序）
　　　　于秀霞（长春医学高等专科学校）
　　　　车小雯（重庆医药高等专科学校）
　　　　孔瑞雪（山东医学高等专科学校）
　　　　田　清（遵义医药高等专科学校）
　　　　刘鸿业（山东省青岛第二卫生学校）
　　　　孙水英（山东中医药高等专科学校）
　　　　孙丽娜（邢台医学高等专科学校）
　　　　陈之能（楚雄医药高等专科学校）
　　　　闻　纯（江苏医药职业学院）
　　　　秦召敏（山东医学高等专科学校）
　　　　廉　莹（辽宁医药职业学院）
　　　　潘爱春（泰山护理职业学院）

中国健康传媒集团
中国医药科技出版社

内容提要

　　本教材为"全国高职高专院校护理类专业核心教材"之一，是根据本套教材的编写指导思想和原则要求，结合专业培养目标和本课程的教学目标、内容与任务要求编写而成。内容主要包括绪论、院前急救、急诊科、重症医学科、心搏骤停与心肺脑复苏、休克、常见急症、创伤、灾难救援、多器官功能障碍、急性中毒、环境及理化因素损伤、急危重症患者的营养支持、机械通气、常用急危重症护理技术等。本教材为书网融合教材，在纸质教材基础上融合数字化教学配套资源（PPT、习题、微课、视频等），实现了纸媒教材与富媒体资源的融合，使读者充分享用优质资源。

　　本教材主要供护理及助产专业使用，也可作为临床护士学习的参考教材。

图书在版编目（CIP）数据

急危重症护理/秦召敏，廉莹，刘鸿业主编 . —北京：中国医药科技出版社，2021.12
全国高职高专院校护理类专业核心教材
ISBN 978 – 7 – 5214 – 2925 – 1

Ⅰ.①急… 　Ⅱ.①秦… ②廉… ③刘… 　Ⅲ.①急性病 – 护理 – 高等职业教育 – 教材 ②险症 – 护理 – 高等职业教育 – 教材 　Ⅳ.①R472.2

中国版本图书馆 CIP 数据核字（2021）第 260373 号

美术编辑　陈君杞
版式设计　友全图文

出版　**中国健康传媒集团** | 中国医药科技出版社
地址　北京市海淀区文慧园北路甲 22 号
邮编　100082
电话　发行：010 – 62227427　邮购：010 – 62236938
网址　www. cmstp. com
规格　889mm×1194mm $\frac{1}{16}$
印张　15 $\frac{1}{4}$
字数　414 千字
版次　2021 年 12 月第 1 版
印次　2021 年 12 月第 1 次印刷
印刷　三河市万龙印装有限公司
经销　全国各地新华书店
书号　ISBN 978 – 7 – 5214 – 2925 – 1
定价　**42.00 元**

获取新书信息、投稿、为图书纠错，请扫码联系我们。

为了贯彻党的十九大精神，落实国务院《国家职业教育改革实施方案》文件精神，将"落实立德树人根本任务，发展素质教育"的战略部署要求贯穿教材编写全过程，充分体现教材育人功能，深入推动教学教材改革，中国医药科技出版社在院校调研的基础上，于2020年启动"全国高职高专院校护理类、药学类专业核心教材"的编写工作。在教育部、国家药品监督管理局的领导和指导下，在本套教材建设指导委员会和评审委员会等专家的指导和顶层设计下，根据教育部《职业教育专业目录（2021年）》要求，中国医药科技出版社组织全国高职高专院校及其附属机构历时1年精心编撰，现该套教材即将付梓出版。

本套教材包括护理类专业教材共计32门，主要供全国高职高专院校护理、助产专业教学使用；药学类专业教材33门，主要供药学类、中药学类、药品与医疗器械类专业师生教学使用。其中，为适应教学改革需要，部分教材建设为活页式教材。本套教材定位清晰、特色鲜明，主要体现在以下几个方面。

1.体现职业核心能力培养，落实立德树人

教材应将价值塑造、知识传授和能力培养三者融为一体，融入思想道德教育、文化知识教育、社会实践教育，落实思想政治工作贯穿教育教学全过程。通过优化模块，精选内容，着力培养学生职业核心能力，同时融入企业忠诚度、责任心、执行力、积极适应、主动学习、创新能力、沟通交流、团队合作能力等方面的理念，培养具有职业核心能力的高素质技能型人才。

2.体现高职教育核心特点，明确教材定位

坚持"以就业为导向，以全面素质为基础，以能力为本位"的现代职业教育教学改革方向，体现高职教育的核心特点，根据《高等职业学校专业教学标准》要求，培养满足岗位需求、教学需求和社会需求的高素质技术技能型人才，同时做到有序衔接中职、高职、高职本科，对接产业体系，服务产业基础高级化、产业链现代化。

3.体现核心课程核心内容，突出必需够用

教材编写应能促进职业教育教学的科学化、标准化、规范化，以满足经济社会发展、产业升级对职业人才培养的需求，做到科学规划教材标准体系、准确定位教材核心内容，精炼基础理论知识，内容适度；突出技术应用能力，体现岗位需求；紧密结合各类职业资格认证要求。

4. 体现数字资源核心价值，丰富教学资源

提倡校企"双元"合作开发教材，积极吸纳企业、行业人员加入编写团队，引入一些岗位微课或者视频，实现岗位情景再现；提升知识性内容数字资源的含金量，激发学生学习兴趣。免费配套的"医药大学堂"数字平台，可展现数字教材、教学课件、视频、动画及习题库等丰富多样、立体化的教学资源，帮助老师提升教学手段，促进师生互动，满足教学管理需要，为提高教育教学水平和质量提供支撑。

编写出版本套高质量教材，得到了全国知名专家的精心指导和各有关院校领导与编者的大力支持，在此一并表示衷心感谢。出版发行本套教材，希望得到广大师生的欢迎，对促进我国高等职业教育护理类和药学类相关专业教学改革和人才培养做出积极贡献。希望广大师生在教学中积极使用本套教材并提出宝贵意见，以便修订完善，共同打造精品教材。

姚腊初　益阳医学高等专科学校

贾　强　山东药品食品职业学院

高璀乡　江苏医药职业学院

葛淑兰　山东医学高等专科学校

韩忠培　浙江药科职业大学

覃晓龙　遵义医药高等专科学校

委　　　员（以姓氏笔画为序）

王庭之　江苏医药职业学院

兰作平　重庆医药高等专科学校

司　毅　山东医学高等专科学校

朱扶蓉　福建卫生职业技术学院

刘　亮　遵义医药高等专科学校

刘林凤　山西药科职业学院

李　明　济南护理职业学院

李　媛　江苏食品药品职业技术学院

孙　萍　重庆三峡医药高等专科学校

何　雄　浙江药科职业大学

何文胜　福建生物工程职业技术学院

沈　伟　山东中医药高等专科学校

沈必成　楚雄医药高等专科学校

张　虹　长春医学高等专科学校

张奎升　山东药品食品职业学院

张钱友　长沙卫生职业学院

张雷红　广东食品药品职业学院

陈　亚　邢台医学高等专科学校

陈　刚　赣南卫生健康职业学院

罗　翀　湖南食品药品职业学院

郝晶晶　北京卫生职业学院

胡莉娟　杨凌职业技术学院

徐贤淑　辽宁医药职业学院

高立霞　山东医药技师学院

康　伟　天津生物工程职业技术学院

傅学红　益阳医学高等专科学校

全国高职高专院校护理类专业核心教材

评审委员会

数字化教材编委会

主　编　秦召敏　廉　莹　刘鸿业
副主编　孙水英　于秀霞　闻　纯
编　者　（以姓氏笔画为序）
　　　　于秀霞（长春医学高等专科学校）
　　　　车小雯（重庆医药高等专科学校）
　　　　孔瑞雪（山东医学高等专科学校）
　　　　田　清（遵义医药高等专科学校）
　　　　刘鸿业（山东省青岛第二卫生学校）
　　　　孙水英（山东中医药高等专科学校）
　　　　孙丽娜（邢台医学高等专科学校）
　　　　陈之能（楚雄医药高等专科学校）
　　　　闻　纯（江苏医药职业学院）
　　　　秦召敏（山东医学高等专科学校）
　　　　廉　莹（辽宁医药职业学院）
　　　　潘爱春（泰山护理职业学院）

急危重症护理是面向护理类专业开设的一门专业核心课，是培养高素质护理类专业应用型人才的重要课程之一。

《急危重症护理》是"全国高职高专院校护理类专业核心教材"之一，教材编写根据《高等职业学校专业教学标准》要求，紧密结合《职业教育专业目录（2021年）》人才培养一体化要求，由11所院校12名一线教师根据实际教学、临床经验编写而成。本教材内容主要包括绪论、院前急救、急诊科、重症医学科、心搏骤停与心肺脑复苏、休克、常见急症、创伤、灾难救援、多器官功能障碍、急性中毒、环境及理化因素损伤、急危重症患者的营养支持、机械通气、常用急危重症护理技术共十五章。本教材有以下特点：

1. 体现职业核心能力的培养，落实立德树人，将价值塑造、知识传授和能力培养三者融为一体，在教材中加强对学生人文素质的培养，设置"护爱生命"模块，树立"生命第一，时效为先"的急救护理理念，将思政教育、文化实践等元素贯穿融入其中。

2. 教材紧扣护士执业资格考试大纲，将危重症护理理论与临床护理有机融合，设置了学习目标、导学情景、看一看、练一练、想一想、知识回顾、目标检测等模块，增加教材的可读性，增进学生的学习兴趣，帮助学生把握重点和对知识的理解记忆。

3. 本教材为书网融合教材，在纸质教材基础上融合数字化教学配套资源（PPT、题库、微课、视频等），搭载丰富多样化、立体化教学资源，实现了纸媒教材与富媒体资源的融合，使读者充分享用优质资源，学习更加形象、生动、直观、高效。

本教材可作为高职高专院校护理、助产专业及其他医学专业学生的教学用书，也可作为在职护理人员的参考教材。

本教材在编写过程中，得到了各参编单位的大力支持和指导，吸取和参考了有关教材论著和文献中的理论、观点，在此表示衷心的感谢！由于现代重症医学及护理学的不断发展及编写人员水平和时间的局限，教材中难免会有疏漏和不妥之处，敬请广大读者批评指正。

编　者
2021年8月

目 录

第一章　绪　论

导学情景

情景描述：赵某，女性，21 岁，某护校准备实习的护生，报到当天第一个科室就是医院急诊科，正巧遇到急诊科现场抢救多人车祸伤的情景，瞬间感觉紧张、恐惧，愣在现场。

情景分析：结合案例及现场情况，初步考虑护生由于心理紧张出现了适应不良。

讨论：如果你是急诊科护士长，该怎样对新入实习生开展入科室前的教育工作？合格的急危重症护士应该具备什么素质？

学前导语：急诊是医院的工作窗口，是抢救急危重症患者的战场，多人车祸伤的现场情况惨烈，视觉冲击力大，对新入护生心理影响较大，因此在护生进入临床工作之前，需提前进行入科前的教育，全面提升各方面的素质，以应对临床高难度、高要求的急危重症护理工作的挑战。

急危重症护理学（emergency and critical care nursing）是以挽救患者生命、提高抢救成功率、促进患者康复、降低伤残率、提高生命质量为目的，以现代医学科学、护理学专业理论为基础，研究各类急性病、慢性病急性发作，急性伤害和中毒的急危重症患者的抢救、护理与科学管理的一门新兴的、跨学科的综合性应用学科。

随着社会的进步、经济的飞速发展，现代医学科学技术的进一步发展和人们对社会医疗需求的提高，尤其是近年来老龄及城市人口的增加，交通、意外伤害事故的增多，疾病谱和人们生活方式的改变，在社会医疗保健工作中，急危重症护理学愈来愈发挥极其重要的作用。

第一节　急危重症护理学概述

PPT

一、急危重症护理学的起源与发展

急危重症护理学的起源可追溯到 19 世纪中叶南丁格尔时代，1854～1856 年克里米亚战争期间，南丁格尔女士率领 38 名护士抵达前线，参加战地救护工作，使伤员的死亡率由 42.7% 下降到 2.2%，数字的改变充分说明了有效的抢救及精心的护理在抢救危重伤病员中的重要作用。此外，南丁格尔首次提出了在医院手术室旁建立术后患者恢复病房，这就是"麻醉复苏室"和"重症监护病房"的起源。

随着急诊医学和危重症医学实践日益受到重视，急救护理也随之得到发展，并出现了危重症护理的雏形。1923 年，美国约翰霍普金斯医院建立了神经外科术后病房。1924 年，意大利的弗罗伦萨建立了世界上第一个急诊医疗服务组织，进行伤员的救护和转运。1927 年，第一个早产婴儿监护中心在美国芝加哥建立。1952 年，北欧发生了脊髓灰质炎大流行，许多伤病员因呼吸肌麻痹，不能自主呼吸，当时将他们集中辅以"铁肺"治疗，配合相应的特殊治疗技术，取得了良好的效果，这是世界上最早的用于监护呼吸衰竭患者的"监护病房"，此后，各大医院相继开始建立类似的监护单元。

我国的急危重症护理事业经历了从简单到逐步完善并形成学科的发展过程，20 世纪 80 年代以来，随着急救医学的快速发展而得到发展。1980 年 10 月卫生部颁发"加强城市急救工作的意见"，要求根据条件加强急救工作。1983 年，颁布了"城市医院急诊室（科）建设方案"，该方案规定了急诊科的任务、急诊医疗工作的方向、组织和管理，以及急诊工作的规章制度。许多医院相继成立急诊科、专科或综合监护病房，从此我国的急危重症护理步入正轨。1986 年 11 月颁布《中华人民共和国急救医疗法》，并设置全国统一的"120"急救电话，同年 12 月 1 日，中华医学会"急诊医学学会"成立。1987 年 5 月，经中华医学会批准正式成立了"中华医学会急诊医学分会"。此后，中华医学会重症医学及灾难医学分会相继成立，中华护理学会分别成立了急诊护理和危重症护理专业委员会。1988 年，第二军医大学在国内首次开设急救护理学课程，教育部从此将《急救护理学》确定为护理学科的必修课程。中华护理学会及护理教育中心设立多个培训基地，多次举办急危重症护理学习班，培训了大量急危重症护理人才，尤其是急危重症护理理论，不单纯局限于人的生理要求，而是着眼于人的整体状况，包括生理、心理、病理、社会、精神等要求，将现代急危重症护理观、急危重症护理技术由院内延伸到院外现场，扩展到社会，是非常大的进步。目前我国急救医疗体系基本健全，急救网络不断完善，全民急救意识逐步提高，急危重患者救护水平得到较大发展，在院前急救、院内急诊、危重症救护等方面发挥着重要的作用。

二、急危重症护理学的范畴

急危重症护理学是一门综合性的护理学科，研究范畴比较广泛，主要包括院前急救、院内急诊科救护、急危重病室救护、突发事件救护、急性中毒处理、意外伤害急救、急危重症护理教育和科研及人才培训等。

（一）院前急救

院前急救是指急危重症伤病员进入医院前的救护，包括第一目击者呼救、现场救护、转运及途中监护等环节，是急救医疗服务体系的首要环节。

（二）院内急诊科救护

院内急诊科救护是指医院急诊科的医护人员，接收到医院求治的各种急诊伤病员，对其进行抢救治疗和护理，并根据病情变化，对患者做留院观察、安排手术、收住专科病房或 ICU 的决定，是院前急救的延续，是急救医疗服务体系的第二个重要的环节。

（三）急危重病室救护

急危重病室救护是指受过专门训练的医护人员，在备有先进监护和急救设备的专用场所（ICU），对收治的各类危重病患者，运用先进的医疗技术、现代化的监护和抢救设备实施集中的加强治疗和监测护理，是现代医疗水平的体现，是急救医疗服务体系的第三个重要环节。

（四）突发事件救护

突发事件救护是指当突发灾难（如地震、洪水、火灾等）时，对受灾的伤病员采取有效地救治、减灾等急救措施。

（五）急性中毒处理

研究和诊治各类急性中毒，是急危重症护理的重要内容，包括农药、工业毒物、医用药物、家用杀虫剂等。

（六）意外伤害急救

研究意外伤害（中暑、淹溺、烫伤等）发生时，如何进行现场处置及医院救护。

（七）急危重症护理教育和科研及人才培训

建立多种教育形式，组织护理人员学习急救知识，有计划地组织专业讲座，规范化培训专业人员，加强急危重症护理的教学工作，开展科研、情报及信息交流工作，提高急救水平和整体素质。

三、急危重症护理人员的素质要求 📱微课

急危重症护理工作复杂多变，医护人员职业素质的高低直接关系到救护工作的质量和成效，因此要求急危重症护理人员不仅具有良好的职业道德、冷静的头脑、敏锐的思维、娴熟的技术，还要有健康的体魄、良好的身心素质和协作精神等，从而提高急救护理水平及抢救成功率。

（一）职业道德

急危重症患者起病急、病情重、变化快，要求急危重症护士具有强烈的责任心，热爱本职工作，自觉以医务人员的职业道德规范约束自己的言行，树立"时间就是生命""抢救就是命令"的观念，做到争分夺秒，全力以赴，高速度、高效率抢救患者的生命，需要具有不怕脏、不怕累的精神，用满腔的热情服务于患者。

💗 护爱生命 —————————

我时刻警告自己：第一想到，假如我是病人，自有病痛，希望医生如何做；第二想到，假如病人是我的父母、兄弟、姐妹、子女，他们身患病痛，我将怎么做。因此，凡是对抢救病人有利的，即使要冒极大的风险，也坚决去做；凡是对自己有利而对病人不利的，就坚决不做。

——周礼荣

（二）身心素质

急危重症护理工作责任大、任务重、急救条件艰苦、工作强度大，因此要有健康的体魄，护理人员要保持稳定的、良好的心理状态，乐观向上、积极进取的精神状态，以饱满的热情和耐心去帮助、护理患者。

（三）业务水平

急危重症护理工作范围跨度大，涉及多学科，且病情复杂多变，这就要求护士不仅要有扎实的基础理论知识，熟练掌握急救技术，能迅速对患者的病情做出评估，还能准确配合医生抢救治疗。

（四）沟通管理

急危重症护士是各项救护措施的执行者，需要积极实施和配合各种急救操作，正确使用各种仪器设备，保证用药及时准确，保证急救药物与器械处于备用状态。由于急救工作范围广，服务人员杂，涉及部门多，护士在参与救护的同时，还要协调好各方面的关系，排除护理中的各种障碍，及时上报相关部门，因此良好的沟通、协调能力是保证急救工作顺利进行不可缺少的因素。

（五）协作精神

急危重症护理人员只有较强的个人工作能力是不够的，还需要有良好的与他人团结协作处理问题的能力，在抢救过程中，医护之间，既要有明确的分工，又需要积极地整体参与，彼此之间应相互理

解、协作支持、默契配合，才能提高抢救成功率。

（六）更新知识

随着社会的迅速发展，急危重症护理的知识不断更新，护理人员应与时俱进，通过各种途径，如上网查询新知识、参加专科学习培训及学术交流，掌握医学领域的新进展，以指导急危重症护理工作。

（七）法律意识

高风险的工作性质要求急危重症护理人员要有逻辑性、专业性、严谨性，具有双向法律防护意识，既要保护患者的利益，又要有个人自我保护意识，以免引起不必要的医疗纠纷。

练一练

急危重症护理人员的素质要求包括（　　）

A. 职业道德 　　　　　　　　B. 身心素质

C. 业务水平 　　　　　　　　D. 沟通管理

E. 个人完成

答案解析

四、急危重症护士培训与资质认证

（一）国内外急危重症护士培训

1. 国外急危重症护士培训　　发达国家特别重视对急危重症护士的培训工作，认为急危重症护理人员除了需要正规教育外，还要经过多年实践磨炼和继续教育，才能逐渐成熟并成为技术骨干力量。美国急诊护士和危重症护士学会开设了大量的急诊及危重症继续教育项目，可供在职护士选择。急危重症专科护士的培训始于 20 世纪 30～40 年代，许多大学还专门开设了急危重症专科护士研究生项目。英国、加拿大等国家在 20 世纪 60 年代也开始实施专科护士培训制度，设有专科证书课程和研究生学位课程两种形式。美国急诊专科护士证书课程一般包括急诊突发事件的评估及确定优先事项、对医疗和心理紧急情况的快速反应及救生干预、创伤护理核心课程、急诊护理程序等。日本急救医学会护理分会在 1981 年制定了急救护理专家的教育课程和实践技能标准，主要是进行能力的培养，注重专科能力的培养。

2. 我国急危重症护士培训　　我国急危重症护士培训工作起步较晚，但近几年逐步受到重视。目前，急危重症护理学已是各医学类高校必修科目，也是适合于在职护士的各类继续教育项目。随着我国护理学科的飞速发展，专科护士培训成为一种更高层次的培训形式。我国大力开展急诊急救、重症监护等领域的专科护士规范化培训，护士队伍专业技术水平不断提高。中华护理学会和我国多省、市地区将急诊和危重症专科护士培训作为急危重症护士的常规要求，并对培训形式和要求进行了积极的尝试。

国内对急危重症专科护士的培训主要以在职教育为主，安排急诊和危重症抢救临床经验较为丰富的教师授课，培训内容包括理论教学与临床实践。理论教学内容包括急诊或急救、危重症监护、学科发展与专科护士发展趋势、护理科研、护理教育以及突发事件的应对等。专科理论包括重症监护、创伤、昏迷、中毒等急救最新进展，采取理论讲座、操作示范、病例分析、临床实践等多种形式授课。研究生教育也成为急危重症专科护士培训的另一种重要形式。

（二）国内外急危重症护士资质认证

1. 国外急危重症护士资质认证　　许多发达国家对急诊和危重症护士实行资质认证制度，要求注册护士经过专门培训获得证书后才可成为专科护士。日本在 1995 年正式开始进行急救护理专家的资质认证。英国、瑞典、丹麦、奥地利等国家对急救和危重症护士的资质认证也有各自的要求，待遇优于普通护士。为了保证护理工作质量，这些国家对证书的有效期做了具体规定。

2. 我国急危重症护士的资质认证　　我国的急危重症专科护士资质认证尚处在初期阶段，2002 年，中华护理学会与香港危重病学护士协会联合举办了第一届全国性的"危重症护理学文凭课程表",时间3个月,成绩合格的护士颁发"危重症护理学业文凭证书",这是全国范围内对危重症护士认证工作的初步尝试。2006年在上海市护理学会牵头下,当地开始进行急诊及危重症护士认证工作,对全上海各级医院在急诊科或ICU工作2年以上的注册护士,分期分批进行,包括最新专科理论学习、医院实训基地临床实践在内的培训,考核合格发放证书。目前,在全国范围内各省市正在逐步开展急诊急救和危重症专科护士的培训和认证工作,并已经取得了一定的成效和经验。

第二节 急救医疗服务体系概述

PPT

一、急救医疗服务体系的组成

急救医疗服务体系(EMSS)是由院前急救、医院急诊科诊治和重症监护病房(ICU)救治和各专科的"生命绿色通道"为一体的急救网络,这几部分既有各自的工作职责和任务,又相互密切联系,共同构成一个高效、完整的急诊急救医疗体系。完善的EMSS能为急危重伤病员提供快速的、连续的、系统的、有效的救治,急救医疗服务体系的主要参与人员有第一目击者、院前急救医护人员、医院急诊科的医护人员,主要应对地震、火灾、水灾、交通事故等灾难事故的紧急医疗救治,为急危重症患者铺设一条生命救治的绿色通道。

近年来,EMSS得到了迅速发展,日益受到各级卫生机构及广大民众的关注。主要目标是建立一个结构严密、行动迅速,并能实施有效救治的医疗组织,提供快速合理的处理,将患者安全地转运到医院,使其在医院内进一步得到更有效地救治。EMSS,这种随着高科技发展起来的急救医学模式一经建立就显出了勃勃生机。

? 想一想

"120"是国际通用急救电话吗?

答案解析

二、急救医疗服务体系的管理

我国EMSS工作起步较晚,原卫生部从急救事业的组织建立、体制管理、救治质量等各方面给予了政策性和指导性支持,推动我国EMSS的进程,探索了一条符合我国国情的EMSS发展道路。畅通的通信网络、完好的急救运输工具、先进的急救设备、高水平的急救人员,将各网点的急救医疗资源联络成网。

1. 建立灵敏的通信网络 通信是我国急救网络中重要的一环,建立、健全灵敏的通信网络,是提高急救应急能力的基础,对重要单位、重点部门和医疗机构设立专线电话,以确保在紧急呼救时通信畅通无阻,提高反应时效。

2. 改善院前急救的运输工具 急救用的运输工具既是运送病员的载体,又是现场及途中实施抢救、监护的场所。我国大部分城市的急救运输工具主要是救护车,其装备水平现在已成为衡量一个国家或地区急救水平的标志。需要配备必要的设备,可实施气管插管、输液、心脏除颤、心电监护、血氧饱和度监测等措施。在边远地区、沿海地区、牧区及有条件的城市,应因地制宜,根据需要发展急救直升机或快艇。

3. 加强急救专业人员的培训 对急救专业人员进行理论知识和专业技能的培训,建立院前急救人员的准入制度,确保都经过专业培训并具备相应的业务水平,建立急救专业人员复训和考试制度,促进急救专业人员的业务水平不断提高。

4. 组建布局合理的急救网络 我国尽管各地建立了不同形式的院前急救机构，但组织上均属于当地的卫生行政部门管辖，其任务和功能都是基本相同的。根据实际情况，卫生行政部门在县以上地区组建本地区急救站，医院急诊科（室）、社区卫生服务中心等相结合的医疗急救网。在省（自治区、直辖市）应建立急救中心，掌握急救信息，承担院前急救、院内抢救、培训和科研等工作，通过建立统一管理机构，优化急救网络，合理利用资源，促进 EMSS 更加完善。

5. 普及社会急救 政府和各级各类医疗机构应广泛宣传，在社会上应大力普及急救知识和技能，如徒手心肺复苏、创伤基本救护技术等，使更多的第一目击者在紧急情况下发挥作用，群众在各种场所遇到急诊时，有义务向就近医疗机构或急救部门呼救，社会各部门、各单位接到呼救信息，必须从人力、物力、财力和技术方面给予全力援助。意外灾害发生时，在专业人员尚未到达现场时，经过救护培训的第一目击者能进行正确的自救和互救。

6. 完善卫生法律法规 目前，我国的急救医疗规范，装备配备标准，急救人员培训与使用、院前急救服务标准还不统一。因此，需要完善相关的卫生法律法规，稳定急救队伍，加快科学发展，提高服务质量。

目标检测

答案解析

单项选择题

1. 1854 ~ 1856 年，在克里米亚战争时期，南丁格尔率 38 名护士前往战地救护，使士兵的病死率由 42.7% 下降到

    A. 5%   B. 8%   C. 2.2%   D. 12%   E. 22%

2. 美国国会于哪一年通过了急救医疗服务体系

    A. 1978 年   B. 1976 年   C. 1981 年   D. 1973 年   E. 1972 年

3. 我国原卫生部于什么时候正式颁发了新中国成立后第一个关于急救的文件《关于加强城市急救工作的意见》

    A. 1978 年 5 月   B. 1976 年 10 月   C. 1981 年 11 月   D. 1973 年 2 月   E. 1980 年 10 月

4. 国际上正式承认急诊医学为一门独立学科是在

    A. 1972 年   B. 1982 年   C. 1979 年   D. 1980 年   E. 1986 年

5. 现代急危重症护理学最早可追溯到

    A. 第一个早产婴儿监护中心的建立   B. 第二次世界大战期间

    C. 克里米亚战争期间   D. 北欧脊髓灰质炎大流行期间

    E. 美国约翰霍普金斯医院神经外科术后病房的建立

（秦召敏）

书网融合……

重点回顾   微课   习题

第二章　院前急救

学习目标

知识目标：
1. **掌握**　院前急救的特点及原则。
2. **熟悉**　院前急救的任务及流程。
3. **了解**　院前急救的重要性。

技能目标：
能运用本章所学知识，按照院前急救的原则为患者进行现场紧急处置。

素质目标：
具有从容、镇定、干练的行事作风，良好的沟通能力及保护生命的意识。

导学情景

情景描述：刘某，男性，31 岁，大货车司机，某一天在公路上驾车不慎与一辆满载乘客的大巴车迎面相撞，部分乘客被抛出车窗外而落入路边沟内。

情景分析：结合案例及现场表现，初步诊断车祸导致多人不同程度创伤。

讨论：如果你当时正巧目睹了车祸经过，该如何呼救？现场救护时应遵循哪些原则？

学前导语：不同类型的院外急症，需要现场第一目击者正确呼救，现场救护时要遵循一定的原则和要求，呼救与施救结合，院前与院内衔接，才能实施最优化院前急救。

院前急救（prehospital emergency care）又称院外急救，是指在医院之外的环境中对各种危及生命的急症、创伤、中毒、灾害事故等伤病员进行现场救护、转运及途中监护的统称。它是从患者发病或受伤开始，到医院就医之前这一阶段的救护，是急危重症护理工作的"先遣部队"，是急救医疗服务体系（EMSS）的首要环节。

第一节　概　述

PPT

一、院前急救的重要性

院前急救的重要性在于，当急危重症伤病员发病初期，给予及时、有效的现场抢救，维持患者生命，防止再损伤，减轻患者及其苦，并快速地护送到医院进一步救治，从而为院内急救赢得时间和条件，降低急危重伤病员的致残率和死亡率，同时减轻患者及其家属等的经济负担和精神压力。

院前急救也是整个城市和地区应急防御功能的重要组成部分，交通事故、火灾、地震、洪水、矿难等意外情况的发生，往往造成生存环境的破坏以及人员的伤亡，需要医疗救援、交通、消防、公安等组成的城市应急防御体系的共同救援。一个协调有序的救援体系能使灾害造成的损伤及影响降低到最低程度，同样，一个具有快速、高效功能的院前急救体系，可使人员的伤亡减少到最低程度。院前急救的总体水平，在一定程度上代表了一个地区整体的医疗保障水平和社会文明程度，是衡量一个城市，乃至一个国家的急救医疗反应能力和急救医学水平的重要标准。

二、院前急救的任务

院前急救作为社会保障体系的重要部分，是基本医疗服务和公共卫生服务的提供者，提供有组织、快速、高效的救护行动，抢救生命、减轻伤员痛苦，减少加重伤情和并发症，正确迅速地把伤病员转送到医院，其主要任务包括如下内容。

1. 日常院前急救　负责院前急救的工作人员接到伤病员的紧急呼救后，立即携带必需的医疗器械和药品，在指挥中心安排下，以最快的速度赶赴现场，并果断地进行现场评估、处置及转运监护，这是院前急救的首要任务。一般情况下，呼叫救护车的患者可分为三类：①短时间内有生命危险的危重或急救患者，如：急性呼吸道梗阻、急性心肌梗死、急性中毒、严重创伤、出血等情况，对这类患者现场抢救目的在于挽救患者的生命或维持其生命体征；②病情紧急但短时间内无生命危险的急诊患者，如：骨折、急腹症、高热等，对这类患者现场急救处理目的在于稳定病情，减少患者在运送过程中的痛苦和并发症；③慢性病患者，呼救主要是需要救护车提供转运服务，一般不需要现场急救。

2. 紧急医疗救援　在自然灾害和人为灾害中，由于伤病员多、伤情重、情况复杂，除了做好现场急救外，还需要听从政府有关部门的统一指挥及当地急救指挥中心的统一应急调度；与现场的其他救灾系统如消防、公安、交通等部门密切配合；当有大批伤员时，需加强伤员的分类和现场救护，合理分流和运送。

3. 特殊任务保障　特殊任务是指当地的大型集会、重要会议、大型赛事和重要人物来访等活动中的救护值班，执行救护任务的急救系统应处于一级战备状态，设立临时急救站，随时应对可能出现的各种意外事件，便于医护人员随时赶赴出事地点，对伤病员进行紧急现场救护。

4. 通信网络枢纽　院前急救机构的通信网络一般由三个方面构成：市民与急救中心的联络；急救中心与分中心、救护车、急救医院的联络；急救中心与上级领导、卫生行政部门和其他救灾系统的联络。通信网络在整个急救过程中不仅承担着急救信息的接收任务，还承担传递信息、指挥调度及与上级领导、救灾指挥中心、急救现场、急救车、医院急诊科的联络功能，起到承上启下、沟通信息的枢纽作用，它既是院前急救的关键环节，也是 EMSS 的灵魂。

5. 普及急救知识　公民的急救水平是衡量城市生活水准和社会发展水平的标志，为了实现非医护人员和专业医护人员救护的紧密衔接，应大力开展急救知识和技能训练的普及工作，使现场的第一目击者能首先给伤病员进行必要的初步急救，可提高院前急救医疗服务的成功率。一方面可通过电视、广播、报刊、网络等对公众普及急救知识，开展有关现场救护的教育；另一方面可针对特殊人群，如红十字会成员、司机、警察、导游等，进行专项培训。普及公民的急救知识，增强急救意识，提高应急处理能力是全社会的共同责任。

三、院前急救的特点 🄴微课

1. 社会性及随机性强　院前急救是整个城市和地区应急防御功能的重要组成部分，涉及社会各个方面，已跨出纯粹的医学领域，体现了很强的社会性，其随机性强主要表现在患者何时呼救、重大事故或灾害何时发生，往往是个未知数。

2. 时限紧迫性　无论是急诊伤病员，还是危重伤病员，均需要紧急救治，树立"时间就是生命"的观念，做到一有"呼救"必须立即出车，一到现场必须迅速抢救，立即处理，不容迟缓。另外还表现在大多数患者和亲属心理上的焦急和恐惧，要求迅速送往医院的心情十分迫切。

院前急救时间是院前急救医疗服务质量控制的重要技术指标之一，它包括：①急救反应时间：是指急救中心从接到求救电话到派出的救护车抵达伤病现场的时间。受通信、交通状况、急救人员数量、车辆配置、急救站点分布和急救半径等因素的影响，理想时间是 4~5 分钟。②现场抢救时间：是指急救人员在现场对伤病员救治的时间，要视伤病员的病情是否允许转运及是否有能力接受危重伤病员医院的分布状况等因素决定。

👁 **看一看**

急救白金十分钟

　　急救白金十分钟是以何忠杰教授为首的中国急危重症的急救专家们提出来的，适合中国国情的急救时效性概念。是指意外伤病或伤害发生后，专业人员不能到达、时效最重要、救治最薄弱的早期10分钟左右内伤病救治的时效性原则和急救理论。伤病员和目击者要在现场，采取自救互救的方案，包括：目击下开始心肺复苏、除颤、解除窒息（耐受只有4~6分钟）、立即徒手止血、中毒洗消和催吐等现代急救理论成果及相关急救知识和技能。

　　3. 艰难复杂性　院前急救的伤病员往往涉及的学科种类多、伤情重、病情复杂，有时成批出现，常是未经筛选的急症和危重症伤病员，需要在短时间内进行初步诊断和紧急处理。而院前急救条件相对简陋、急救物品不够齐全，所以现场急救难度较大。因此，医护人员需要具备团队合作的精神、丰富的医学知识、敏锐的观察力、准确的判断力以及具有较强的分析与解决问题的能力和过硬的急救技能，才能完成急救任务。

　　4. 流动性大　院前急救系统平时在急救医疗服务区域内活动，求救地点分散于所管辖的任何街道、工厂、学校及居民点，伤病员的流向一般也不固定，而当遇有重大突发性灾害事故时，还可能需要跨区域去增援。

　　5. 急救环境条件差　院前急救的条件大多较差，主要表现在急救人员、设备仪器均受现场条件限制；环境恶劣；患者病史不详，缺乏客观资料；运送时救护车的震动、马达声和路途颠簸等常给一些检查、治疗工作如听诊、测量血压、吸痰、注射等带来困难，有时甚至因为险情未除造成人员的再度伤亡。

　　6. 处置简捷性　在院前急救现场，通常是在缺医少药、无齐备的抢救器械和药品的情况下进行，没有足够的时间和良好的条件作鉴别诊断，确诊非常困难，只能对症治疗为主。故对急危重伤病员的处置应遵循及时、简捷、有效的原则，对众多临床急诊，特别是可能会快速引起生命危险的急症，救治方法应简捷，机动灵活地在伤病员周围寻找代用品，就地取材，为伤病员赢得抢救时机。

　　7. 体力劳动强度大　随车救护人员到现场前要经过车上颠簸，到现场时要随身携带急救箱。若急救车无法开进现场，要随身携带急救箱步行前往，有时可能需要爬楼梯，也可能是位于车辆无法到达的偏僻地方，甚至是布满荆棘的地方，到现场后必须立即抢救伤病员，运送途中还要密切观察病情等，因此，付出的体力劳动强度很大。

✎ **练一练**

院前急救的特点包括（　　）

A. 随机性强　　　　　　　　　B. 时间紧迫性

C. 艰难复杂性　　　　　　　　D. 流动性大

E. 处置复杂性

答案解析

四、院前急救的原则

（一）先排险后施救

　　救护人员在伤病现场实施急救前应先进行周围环境的快速评估，排除危险后再进行现场施救，以保证救护人员与伤病员的安全。如因为触电导致的意外事故现场，应先切断电源排险后再施救；如果是有害气体中毒，应立即将伤病员脱离危险环境后再进行救护。

（二）先救命后治伤

先复苏后固定；先止血后包扎；先重伤后轻伤。遇有成批伤员时，应优先抢救危重者，后抢救较轻者。

（三）先施救后运送

是指对短时间内有生命危险的患者，应先进行现场初步的紧急处理，随后在严密医疗监护下转送至医院。

（四）急救与呼救并重

是指施救现场有多人在场时，及时合理分工，救护与呼救同时进行，以尽快获得外援。

（五）转送与救护相结合

在伤病者的转运途中，要密切观察、监护患者病情，必要时进行相应的紧急对症处理，如心肺复苏、气管插管、电除颤等，做到转送与救护相结合，以保证伤病员转运安全。

（六）院前与院内急救紧密连接

院前急救要防止救护措施的重复、差错及遗漏，加强途中监护并记录病情，认真填写并保管好规定的医疗文本，做到有据可循，做好与院内急诊的交接。这样才能使 EMSS 各环节高效运转，有机合作，无缝衔接。

第二节　院前急救的流程

维持和挽救生命是现场急救最根本的目的，及时有效的现场救护，快速、安全地转送，可以为挽回伤病员生命赢得宝贵的抢救时机，为在院内做进一步救治打下基础。可以防止伤势或病情恶化，阻止可能留下的后遗症，给予伤病员合理的、及时有效的初步救护及提供心理安慰和疏导，以利其恢复。

一、现场评估

（一）现场情况

首先检查可能对伤病员、救护员造成的伤害及进入现场的安全性，将伤病员从危险的境地中解救出来，避免进一步损伤；其次判断引起疾病或损伤的原因；确定受伤者人数；最后判断现场可以使用的资源、可采取的救护行动。

（二）保障安全

进行现场救护时，造成意外伤害的因素也可能对施救者产生危险，因此，首先确保自身的安全。当急救现场存在对施救者和伤病者都构成威胁的因素（如电、火、煤气、交通车辆、爆炸物、毒性物、易燃物、余震和坍塌等后续灾害等）时，要小心、谨慎地接近伤病员，确保无危险因素存在或安全脱离险境后，方可展开施救。

（三）个人防护

施救者在现场救护时，应尽量采用个人防护用品，如施救者佩戴手套、眼罩、口罩等，在可能的情况下用呼吸面罩、呼吸膜等实施人工呼吸，以避免交叉感染。

二、现场救护

（一）判断病情

快速评估伤病员的意识、气道、呼吸及循环。

1. 意识　判断伤病员神志是否清醒，可以在其耳边高声呼唤"喂！您怎么啦?"轻拍双肩，如伤病员对呼唤、轻拍双肩无反应，可判断其意识丧失。

2. 气道　观察有无出现气道梗阻，如果伤病员有反应，但不能说话、不能咳嗽，可能出现气道梗阻，必须立即查找原因并予以清除。

3. 呼吸　评估伤病员的呼吸频率、节律、深浅度，观察有无呼吸停止、不规则呼吸或仅有喘息。

4. 循环　检测伤病员的脉率及节律，常选颈动脉、桡动脉或股动脉，正常脉率为 60 ~ 100 次/分。心动过速（P > 120 次/分）、心动过缓（P < 45 次/分）或不规则；忽快忽慢；忽强忽弱，均为心脏呼救的信号。禁止同时触摸两侧颈动脉，以防影响血液循环。

（二）高声呼救

当伤病员对呼唤、拍击双肩无反应，且没有呼吸或仅有喘息，可判断其意识丧失，存在心脏骤停可能时，应高声呼救"快来人啦！救命啊"以寻求他人帮助。迅速拨打急救电话"120"，必须用最精炼、准确、清楚的语言说明，包括：①呼救人的姓名、身份；伤病员的姓名、性别、年龄、联络电话号码。②现场确切地点（指出附近显著标志和最佳途径）。③伤病员目前最危急的情况，如呼吸困难、大出血、骨折等。④突发事件时，说明伤害性质、严重程度、大约受伤人数。⑤现场采取的救护措施。

？ 想一想

现场紧急呼救的要求?

答案解析

（三）检伤及伤情分类

检伤原则上应该由经过训练、专业知识和急救经验丰富、组织能力强的技术人员担任。在检伤的同时进行分类，应尽量少移动或不移动伤病员，注意倾听伤病员或目击者的主诉和发病有关的细节。

检伤的顺序：测量生命体征、意识、瞳孔；头面部（有无骨折、出血、脑脊液漏）；颈部（有无压痛、畸形、肿胀、气管移位）；脊柱（有无脊髓损伤、忌盲目搬动伤病员）；胸部（有无肋骨骨折、反常呼吸、气胸、血胸）；腹部（有无伤口、出血、腹膜刺激征、内脏损伤）；骨盆（有无骨折、尿道、外生殖器损伤）；四肢骨关节（有无肿胀、畸形、反常活动、骨擦音、弹性固定等）。

分类应快速、准确、无误，根据病史或伤情、体检资料将伤病员分为四类。Ⅰ类（第一优先处理）：初检发现有危及生命的病情（生命体征不稳定，窒息、昏迷、休克、触电等），经急救处理后能存活。Ⅱ类（次优先处理）：病情虽严重（两处以上肢体骨折、肢体离断、大出血等），但经适当紧急救治，伤情能稳定。Ⅲ类（延期处理）：非重症轻伤病员（能行走，或仅有一处骨折或软组织挫伤）。Ⅳ类（濒死处理）：死亡（呼吸、心跳停止，各种反射消失，瞳孔散大固定者）。对应国际统一检伤分类，分别用红、黄、绿、黑四种不同颜色标识。

现场如果有 10 人以上伤病员，应配发识别卡（挂在伤病员左胸的衣服上）：红色卡——优先处理：危重伤（最危急）；黄色卡——次优先处理：重伤（紧急）；绿色卡——第三优先处现：轻伤（不太紧急）；黑色卡——死亡。卡片上项目包括：伤病员姓名或编号、初步诊断。

大型突发事件的现场急救区（伤病员集中区，伤病员左胸挂分类识别卡）的划分：急救区（接受红色和黄色识别卡的危重症伤病员，紧急心肺复苏和进一步抢救）、后送区（接受能自己行走或较轻的伤病员）、太平区（停放死亡的伤病员）。

三、转运与途中监护

经过现场有效的急救后，将伤病员快速、安全地转运至医院急诊科进一步救治，对提高抢救成功率起着重要的作用。在转送伤病员至医院的途中，要严密观察患者的意识、生命体征、面色、表情、呕吐物和分泌物、伤口敷料污染程度等情况，同时要确保各种管道通畅。在转运监护同时给予必要的基本救治，警惕随时可能发生的病情变化，并做好有关医疗文件的记录及与院内急救工作人员的交接工作。

💗 护爱生命

"只有突然发现的病情变化，没有突然发生的病情变化。急危重症患者的生命都是在病床边上盯出来、抢回来的。"每一小时甚至每一分钟都要清楚患者的动态，才能当好"生命的守门员"。

——中华医学会重症医学分会主任委员邱海波

急危重伤病员病情危急，患者及家属等普遍存在急躁、焦虑、恐惧等复杂多样的心理，急切希望得到迅速有效救治，并获得病情信息，而烦躁恐惧心理，往往会加重病情，增加患者不适和疼痛，因此，在整个院前急救过程中，医护人员应抓住时机，恰到好处地对患者及其家属提供心理安慰和疏导。

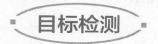 目标检测

答案解析

单项选择题

1. 在有毒气体造成的中毒现场，救护伤病员首先应该
   A. 就地抢救
   B. 先将患者脱离险区再进行救护
   C. 送到大医院后再抢救
   D. 送到社区医院后抢救
   E. 送到专科医院后抢救

2. 在成批伤员进行现场分类时，红色标记患者伤势程度是
   A. 轻度　　　B. 中度　　　C. 重度　　　D. 死亡　　　E. 未受伤

3. 在成批伤员进行现场分类时，绿色标记患者的伤势程度是
   A. 轻度　　　B. 中度　　　C. 重度　　　D. 死亡　　　E. 未受伤

4. 大批伤员出现时，在有限的条件下，应选择的原则是
   A. 抢救轻伤　　B. 先轻后重　　C. 抢救后伤　　D. 先重后轻　　E. 以上都是

5. 现场伤员分类，由轻到重颜色分别为
   A. 绿、黄、红、黑
   B. 绿、红、黑、黄
   C. 黑、红、绿、黄
   D. 黄、绿、红、黑
   E. 红、绿、黄、黑

（秦召敏）

书网融合……

📄 重点回顾　　　　ⓔ 微课　　　　▶ 习题

第三章　急诊科

<table>
<tr><td rowspan="1">学习目标</td><td>

知识目标：

1. **掌握**　急诊接诊、预检分诊和急诊救护处理的护理工作流程。
2. **熟悉**　急救绿色通道纳入的疾病范围和相关制度。
3. **了解**　急诊工作任务、急诊护理工作特点、科室设置的要求和急诊科护士素质要求。

技能目标：

能运用急诊预检分诊知识，对急诊就诊患者进行预检分诊；能运用急诊救护流程知识，对急诊就诊患者做出正确处理。

素质目标：

具有沉稳果断的行事作风、良好的沟通技巧、协作能力和爱岗敬业、救死扶伤的职业精神。

</td></tr>
</table>

导学情景

情景描述： 患者，男，40 岁，建筑工人。在高处作业时不慎坠落，摔伤臀部、四肢，由 120 送来急诊。患者神志不清，皮肤湿冷，面色苍白，血压 80/50mmHg，呼吸 26 次/分，脉搏 120 次/分，耻骨联合大片瘀斑、血肿，右大腿开放性骨折。

情景分析： 结合病史及临床表现，初步判断为高处坠落伤引起骨盆骨折、右股骨干骨折、失血性休克。

讨论： 请问患者到达急诊科后，如何在第一时间进行救护？

学前导语： 急诊护士接到电话通知后，应到门口接应患者，并立即进行抢救。必须具备娴熟的抢救能力、协作能力及综合素质，才能顺利完成急诊科抢救任务。

PPT

第一节　概　述

急诊科是救治急危重症患者的重要场所，急诊医疗护理水平直接关系患者生命安危，也反应了医院的整体医疗水平和医务人员的综合素质。急诊护理工作在急诊医学中占有重要地位，完善急诊护理工作、健全各项规章制度、规范急诊护理的各环节，对提高急诊医疗护理服务质量具有重要意义。

一、急诊工作任务

1. 急诊　急诊科 24 小时开放，随时接收急诊就诊的患者，并迅速对其进行预检分诊，为患者尽快就医提供帮助。

2. 急救　急诊护理人员要密切配合医师，对急危重症患者进行及时有效的救治与护理，挽救患者生命。当公共卫生事件及灾害事故突然发生时，在保障急诊工作正常运转的前提下，要服从政府部门的指挥，随时承担突发公共卫生事件及重大灾害事故的院前救援工作。

3. **教学** 急诊科是培养急诊护理人才的良好基地，应广泛开展急诊护理领域的教学、培训工作，对急诊护理工作人员开展各类教学和业务培训，加强对实习护生的带教，不断更新急救护理知识和技术，加速急诊护理人才成长。

4. **科研** 急诊科就诊患者病种多样、病情复杂，便于获取急危重症患者病情发展过程及救治、护理方面的第一手资料。在工作中要善于发现问题，并及时研究、总结护理经验及规律，为科研工作的开展提供依据，提高急诊护理质量。

二、急诊护理工作特点

1. **急** 急诊工作随机性强，尤其是交通事故、地震、火灾等意外伤害常导致大量伤员突然来诊，或是患者突发疾病时，常需要医护人员争分夺秒的救护。因此，急诊护理工作强调"时间就是生命"，急诊人员要能迅速做出判断，并实施有效的急救措施。

2. **忙** 急诊患者来诊时间、数量及危重程度不可控，特别是传染病流行、突发灾难、事故发生时，工作更加繁忙。因此，当遇到成批伤员来诊时，要有高效的组织指挥系统和协调机制，注意分工、合作，做到忙而不乱。

3. **杂** 与其他科室相比，急诊患者疾病种类复杂，往往涉及多个学科，有时会遇到传染患者和无主的患者。这就要求护理人员训练有素、具备较为全面的护理知识与病情观察能力，熟练掌握急救基本理论和操作技术，具备相关法律知识，注意科室协作，方能顺利开展各种危重患者的急救和护理工作。

4. **险** 急诊患者可能涉及酗酒、吸毒、打架斗殴、车祸等法律与暴力事件，工作中存在风险和不确定性。因此，护理人员要增强法律意识，做好自我防护，注意人身安全。

三、急诊科的设置

（一）设置原则

1. **方便患者救治** 急诊科接收的多为急危重症患者，为保证救治工作的及时、有效，其首要设置原则为方便患者就诊，符合急诊救治流程，以便为患者及时获得后续的专科诊疗提供支持和保障。

2. **有利于预防和控制医院感染** 医院感染暴发与防控的影响因素很多，医院建筑设计尤其是建筑布局设计是首要因素，对医院内的感染防控起着基础性的影响。

（二）急诊科的建筑布局

1. **位置** 急诊科的位置应便于患者迅速到达，区域相对独立，一般位于医院的前方或一侧，有直接通道连接门诊部和住院部，并临近各类辅助检查部门。

2. **总体布局** 急诊科的面积应与医院的总病床数及主要服务区域内急诊就诊总人次呈合理比例。有专用的出入口，运送患者的车辆可直接到达急诊科门前，设有无障碍通道方便轮椅、平车出入。有条件的可分别设置普通急诊通道和救护车通道。急诊科的门应足够大，走廊和大厅要宽敞，便于担架、平车的进出及较多的患者、家属短暂候诊时的停留。走廊和诊室应有充足的光线和足够的照明，空气流通。地面注意防滑，防止患者摔伤。

3. **标识** 急诊科应有醒目突出的指路标志，夜间要有指路灯，便于患者寻找。预检分诊台设在大厅醒目的位置，便于患者发现。各诊室、辅助检查科室、病房应有醒目的标识，地面应有明显的指路标记，以方便和引导患者就诊。为了确保危重患者得到紧急救治，在挂号、化验、药房、收费等窗口均应有抢救患者优先的标识。

（三）主要科室的基本设置

急诊科设有预检分诊处、抢救室、各科诊室、观察室、治疗室、清创室、隔离室，有条件的医院可设急诊手术室、急诊重症监护治疗病房、洗胃室。同时应设置相应的辅助科室，如收费处、药房、检验科、影像科等，可采取门、急诊共用的形式。

1. 预检分诊处　应设在急诊入口最醒目的位置，是急诊患者就诊的第一站，应由熟悉急诊业务、责任心强、工作经验丰富的护士负责分诊工作，快速疏导患者进入抢救室或各专科诊室，及时呼叫相关人员，必要时给予初步急救处理。

（1）通信设备　分诊处应配备必要的通信设备，以便与院内各部门和"120"急救中心取得联系。当预检护士接到急救中心危重患者预报时，立即通知抢救医生和护士准备就位，备好急救物资，做好抢救准备。

（2）常用体格检查物品　分诊处应配备血压计、听诊器、体温计、手电筒、压舌板、手消毒液等常用体格检查物品，便于分诊护士进行初步的检查。

（3）信息系统　应有各类登记本（患者就诊登记本、救护车登记本、死亡登记本、传染病患者登记本等），有条件的医院可在预检分诊处配备电脑，安装分诊系统和急诊临床信息管理系统，为医疗、护理、感染控制、医技等部门提供信息。

（4）提供便民服务　为方便患者，可准备平车、轮椅、笔、饮水设施、眼镜等便民物品。

2. 抢救室　是抢救危重症患者的场所，应尽量靠近急诊科入口，由专职人员负责抢救。

（1）布局　空间宽敞、照明充足，设有常用的抢救预案及抢救室工作制度。

（2）抢救床及床旁设备　设 3～6 张抢救床，每张床净使用面积不少于 $12m^2$，床旁配有心电监护仪、中心吸引装置，房顶安装轨道式输液架及遮挡围帘等。

（3）抢救仪器和用品　配备心电图机、除颤仪、呼吸机、临时起搏器、胸外心脏按压仪等仪器，还需配备腰穿包、胸穿包、气管插管用物、气管切开包、静脉切开包、导尿包等物品。

（4）抢救药品　抢救室内配备抢救车，抢救车内应备心脏复苏药、呼吸兴奋剂、血管活性药、抗心律失常药、止血药、脱水及利尿药、平喘药以及各种静脉补液的液体。

（5）其他抢救必备物品　加压输液及输血器、胃管、吸痰管、导尿管、胸腔引流管、胸腔引流瓶、负压引流器、吸氧管、氧气袋等。

抢救室内所有的物品、药品、器械必须呈备用状态，做到"五定"，即定人保管、定点放置、定数量品种、定期消毒灭菌、定期检查维修，完好率达到100%。抢救室的护士必须熟悉所有抢救物品的性能、使用方法以及常见故障的排除。

3. 各诊室　设内科、外科、妇产科、儿科、五官科等专科诊室，骨科患者多的医院可设骨科诊室、石膏室。诊室除有必要的诊疗床、桌、椅、检查手套、检查包外，还需按各科特点配有急诊所需的器械与物品。

4. 观察室　当患者短时间不能明确诊断、病情存在潜在危险不能离院回家以及抢救后需等待住院行进一步治疗时，可留急诊观察室进行病情观察和短期治疗。留观时间原则上不超过 72 小时。留观病房的设施同普通病房一致，护理程序亦类似普通病房。

5. 治疗室　一般包括准备室、注射室、处置室、急诊输液室。位置靠近护士办公室，输液室内应有一定数量的床位，供临时需要输液治疗或短期系统治疗的患者使用。

6. 清创室或急诊手术室　位置临近外科诊室，对经过抢救和初步处理后，生命体征不平稳且需要手术挽救生命的危重症患者，应安排在急诊手术室手术，外伤患者视病情进行清创处理。手术室的设置与医院手术室要求相同，但可根据自身特点设置规模。

7. 隔离室 应设在分诊处附近，并配有专用厕所。一旦发现有传染病可疑症状者，应立即隔离并通知专科医生会诊，确诊后转送专科病房或医院，并做好消毒和疫情上报工作。

8. 急诊重症监护治疗病房（EICU） 根据急诊科工作性质和特点而设立，收治严重创伤、随时有生命危险或病情危重、不易搬动、需要监护抢救的患者，承担着各种创伤、休克、出血等危急重症患者的救护以及多器官功能障碍患者的早期诊断、监护和治疗工作。EICU 要邻近抢救室，以便资源的充分利用。

9. 洗胃室 有条件的医院设洗胃室，用于中毒患者洗胃、急救，室内备至少2台洗胃机和常用洗胃液。

👁 **看一看**

远程医疗在急诊科的应用

远程医疗是指应用现代通信技术、数字技术和医学技术为远程服务对象提供医学服务，包括远程健康监控、咨询、诊断、远程会诊及护理、远程教育、急诊分诊等医疗活动。

远程急诊分诊可将急诊分诊转至院前，按病情轻、重、缓、急将患者分诊到不同级别的医疗机构，从而缓解急诊的压力。此外，通过远程医疗信息系统可实现区域卫生信息平台与急救系统的对接，可做到急救车内医疗数据、实时音频数据与急救中心、急救医院互动，实现了院前与院内的"无缝对接"，为抢救生命节约了时间。

四、急救绿色通道 📱微课

急救绿色通道即急救绿色生命安全通道，是指对急危重症患者一律实行先抢救后补办手续的原则，各类检查、处置均应优先进行。

（一）急救绿色通道的收纳范围

原则上所有生命体征不稳定和可能危及生命的各类急危重症患者均应纳入急救绿色通道，如脑血管意外、急性肺水肿、急性心肌梗死、休克、急性中毒、严重急腹症等。

（二）急救绿色通道的流程

在急诊大厅设立简明的急救绿色通道流程图，方便患者和家属快速进入急救绿色通道（图3-1）。

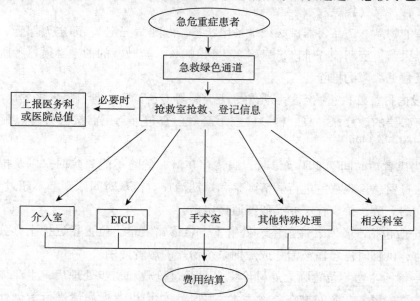

图3-1 急救绿色通道流程图

（三）急救绿色通道的硬件配制要求

1. 标志醒目 急救绿色通道标志醒目，在预检分诊处、收费处、药房、放射科、手术室等部门应有明显的标志及独立的窗口。

2. 方便有效的通信设备 根据医院情况配备通信设备，保证院内、外的急救信息通畅。

3. 医疗设备完善 配置移动病床、多功能监护仪、简易呼吸器、心电图机、除颤仪、气管插管用物、呼吸机等设备。

（四）急救绿色通道的人员要求

1. 坚守岗位 参与急救绿色通道的主要科室为急诊科、医技科室、临床科室、后勤科室等，急救绿色通道的各环节24小时均有工作人员值班，随时准备投入抢救。

2. 胜任工作 急救绿色通道的各环节人员应熟练胜任岗位工作，临床人员须具备2年以上急诊工作经验。

3. 及时会诊 患者进入绿色通道后，凡不属于本专业授权范围的抢救应尽快请相应专业医生紧急会诊，相应医疗岗位的医生应于接到会诊通知的10分钟内到达。

4. 定期磋商 急救绿色通道的各环节人员应定期座谈，沟通出现的问题并探讨解决方案，协商急救绿色通道的衔接机制。

5. 成立抢救小组 成立急救绿色通道抢救小组，由急诊科主任、护士长及相关各科室领导组成，医院业务院长任组长。

（五）急救绿色通道的保障制度

1. 急救绿色通道首诊负责制 第一个接诊急诊入院患者的科室为首诊科室，第一个接诊急诊入院患者的人员为首诊人员。首诊医护人员根据患者病情开通急救绿色通道，通知相关科室的人员做好准备，并按流程上报。首诊的人员和科室对急危重症患者的检查、诊断、治疗、会诊、转诊、转科、转院负责到底。

2. 急救绿色通道记录制度 详细登记急救绿色通道救治患者的信息，包括姓名、性别、联系电话、住址、接诊时间、病情、初步诊断、最后去向等。患者的辅助检查申请单、处方、住院单等单据要加盖"急救绿色通道"专用章，保证患者抢救、检查、转运的无缝衔接。

3. 急救绿色通道转运制度 医护人员在转运急救绿色通道的患者前须电话通知相关科室，选用平车转运并携带必要监护、急救设备全程陪同，转运途中站于患者头侧，注意保暖，保证输液通畅，病情变化时要立即抢救。X线等放射性检查时护士可暂时离开检查室，与专科病房、手术室等科室交接时，应明确交代患者病情、诊疗经过及可预见的各种情况。

4. 急救绿色通道药品管理制度 急诊科应备有常用的抢救药物，并定数量品种、定点放置、定人保管、定期消毒灭菌、定期检查维修，不允许外借，急救绿色通道的患者可根据病情先用药后缴费，用后及时补齐。

第二节　急诊科管理

PPT

一、急诊科人员管理

（一）人员配置

一般500张床位以上的医院设置急诊科，500张床位以下的医院设置急诊室。急诊科的护理管理工作由护士长负责，护士长是护理质量管理的第一责任人。急诊科应有固定的急诊护士，且不少于在岗护士的75%，护理人员结构梯度合理。急诊护士应具备3年以上临床护理工作经验，上岗前经规范化岗前培训合格，掌握急诊危重症患者的急救护理技能及急诊护理工作流程。

（二）素质要求

1. 医德高尚　急诊护士的服务对象是在生理或心理处于非健康状态的特殊人群，这就要求急诊科护士树立全心全意为人民服务的思想，工作积极主动，具有高度的责任心和同情心，一丝不苟的为患者服务。

2. 业务娴熟　急诊患者的病情特点是急、危、重，只有具备精湛的急救技术，才能适应急诊医学发展的需要和社会的需求。急诊护士不仅要有扎实的基础理论和专科理论知识，还要具有娴熟的急救护理操作技能，掌握抢救仪器及监护设备的性能和使用方法。不但能配合医生抢救，紧急情况下还要能够高效、独立进行气管插管、心肺复苏、除颤、机械通气等抢救技术操作。

3. 身心健康　急诊工作环境特殊且医疗纠纷多，护理人员经常面对吵闹、生离死别的氛围，长期处于高度紧张状态，容易导致身体负荷加重和心理疲劳。因此，急诊护士要保持身体健康、精神饱满、情绪乐观稳定，才能坦然自如地应对突发事件，抢救时做到忙而不乱。

4. 团队精神　危急时刻，急诊护士要与医生、护理同仁密切配合，齐心协力抢救患者。在涉及多个科室的病情救治时，要服从抢救负责人安排，互相理解、尊重，共同协作，保证患者得到及时、有效地救护。

二、急诊科护理工作质量管理

（一）工作质量监控

急诊科护理管理实行医疗（护理）副院长、护理部主任、科护士长、护士长、科室质控人员分级管理。护理质量监控人员要准确收集相关数据、资料，及时找出影响护理质量的主要因素和薄弱环节，进行分析、研究，针对主要问题制定计划并实施，及时检查效果、总结经验和教训，将其纳入修订计划和各项标准、规程和制度中去。

（二）急诊科工作质量要求

1. 健全规章制度　建立、健全并严格遵守各项规章制度、岗位职责和相关操作规程，提高护理服务质量，确保救治规范、有效。

2. 优化工作流程　制定并严格执行分诊程序，按患者病情严重程度决定就诊优先顺序和接诊方式。规范抢救流程，抢救室护士接到分诊护士抢救通知后立即按照抢救流程实施抢救，保证救护及时、有效。落实转归流程，患者经抢救处理后根据病情可转入专科病房、急诊监护室或观察室，并与接收患者的科室做好交接工作。

3. 严防差错事故　急诊抢救时参与人员较多，短时间内需同时实施多种救护措施，现场忙而乱，应严格执行操作常规和查对制度。紧急抢救时执行口头医嘱，护士要做到"三清、一复核"，即听清、看清、问清药物的名称、浓度、剂量，复述一遍后再执行，准备的药品要与医生核对后再使用。抢救用过的空瓶应暂时保留，以便抢救结束后核对。

4. 具有法律效应的医护记录　急诊抢救护理文书做到书写及时、准确、完整、清楚、无涂改，抢救结束后6小时内据实补齐抢救记录。病情告知内容保持医护一致，采用文字告知，要求患者或家属签名，依法保管医疗文件。

（三）急诊科工作质量目标

1. 处置恰当　工作严谨、细致、主动，思维敏捷，处置恰当，预检分诊准确率≥95%，抢救准确率100%，危重病例抢救成功率≥80%，传染病患者及时报告、隔离。

2. 用物完好　急救物品、药品、器材数量准确，性能良好，合格率100%。

PPT

3. 操作合格 基本护理技术操作及专科抢救技术操作合格率≥95％。

第三节 急诊护理工作

急诊护理工作流程包括接诊、分诊、处理3个紧密相连的环节（图3-2）。快速、高效、准确的护理工作流程，可使患者尽快接受救治，能最大限度地降低患者的死亡率、伤残率，减少医疗纠纷的发生。

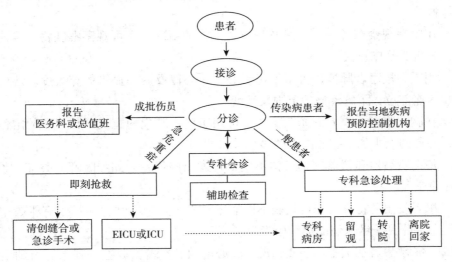

图3-2 急诊护理工作流程

一、急诊接诊

急诊接诊是指医护人员在最短时间内对到达医院的急诊患者的病情做出较明确的初步判断，并根据患者病情和医疗条件，拟定合适的治疗方案。

预检护士要热情接待，立即查看病情，对一般患者可安排坐着就诊，对救护车送达的患者及其他病情严重的患者，应主动到急诊科门口接应，及时通知有关医生和护士参加抢救。对未就诊的患者耐心做好解释工作，并在候诊过程中密切观察病情变化。

二、急诊分诊

急诊分诊是对来急诊科就诊的患者快速、重点地收集资料，并将资料进行分析、判断、分类及分科，再按轻、重、缓、急安排就诊顺序及隶属科室，同时将患者信息录入信息管理系统，时间一般在2～5分钟内完成。

（一）资料收集

1. 问诊 通过询问患者、家属、其他知情人士，得到患者主观资料，包括病因、诱因、心理-社会状况、既往史、用药史、过敏史、个人史等。

（1）OLDCART 公式 用于询问患者现病史。O（Onset of symptoms）：症状发生的时间。L（Location of problem）：有问题的部位。D（Duration of symptoms）：症状持续的时间。C（Characteristics the patient used to describe the symptom）：患者描述的症状特点。A（Aggravating factors）：激发症状加重的因素。R（Relieving factors）：可以缓解症状的因素。T（Treatment administered before arrival）：来院就诊前所接受过的治疗。

（2）PQRST 公式 用于疼痛患者的评估。P（Provoke，诱因）：疼痛发生的诱因、缓解与加重的因素。Q（Quality，性质）：疼痛的性质，如钝痛、闷痛、绞痛、压榨样痛、刀割样痛、针刺样痛等。R（Radiate，放射）：有无放射痛，向哪些部位放射。S（Severity，程度）：疼痛的程度如何，常用数字疼痛分级法，0 代表无痛，10 代表患者能想象到的最剧烈的疼痛，让患者根据自己的疼痛体验在直线上划出一个数字，来表示疼痛的程度。T（Time，时间）：疼痛开始、持续、缓解、终止的时间。

2. 护理体检 为准确分科，分诊护士在问诊的同时应运用眼、耳、鼻、手等感官收集患者客观资料，做必要的护理体检。神志清楚者的护理体检重点放在与主诉相关的部位，对神志不清者，按系统全面进行护理体检。

（1）视诊 用眼睛观察患者一般状况及身体各部位的情况，还可观察呕吐物、排泄物、分泌物的色、量、性状，分析其临床意义。

（2）触诊 用手触摸患者脉搏，可了解患者心率、心律及周围血管的充盈度。还可用手感知患者皮肤温度，触摸疼痛部位，了解疼痛的范围及程度。

（3）叩诊 在胸、腹部检查方面尤其重要，可用于确定肺尖的宽度、肺下界的定位、胸腔积气或积液量的多少，心界的大小和形态、腹水的多少等。

（4）听诊 借助听诊器和仪器辨别身体不同部位发出的声音，如呼吸音、心音、肠鸣音等，并分析所代表的临床意义。

（5）嗅诊 患者发出的特殊气味可代表不同临床意义，如刺激性蒜味见于有机磷中毒、氨味见于尿毒症患者、烂苹果味见于糖尿病酮症酸中毒患者等。

3. 辅助检查 了解患者相关辅助检查情况，如心电图、X 线、彩超、CT 等，有助于分诊。

（二）分诊技巧

临床上常用的分诊技巧可概括为 SOAPIE 公式。

1. S（Subjective data，主观资料） 收集患者主观感受资料，如主诉、伴随的症状。

2. O（Objective data，客观资料） 收集患者客观资料，如体征、异常征象。可采用视、触、叩、听、嗅及辅助检查的方法收集资料。

3. A（Assess，估计） 将收集的资料进行综合分析，得出初步判断。

4. P（Plan，计划） 根据评估结果，进行专科分诊。

5. I（Implementation，实施） 分诊护士为患者挂号，按轻、重、缓、急，有计划的安排患者到相应专科就诊。

6. E（Evaluation，评价） 评估患者病情是否有变化，根据患者具体情况调整或安排就诊顺序。

（三）急诊患者的分类与就诊顺序

急诊患者的分类与就诊顺序见表 3－1。需要注意的是，如果就诊过程中患者病情变化，应根据病情及时调整就诊顺序。

表 3－1 急诊患者的分类与就诊顺序

病情分类	病情特点	疾病	就诊顺序
Ⅰ类（急危症）	生命体征极不平稳 目前有生命危险	心跳、呼吸骤停，大出血，剧烈胸痛，严重呼吸困难，持续严重的心律失常，严重药物中毒等	立即进入抢救室紧急抢救
Ⅱ类（急重症）	有潜在生命危险，病情随时可能急剧变化	开放性创伤、突发而剧烈的头痛、持续的呕吐或腹泻、中等程度以上的腹痛、高血糖、抽搐等	需紧急处理及严密观察，应在 10 分钟内处理
Ⅲ类（亚紧急）	生命体征平稳 无严重并发症	腹痛、各种创伤无生命体征异常者、小面积烧伤、闭合性骨折等	30 分钟内安排诊疗区优先诊治
Ⅳ类（非紧急）	病情轻，无须紧急处理	咽喉痛，感冒，低热、皮疹等	按顺序等候就诊

以下急诊就诊的患者中属于 Ⅰ 类患者的是（　　）

A. 大出血　　　　　　　B. 心搏骤停　　　　　　C. 高血糖

D. 休克　　　　　　　　E. 小面积烧伤

答案解析

三、急诊处理

（一）一般患者

经专科急诊处理后，根据病情将患者收入专科病房，或留观察室观察病情及短暂治疗，或转院或带药离院，并向离院患者和家属介绍用药的目的、作用、不良反应和注意事项。对病情复杂难以确定科别的，由护士安排就诊科室，按首诊负责制处理。

（二）急危重症患者

立即送入抢救室紧急抢救、清创缝合或进入手术室施行急诊手术，再补办各种就诊手续。在紧急情况下，如果医生未到场，护士应给予必要的急救处理，如吸氧、建立静脉通路、心电监护、胸外心脏按压、人工呼吸、气管插管、除颤、吸痰、止血等。同时严密观察病情变化，做好抢救记录，安慰家属消除恐惧。对经抢救虽已脱离生命危险但病情仍较重者，可转入 EICU 或 ICU 行进一步的救治、观察，待病情平稳后，收入专科病房。

（三）传染病患者

疑似传染病患者应立即将其带入隔离室隔离，医护人员诊疗、护理时做好防护，确诊后转入传染科或传染病院进行治疗。注意在做好消毒隔离措施的同时应及时报告当地疾病预防控制机构。

（四）成批伤员

遇到自然灾害、爆炸等造成大批伤员就诊时，除积极抢救外，应尽快检伤、分流处理伤员，还要及时报告医务科或总值班组织抢救。

（五）特殊患者

1. 涉及法律问题的患者　自杀、他杀、交通事故、打架斗殴等涉及法律问题的患者，在积极救治的同时应立即通知医院保卫部门或公安部门，并请家属或陪送者守护。

2. 无主的患者　应先抢救治疗，同时设法找到其亲属或单位。

3. 神志不清的患者　应由 2 名以上工作人员清点其钱物，双人签名后妥善保管，待联系到家属后归还。

（六）患者转运

病情危重的患者应在病情平稳时进行转运，转运途中须有医护人员陪同，备常规急救药品和氧气袋、简易呼吸器等，保证患者生命安全，并做好交接工作。

（七）清洁、消毒

按规定做好用物、场地、空间的清洁消毒，及排泄物处理。

（八）处理记录

及时做好各项记录，书写清楚规范、真实可靠。

答案解析

? 想一想

遇到成批来院的伤员，检伤分类后患者的流向有哪些？

四、护患沟通

（一）急诊患者的心理特点

1. 恐惧感 急诊患者多突然发病，病情复杂、发展迅速，呼吸困难、大出血、疼痛等躯体上的不适，使患者感到预后难测、心神不安而产生焦虑与恐惧。患者在治疗期间还可能目睹周围急诊就诊患者的抢救或死亡，也会加重患者的恐惧心理。

2. 优先感 很多急诊患者常认为自己的疾病较重，需要优先处理，对分诊护士安排的就诊次序不理解，出现不满情绪，有的患者还会出现不理解的言语或行为，从而加重病情或引发医疗纠纷。

3. 陌生感 急诊患者对急诊科的环境是陌生的，与不熟悉的医护人员进行交流沟通会加重其陌生感，产生紧张心理，不利于疾病的康复。

4. 无助感 由于疾病复杂，可能涉及多科室的反复会诊、多次的检查等，使患者及家属较长时间得不到医疗诊断结果的信息，而产生无助的感觉。

（二）急诊护理中的护患沟通

1. 文明礼貌 使用礼貌用语，对患者称呼恰当，避免以床号或患者的疾病名称来代替患者姓名。

2. 主动沟通 仪表端庄，主动向患者和家属介绍急诊科的布局、设施、就诊程序，方便其就诊。治疗操作时主动与患者交流，给予适时的关怀和鼓励，并在熟练操作的同时，有意识地引导患者转移注意力，减轻患者的疼痛。

3. 沉着果断 面带微笑，真诚而热情地对待患者，语言表达清晰、准确、通俗易懂，处理问题沉稳、果断，操作技术熟练，赢得患者和家属的信任。

4. 尊重患者 了解患者的宗教信仰、心理状态、职业习惯，尊重不同患者的文化背景，选择患者易于接受的语言形式和内容，深入浅出的进行交流。尊重患者和家属的知情权，及时告知病情变化、治疗方案，医护说法保持一致，避免造成患者和家属的不信任或误解。

5. 适当安慰 对患者和家属提供适当的心理安慰，在不影响治疗的情况下，尽量让家属陪伴患者，消除其孤独感和无助感。

6. 满足需求 对愤怒的患者和家属，耐心倾听，了解其感受和困难，及时满足合理需求，减轻其愤怒情绪。

7. 法律意识 进行护患沟通时，要有法律意识，不随意承诺或保证预后。

8. 疏导善后 对濒死和死亡患者的家属，做好心理疏导和死者的善后处理。

♥ 护爱生命

急诊患者发病突然，病情变化迅速，护士在及时施救的同时，应注意关爱患者及家属，规范护理行为，树立良好的职业形象。

预检分诊护士接诊急危重症患者后，应立即送到抢救室，同时注意安慰患者："请您不要着急，医生马上就到，我先推您去抢救室，您能告诉我哪里不舒服吗？"进行急诊处理时要关照患者："我马上帮您吸氧，您的呼吸就会平稳了，请您配合一下。""阿姨，我要给您量个血压，我帮您把上衣袖脱下好吗？"护士进行技能操作时，要做到稳、准、轻，有条不紊，通过尽职尽责的态度和礼仪，带给患者心理上的安慰。抢救患者时还要注意安慰家属："请您别着急，我们已组织科室的骨干力量全力抢救您的亲人。"

护士要通过一声问候、一句解释、一个称呼、一丝微笑，将人文关怀落实到每一个护理行为，营造充满人文关怀的急诊氛围。

目标检测

答案解析

单项选择题

1. 患者在急诊候诊时，出现剧烈腹痛，呼吸急促，分诊护士应该
   A. 安慰患者　　　　　　　　　　　B. 测量体温
   C. 观察病情　　　　　　　　　　　D. 通知医生
   E. 安排提前就诊

2. 年轻男性患者，因车祸昏迷送来急诊，初步诊断颅骨骨折、骨盆骨折，医嘱开放静脉通路，急行 X 线检查。护士护送患者时，不妥的做法是
   A. 选用平车运送　　　　　　　　　B. 护士站在患者头侧
   C. 护送时注意保暖　　　　　　　　D. 检查时护士暂时离开检查室
   E. 运送期间暂时停止输液

3. 急诊护士在抢救过程中，正确的是
   A. 任何情况下，护士不执行口头医嘱　　　B. 输血袋用后及时按医用垃圾处理
   C. 急救药品的空安瓿经患者检查后方可丢弃　　D. 抢救完毕，请医生第二天补写医嘱与处方
   E. 口头医嘱向医生复述一遍，经双方确认无误后方可执行

4. "120"接诊了一名车祸致昏迷的患者，患者脑部 CT 提示颅内大量出血，需立刻行开颅手术。患者无亲属陪伴，也无证实其身份和联系人的信息，术前正确的做法是
   A. 通知手术室准备手术　　　　　　B. 报告派出所寻找家属
   C. 报告科室负责人获批　　　　　　D. 报告医院负责人获批
   E. 报告卫生行政部门负责人获批

5. 患者，男，42岁。因剧烈腹泻来急诊就诊。根据临床症状和查体结果，高度怀疑为霍乱，正在等待实验室检查结果以确认诊断。此时，对患者正确的处置方法是
   A. 在指定场所单独隔离　　　　　　B. 在留下联系电话后要求其回家等通知
   C. 在医院门诊等待结果　　　　　　D. 收入本院消化科病房
   E. 要求患者尽快自行前往市疾控中心确诊

（孙丽娜）

书网融合……

　📋 重点回顾　　　　🅴 微课　　　　📄 习题

第四章　重症医学科

学习目标

知识目标：
1. **掌握**　重症医学科中患者常见病情监测指标的正常值及临床意义。
2. **熟悉**　重症医学科的环境、仪器设备、人员设置。
3. **了解**　重症医学科的组织管理和感染控制。

技能目标：
能运用本章所学知识，为重症医学科的患者进行病情监测。

素质目标：
具有爱岗敬业、护估生命、关爱生命的职业精神和职业道德。

导学情景

情景描述： 患者，男，28 岁。因酒后驾车发生车祸导致颅内出血，急诊开颅手术清除血肿，术后入 ICU 行重症监护。神志不清，T 38.6℃，P 96 次/分，R 24 次/分，BP 92/65mmHg。

情景分析： 结合病例及临床表现，初步诊断为颅脑外伤的重症患者。

讨论： 请问应该怎样实施病情监测？

学前导语： 重症医学科的患者病情重且复杂，所用仪器设备较多，作为护理人员要有较高的专业素养，熟悉重症医学科的环境、常用仪器设备的操作应用，能及时准确地监测患者的病情。

PPT

第一节　概　述

重症医学科（intensive careunit，ICU）是重症医学的临床基地，它对因各种原因导致一个或多个器官与系统功能障碍、危及生命或具有潜在高危因素的患者，及时应用系统、连续、高质量的医学监护和诊疗技术进行综合救治，是医院集中监护和救治重症患者、应对重大突发公共卫生事件重症救治的专业科室。重症医学科也是衡量一个国家、一个医院的现代化急救医疗水平的重要标志。

一、重症医学科的环境 🅔微课

（一）ICU 的位置

ICU 应该与其主要服务的医疗区域邻近，以方便重症患者的转运；ICU 应尽可能邻近手术室、医学影像科、检验科和输血科（血库）等区域，以方便重症患者的检查和治疗。

（二）ICU 的区域划分

ICU 的整体布局应划分医疗区、办公区、污物处理区和生活辅助区等功能区域，各区域相对独立，以减少干扰并有利于感染控制。ICU 医疗区除病房外，还包括中央工作站、配药室、医疗物品材料室、仪器室、实验室、营养准备室、被服室、家属接待室等；办公区包括医师办公室、主任办公室、护理办公室、示教室等；污物处理包括内镜清洁消毒室、污物处理室等；生活辅助区包括工作人员休息室、更衣室、值班室等。各功能区房间的数量和空间可根据 ICU 病床规模、工作人员数量等因素确定。功能用房面积与病房面积之比一般应达到 1.5：1 以上。ICU 应当规划合理的进出通道，有条件者，建议设置洁净物品供应通道，设置或预留自动化物流传输通道。ICU 的整体布局还要考虑到收治传染疾病重症患者的需求，能够实现"平战结合"。

（三）ICU 的床位设置

重症医学科的病床数量应符合医疗机构的功能任务和实际收治重症患者的需要，并兼顾应对重大突发公共卫生事件重症救治的应急功能。三级综合医院重症医学科的 ICU 病床数不少于医院病床总数的 5%，二级综合医院重症医学科的 ICU 病床数不少于医院病床总数的 2%。二级以上（含二级）专科医院应根据实际工作需要确定重症医学科的病床数。ICU 的床位使用率以 75% 为宜。全年床位使用率平均超过 85% 时，应该适度扩大规模。尽量每天至少保留一张空床以备应急使用。单间病房的使用面积不少于 18m²，多人间病房应保证床间距不少于 2.5m。为减少交叉感染的风险，建议尽可能设置单间病房或分隔式病床。

（四）ICU 的室内环境

ICU 应当有良好的自然采光和通风条件；为保持室内空气环境，应独立控制各功能区域或每个单间病房的温度和湿度；可装配空气净化系统，根据需要设置空气净化等级；必要时能够保证自然通风。ICU 每张床单元均应按生命岛模式设置。每个床单元的电、气、通路应有独立的控制开关；医疗用电和生活照明用电线路应当分开。ICU 应根据需要，设置一定数量的正压和负压病房。其中，负压病房的设计应符合收治传染性疾病重症患者的要求。ICU 病床必须配置足够的非接触式洗手设施和手部消毒装置，单间病房每床一套，开放式病床至少每两床一套，其他功能区域根据需要配置。

（五）其他

ICU 还应配备功能齐全的医疗信息系统，能够收集 ICU 床旁各种诊疗和护理信息，并连接医院信息系统。ICU 的医疗信息系统应能满足临床救治需要。ICU 病床应配备能变换角度和焦距的高清视频和音频系统，尽量满足日常查看、远程查房、家属探视等功能需要；病床以外其他区域的视频和音频系统可根据实际需要配备。ICU 的装修应充分考虑便于清洁、防静电和放火的要求；为便于观察，病床之间、病床与中心工作站之间尽可能保持视觉通透，病房之间可使用半玻式隔断，中间装配窗帘。有条件的医疗机构可根据情况设置重症过度病房（high dependency unit，HDU），收治病情相对稳定的重症患者，由重症医学科统一管理。HDU 病区的空间设置可参照 ICU 标准，并在人员和设备配齐后可升级为标准的 ICU，以应对重大突发公共卫生事件重症救治的需求。

二、重症医学科的设备

（一）基本设备

病床应为多功能抢救床，配备防压疮床垫。每床配备完善的功能设备带或功能架，配有电、医用氧气、压缩空气和负压吸引接口、多用插座、照明灯、轨道式输液架等。

（二）监测设备

多功能基本生命体征监测仪、呼吸功能监测装置、超声诊断仪、血气分析仪、血流动力学监测设备、血氧饱和度监测仪及心电图机等，每个 ICU 病区至少配置便携式监护仪一台。

（三）治疗设备

心肺复苏抢救车、输液泵、微量注射泵、肠内营养输注泵、简易呼吸囊、呼吸机、高流量氧疗仪、心脏除颤仪、支气管镜、物理排痰装置、电子升降温设备、用于血栓预防的气动加压泵、临时心脏起搏器、主动脉内球囊反搏（IABP）装置、体外膜氧合（ECMO）设备、血液净化装置及麻醉机等。根据临床需要决定具体配置的数量。

三、重症医学科的人员配置

重症医学科必须配备足够数量的医护人员，且应当经过重症医学的专业培训，掌握重症医学基本理念、基础知识和基本操作技术，具有独立工作的能力。重症医学科医师人数与床位数之比不低于0.8:1，护士人数与床位数之比不低于3:1。重症医学科应至少配备一名本专业副高以上（含副高）专业技术职务资格的重症医学专科医师担任行政主任，全面负责科室学科建设和行政管理。重症医学科护士长应当具有中级以上专业技术职务任职资格，具备较强的行政管理能力，且具有在重症医学科连续工作3年以上或三级医院重症医学科进修1年的经历。重症医学科医师必须具备重症医学相关理论知识、临床药理学知识和医学伦理学概念，胜任对重症患者进行各项监测、质量与管理的要求。每年至少参加一次省级以上重症医学继续教育的培训，不断更新专业知识。护士必须经过严格的专业培训，熟练掌握重症护理基本理论与技能，并经过科室考核合格后，才能独立上岗。除常规护理外，还应根据科室工作需要，掌握各系统重症患者的常规护理、监护和信息系统的使用、专科护理技术等。

❓ **想一想**

作为重症医学科的一名护士，应该具备哪些素养？

答案解析

第二节　重症医学科的管理

PPT

一、重症医学科的收治及转出

（一）ICU 的收治范围

1. ICU 收治患者的范围包括急性、可逆、已经危及生命的器官或系统功能衰竭，经过严密监护和治疗短期内可能得到恢复的患者。

2. 存在各种高危因素，具有潜在生命危险，经过严密监护和诊疗可能减少死亡风险的患者。

3. 在慢性器官或系统功能不全的基础上，出现急性加重且危及生命，经严密监护和诊疗有可能恢复到原来或接近原来状态的患者。

4. 重大突发公共卫生事件的重症患者。其他适合在重症医学科进行监护和诊疗的患者。

5. 慢性消耗性疾病、不可逆性疾病和不能从加强监测治疗中获得益处的患者，一般不是重症医学科的收治范围。

主要收治的患者包括：①创伤、休克、感染等引起多系统器官功能衰竭者；②心肺脑复苏术后需对其功能进行较长时间支持者；③严重的多发性复合伤；④物理、化学因素导致危急病症，如中毒、溺水、触电、虫蛇咬伤和中暑者；⑤有严重并发症的心肌梗死、严重的心律失常、急性心力衰竭、不稳定型心绞痛患者；⑥各种术后重症患者或者年龄较大，术后有可能发生意外的高危患者；⑦严重水、电解质、渗透压和酸碱失衡患者；⑧严重的代谢障碍性疾病，如甲状腺、肾上腺和垂体等内分泌危象患者；⑨各种原因的大出血、昏迷、抽搐及各系统器官功能不全患者；⑩脏器移植术后患者。

（二）重症医学科的转出

1. 器官或系统功能衰竭已基本纠正或接近原来的功能状态，无需生命支持治疗者。

2. 患者和（或）家属不同意继续在重症医学科诊疗者。

3. 病情状况不能从继续加强监护诊疗中获益者。

当然，医院需要建立相关机制，制定有效措施，保证重症患者及时转入和（或）转出重症医学科。

二、组织管理

（一）人员管理

1. 组织领导管理 实行院长领导下的科主任负责制，科主任负责科内全面工作，定期查房，组织会诊和主持抢救任务。有自己的专业团队及一套强化治疗手段。医生的配置采取固定编制与轮科、进修医师相结合。护士长负责监护室的管理工作，包括安排护理人员工作、检查护理质量、监督医嘱执行情况及护理文书书写情况等。护理队伍是重症医学科的主体，主要承担监测、护理、配合医生抢救与治疗等任务。

2. 规章制度管理 制度化管理是重症医学科医疗护理质量得以保证的关键，为了保证工作质量和提高工作效率，除执行各级政府和卫生管理部门的法律法规、医疗核心制度外，重症医学科还需建立健全各项规章制度，包括重症医学科诊疗及护理操作常规、患者转入与转出重症医学科制度、抗生素使用制度、抢救设备使用及管理制度、特殊药品管理制度、重症医学科院内感染防控制度、医疗护理不良事件防范与报告制度、危重症会诊制度等。

3. 重症医学科护士的素质要求 重症医学科收治的患者是多学科的患者，病情危重，需要现代化设备进行监护和治疗，不同学科的患者治疗的方式和方法具有很大的差异，因此，重症医学科护士应具备较高的专业素质；具有高度的责任心和高尚的职业道德及无私奉献的精神；具有敏锐的观察力，多学科医学、护理知识和经验；具有较高的业务技术水平，掌握各种监护、治疗仪器的使用和管理；具有良好的沟通与团队合作能力及较强的慎独精神。

（二）设备管理

重症医学科应建立设备管理制度，抢救器械和药品应有专人负责，定数量、定位置、定时检查维修，确保应急使用。抢救仪器不准外借，使用后及时登记并做好交接工作。重症医学科每位工作人员均应熟悉各种仪器的性能，熟练掌握操作方法。

三、感染管理与控制

重症医学科是院内感染的高发区域，也是细菌高度耐药区域。患者感染部位包括肺部感染、尿路感染、伤口感染、动静脉导管感染等。主要原因为：重症医学科患者病情重，机体抵抗力低下，易感性增加；感染患者相对集中，病种复杂；各种侵入性治疗、护理操作较多；多重耐药菌在重症医学科常驻等。感染部位常见的感染病菌为耐甲氧西林金黄色葡萄球菌、耐万古霉素肠球菌、耐氮二烯五环类念珠菌属及革兰阴性菌等。预防和控制重症医学科内医院感染，降低感染发生率是提高抢救成功率的关键之一。

1. 医务人员管理

（1）尽量减少进出重症医学科的工作人员。

（2）医护人员上岗前应接受消毒隔离、常见医院感染预防与控制等基本知识培训，上岗后每年应接受医院感染继续教育培训。

（3）疑有呼吸道感染、腹泻等可传播的感染性疾病时，应避免接触患者。

（4）进入工作区要更换清洁的工作服、换鞋、戴帽子和口罩。因事外出需更衣，更换外出鞋。护理感染患者时，应穿隔离衣或防护围裙。

（5）严格执行无菌操作，给患者治疗和护理时，尽量使用一次性医疗护理用品，遵守无菌操作规程，保证患者创面、穿刺和插管部位无菌。

（6）注意手卫生，病房要有足够的洗手设备和设施，增加医护人员执行洗手的依从性，严格按手卫生制度洗手。

2. 患者管理

（1）设置隔离病房，专门收治严重创伤、感染及免疫力低下的患者。

（2）经接触、飞沫和空气传播的感染患者应与其他患者分开安置。

（3）经空气、飞沫传播的感染患者应收治在单间或单间负压病室；条件受限时，单间普通病室与病区走廊之间应有缓冲间。

（4）经接触传播的感染或定植患者应收治在单间病室；条件受限时，宜收治在相对独立的区域，病床间距 >1.1m，并拉上床周边的围帘。

（5）合理使用抗生素，应根据细菌培养及药敏试验结果合理选择抗生素。

3. 探视管理

（1）严格限制非医务人员的访视。

（2）如有需要探视，应限制访视人数和时间，按照医院感染预防控制的相关规定穿防护用品等。

（3）应以宣传栏、小册子等多种形式，向探视人员介绍医院感染预防与控制的基本知识，如手消毒、呼吸卫生（咳嗽）礼仪。

4. 环境及物品管理

（1）保持室内清洁，室内墙壁、地面、设施、物品等用消毒液擦拭，定期消毒处理。并进行空气消毒。有血液、体液、分泌物、排泄物污染时，应先去除污染，再清洁、消毒。

（2）普通 ICU 应保持空气清新，每天应开窗换气 2~3 次，每次不少于 30 分钟，定期对空气细菌菌落总数进行检查，每季度不少于 1 次。

（3）患者出院、转出、死亡后随即对床单位进行终末消毒。

第三节　重症医学科的监测技术

PPT

一、循环系统功能监测

循环系统功能监测实际上是血流动力学监测，是观察血液在循环系统中的运动情况，主要用于各科危重患者循环功能的监测，如创伤、休克、呼吸衰竭和心血管疾病，以及心胸、脑外科及较大而复杂手术等。可分为无创监测和有创监测两大类。无创监测是应用对组织器官没有机械损伤的设备和方法，经皮肤或黏膜等途径，间接取得有关心血管功能的各项参数，如心率、脉搏、氧饱和度、无创血压监测、超声心动图等。其特点是安全、操作简单、可重复、无或很少发生并发症，但影响因素较多，监测结果有时不准确。有创监测是经体表插入各种导管或监测探头到心脏和（或）血管腔内，利用各种监测仪或监测装置直接测定各项生理参数，如中心静脉压、肺动脉压监测、心排血量等。其特点是数据可靠，可连续、多次、重复监测，但可能发生一些严重的并发症，故临床选用时应严格掌握适应证。

（一）心率监测

1. 正常值　正常成人安静时的心率应在 60～100 次/分，随着年龄的增长而变化。小儿心率较快，老年人心率较慢，同时心率还受性别、运动、情绪、药物等影响。

2. 监测方法　心率监测一般采取触摸桡动脉搏动、心前区听诊、生命体征监测仪、心电图等方法监测，其中心电图监测较为准确，若对用其他方法测定的心率结果有怀疑时，应积极进行心电图监测。

3. 心率监测的临床意义

（1）判断心排血量　心率对心排血量的影响很大。在一定范围内，随着心率的增加，心排血量会增加。心排血量 = 每搏排血量 × 心率。当心率太快（>160 次/分）或过慢（<50 次/分）时，心排血量都会减少。进行性心率减慢是心脏停搏的前奏。

（2）判断休克　失血性休克时，心率的改变最为敏感，心率增快多在血压降低之前发生。故严密监测心率的动态改变，对早期发现休克极为重要。休克指数 = HR/SBP。指数为 0.5 表示无休克，>1.0～1.5 表示休克，>2.0 为严重休克。

（3）估计心肌耗氧　心肌耗氧（MVO_2）与心率的关系极为密切。心率的快慢与 MVO_2 大小呈正相关。心率与收缩压的乘积（Rpp）反映了心肌耗氧情况，Rpp = SBP × HR。正常值应小于 12000，若大于 12000 提示心肌氧耗增加。

（二）动脉压监测

动脉血压能直接反映心脏后负荷、心肌做功与耗氧及周围循环血容量，是血流动力学的重要指标之一。在安静状态下，正常成人的血压范围在 90～139/60～89mmHg，脉压为 30～40mmHg。

1. 影响血压的因素　动脉血压存在个体、性别和年龄的差异。影响动脉压的因素包括心排血量、循环血容量、周围血管阻力、血管壁的弹性和血液黏滞度等 5 个方面。

2. 监测方法

（1）无创血压监测　包括袖套测压法和自动化无创动脉压监测（NIBP）。普通患者常用袖套测压法监测血压，ICU、麻醉手术中的患者需用自动无创动脉压监测，操作简便、省时省力，可以提供患者动态、连续的血压变化状况，但不能反映每一心动周期血压的变化，且易受外界环境的影响。当对监护仪所测血压有怀疑时，应改用袖套血压计测定比较结果差异。

（2）有创血压监测　是一种有创性测量血压的方法，将动脉导管置入动脉内，通过压力监测系统直接进行动脉内压力的监测，可直接显示收缩压、舒张压和平均动脉压，反映每个心动周期的血压变化情况，并将其数值及波形实时显示在监护仪屏幕上，及时、准确地反映患者血压的动态变化。所测得的血压数值较无创测压法测得的精确，尤其是在用听诊器无法听清血压数值时，它仍可反映血压水平。因此成为 ICU 中最常用的血压监测方法之一。常选用的测压穿刺血管为桡动脉、股动脉、肱动脉及足背动脉等，一般首选桡动脉，其次为股动脉。该方法具有创伤性，可能引起感染、局部血肿、血栓，以及因使用肝素所致的血小板减少等并发症，在实施过程中应注意严格掌握应用指征、加强观察有无并发症发生，并且做好相关护理。

动脉插管测压患者的护理：①伤口护理：保持伤口及敷料清洁干燥，预防静脉炎的发生。②导管护理：严格无菌操作，输液管、延长管和三通接头等每天更换，保持导管的通畅和置入的深度，防止导管位置移动或脱出，注意观察肢端血运情况，一旦出现血肿、肢端缺血、感染迹象应立即拔除导管，置管时间 <7 天。③测压时注意事项：固定测压部位，校对零点，换能器高度应与心脏在同一水平。

3. 血压监测的临床意义

（1）收缩压（SBP）　收缩压的重要性在于克服各脏器的临界关闭压，保证脏器的供血。如肾脏的临界关闭压为 70mmHg（9.33kPa），当收缩压低于此值时，肾小球滤过率减少，患者将出现少尿。

（2）舒张压（DBP）　舒张压的重要性在于维持冠状动脉灌注压（CPP），CPP 等于 DBP 和左心室舒张期末压（LVEDP）的差值，因此，舒张压过低则无法保证充足的心肌血供。

（3）平均动脉压（MAP）　MAP = DBP + 1/3 脉压，正常值为 60 ~ 100mmHg。MAP 与心排血量和体循环血管阻力有关，是反映脏器组织灌注情况的指标，若平均动脉压低于 60mmHg，则说明心排血量不足。

（三）心排血量监测

心排血量（CO）是反映心脏泵血功能的重要指标，依据心排血量可判断心脏功能，协助诊断心力衰竭和低排综合征，同时估计预后和指导治疗。

1. 监测方法　临床上测量心排血量的方法有无创法和有创法。无创法包括心肌阻抗心动图和多普勒超声检查。有创法临床常用温度热稀释法监测。温度热稀释法是常用的测量 CO 方法，目前临床判断心功能的金标准，且有易操作、可重复测量等优点。它是用 10ml 室温盐水或冰盐水作为指示剂经漂浮导管注入右心房，随血流进入到肺动脉，由温度探头和导管端热敏电阻分别测出指示剂在右心房和肺动脉的温差及传导时间，经心排血量计算机，描记出时间 – 温度曲线面积，按公式自动计算出心排血量，并显示记录其数字及波形。同时，可从 CO、MAP、PAP 等计算出体循环血管阻力（SVR）和肺循环血管阻力（PVR）。

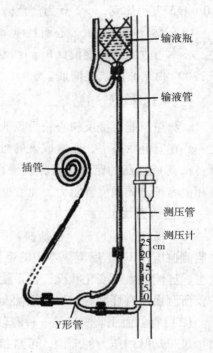

2. 临床意义　心排血量正常值为 4 ~ 8L/min，其受心肌收缩性、前负荷、后负荷及心率等因素的影响。CO 升高常见于贫血、甲状腺功能亢进、体循环动静脉瘘、部分肺源性心脏病等；CO 下降常见于心功能不全、脱水、失血、休克等原因引起的回心血量减少。

（四）中心静脉压监测

中心静脉压（CVP）是指胸腔内上、下腔静脉的压力，由右心室充盈压、静脉内血容量、静脉收缩压和张力、静脉毛细血管压等组成，是评估右心室前负荷及右心功能的重要指标，与静脉张力和右心功能有关，不能反映左心功能（图 4 – 1）。

图 4 – 1　中心静脉压测定示意图

1. 监测方法

（1）在深静脉置管的基础上进行中心静脉压的监测。但在腹内压增高等情况下，应选择上腔静脉测压。

（2）备好中心静脉测压装置，固定测压管使零点与右心房中点在同一水平面上。

（3）确认导管在静脉内，连接至中心静脉测压管，排尽气泡，转动三通开关使测压管与静脉导管相通即可测压。不测压时，转动三通开关使输液瓶与静脉导管相通，用于补充液体并保持静脉导管的通畅。

2. 临床意义　CVP 正常值为 5 ~ 12cmH₂O。CVP < 5cmH₂O，提示右心房充盈不佳或血容量不足；CVP > 15cmH₂O，提示右心功能不良或血容量超负荷，常见于右心衰、三尖瓣关闭不全、心包填塞或补液过快过多，应暂停输液或严格控制输液速度，并给予强心、利尿等处理。胸腹腔压力变化、血管活性药物的使用会影响中心静脉压。CVP 的持续动态监测比单次监测更具有意义。临床上判读 CVP 应结合其他血流动力学参数综合分析（表 4 – 1）。

表 4-1　CVP 与动脉血压变化的临床意义及处理原则

CVP	血压	原因	处理原则
低	低	血容量不足	充分补液
低	正常	血容量相对不足	适当补液
高	低	心功能不全或血容量相对过多	强心药、纠正酸中毒、舒张血管
高	正常	容量血管过度收缩	应用扩血管药物
正常	低	血容量不足或心功能不全	补液实验

注：补液实验：在 15 分钟内快速静脉输入 5% 葡萄糖等张盐水 250ml，若中心静脉压升高而血压不变，提示心功能不全，应控制补液量；若血压升高而中心静脉压不变，则提示血容量不足，应增加补液量。

3. 适应证　①各类大、中型手术，尤其是心血管、颅脑和胸部大而复杂的手术。②各种类型的休克。③各种原因引起的血容量不足。④右心功能不全。⑤大量静脉输血、输液，或需静脉高能量营养治疗者等。

4. 注意事项　由于 CVP 监测为有创性操作，可能引起感染、心律失常、出血和血肿、气胸、血胸、空气栓塞、血栓形成等并发症，在操作中应注意：①确定导管插入上腔静脉或右心房；②确保玻璃管零点置于第 4 肋间右心房水平；③确保静脉内导管和测压管道系统内无凝血、空气，管道无扭曲等；④测压时确保静脉内导管畅通无阻；⑤加强管理，严格无菌操作。⑥密切观察，做好记录。

练一练

当 CVP 大于（　）时，即出现体循环淤血征，见于右心衰竭及全心衰竭

A. 12cmH$_2$O　　　　　　　　　B. 15 cmH$_2$O

C. 17cmH$_2$O　　　　　　　　　D. 18cmH$_2$O

E. 21cmH$_2$O

答案解析

（五）肺动脉楔压（PAWP）监测

肺动脉楔压是指漂浮导管在肺小动脉楔入部位所测得的压力。它是评估左心前负荷和右心后负荷的指标，有助于判定左心室功能，反映血容量是否充足，从而指导临床。

1. 监测方法

（1）**器材和监护仪**　根据需要可选用不同规格的漂浮导管（Swan - Ganz 导管），常用的是四腔管。每根导管有三个空腔和一根金属导线，长 100cm。导管顶端开口供测量 PAP、PAWP 和抽取静脉血标本，导管近端的开口（距顶端 30cm），用于测量右房压（RAP）或 CVP，并可在测量心排血量时供注射生理盐水用。第 3 个腔开口于靠近导管顶端的气囊内，气囊的充气量为 0.5 ~ 1.5ml，充气后方便导管随血流向前推进。距离导管顶端 3.5 ~ 4.5cm 处有一小的热敏电阻，金属线一端与它相连，另一端接上测定心排血量的计算机，用于测量心排血量。

（2）**插管的方法**　通过锁骨下静脉或颈内静脉穿刺，将漂浮导管经外鞘管送入到上腔静脉，再随血流到达右心房、右心室、肺动脉，依次显示 RAP 波形、RVP 波形、PAP 波形，最后充气的气囊导管可嵌入肺动脉分支，显示 PAWP 波形，立即放气。妥善固定漂浮导管，拍床边胸片以明确导管位置。

2. 适应证

（1）急性呼吸窘迫综合征（ARDS）并发左心衰时，测定 PAWP 为最佳的诊断方法。

（2）循环功能不稳定患者，应用正性肌力药物和扩血管药时，用以指导治疗并观察治疗效果。

（3）区分心源性肺水肿和非心源性肺水肿。

3. 临床意义　PAWP 正常值为 6 ~ 12mmHg。PAWP 升高常见于血容量增加、左心功能不全、胸腹

腔压力增加、使用血管升压药物及输液治疗时；PAWP降低常见于心功能改善后、低血容量状态、血液和体液的迅速丢失以及应用扩血管药物后。

4. 注意事项 ①置入导管时操作宜轻柔，注意观察压力波形，随时调整位置，导管尖端应位于左心房同一水平，PAWP才能准确反映左心室舒张末压。②漂浮导管前端最佳嵌入部位，应在肺动脉较大分支，气囊充气应缓慢，测量完毕尽量放气。③呼吸对PAWP有影响，不论自主呼吸或机械通气，均应在呼气末测PAWP，避免影响测压结果的因素如深吸气、咳嗽、呕吐、躁动或抽搐等。④严密观察有无并发症，如心律失常、气囊破裂、肺动脉破裂出血、感染、肺栓塞或导管打结等，发现后应及时报告医师处理。

（六）心电监护

心电监护是监测心脏电活动的一种手段，对各种类型的心律失常、诊断心肌梗死具有独特的诊断价值。心电监护系统可连续、动态地监测患者的心电活动，并将危重患者的信息及时、准确地向医务人员进行报告，极大地提高了危重患者的抢救成功率，使急性心肌梗死患者的死亡率由原来的30%~40%下降到15%以下。

1. 临床意义

（1）及时发现和识别心律失常　通过心电监测可及时发现心律失常、识别心律失常性质、判断药物治疗效果。如各种有创监测和治疗、大手术、酸碱失衡和电解质紊乱等均可引起心律失常。

（2）及时发现心肌缺血和心肌梗死　严重缺氧、高碳酸血症、严重酸碱失衡均可导致心肌缺血或心肌梗死。在心电图上可见ST段和T波的典型改变，从而帮助医护人员及早发现、挽救受损心肌。

（3）监测电解质改变　电解质紊乱可诱发各种心律失常，最常见的是低钾血症和低钙血症。相对于血电解质检查，心电监测能更早发现问题，并予以处理。

（4）指导治疗　通过心电监护可确定心律失常的类型和程度，从而制定抗心律失常治疗的方法确定治疗时机。对于安装起搏器的患者，心电监测能判断起搏器功能是否良好。对各种手术，尤其是心血管手术的术前、术中、术后及特殊检查（心包穿刺、内镜）、治疗（反搏、电除颤等）也需要心电监测以防并发症出现。

2. 常用心电监护仪种类

（1）心电监护系统　是重症监护室最常用的心电监护设备，具有实时显示、设置报警、图像冻结、储存分析等功能。心电监护系统可动态监测心电图波形、心率、呼吸、血压、血氧饱和度及体温等重要参数；并可对心率、血压、呼吸等指标设置报警上、下限，当心率过快或血压过低时可及时发现；当发现有明显心律失常时，可冻结图像以供仔细观察和分析；患者出现病情变化时可回看储存的数据，从而把握病情的动态发展。

（2）动态心电监测仪（Holter心电图监测仪）　该仪器可分为分析仪和记录仪两部分。记录仪可随身携带，通过胸部皮肤电极可记录24~48小时心电图波形；分析仪可应用微机进行识别。临床主要用于判断原因不明的心悸、胸痛、头晕及晕厥等是否与心律失常有关，或用于平静状态下心电图不易发现的短暂性心律失常，也可用于监测起搏器的功能及观察应用抗心律失常药物的效果。

（3）遥控心电监测仪　连接患者胸壁的电极无须与监测仪相连，而是通过一个随身携带的发射仪器将心电信号无线传输到中心台。中心台一般可同时监测4~6个患者，而患者可以获得较大的活动空间。

3. 心电导联连接及其选择

心电监护的导联方式常用胸前综合监护导联或改良的标准导联图形进行监护。其基本原理是在胸前形成一个三角形，分别形成改良的Ⅰ、Ⅱ、Ⅲ导联，或引出单极胸导联。监护导联多采用3个粘贴式纽扣电极片，即正电极、负电极和接地电极，连接相应导联，并用不同颜色加以区分（表4-2）。其放置方法有以下几种。

（1）综合Ⅰ导联 正极放在左锁骨中点的下缘，负极放在右锁骨中点的下缘，接地电极置于剑突右侧，其心电图波形类似标准Ⅰ导联，且不影响常规心电图描记，但QRS波振幅较小。

（2）综合Ⅱ导联 正极置于左腋前线第4肋间，负极置于右锁骨中点的下缘；接地电极置于剑突右侧，其心电图波形近似V_5导联，心电图波幅较大，但电极脱落机会较多。

表4-2 心电监护仪5导联名称和电极安放位置

导联名称	电极位置	颜色
RA	右锁骨中点外下方	白色
LA	左锁骨中点外下方	黑色
LL	左腋前线肋缘处	红色
RL	右腋前线肋缘处	绿色
V	取胸导联6个位置中P、QRS、T波较清晰的导联	棕色

（3）综合Ⅲ导联 正极置于左锁骨中点肋弓上缘，负极置于左锁骨中点外下方，接地电极置于右侧胸大肌下方，其心电图波形近似标准Ⅲ导联。

（4）CM导联 即改良胸前导联，在手术中应用不影响胸腹部切口消毒，是临床监护中常用的监护方法，常用于识别心律失常。正极置于左腋前线第5肋间，负极置于胸骨柄，接地电极置于右腋前线第5肋间。

目前的心电监护仪可同时进行Ⅰ导联、Ⅲ导联心电图显示，胸部常需安置5枚电极。在记录心电图的同时，采用阻抗法可获得呼吸曲线及呼吸频率。

4. 监测方法

（1）患者取平卧位或半卧位。

（2）暴露胸部，用纱布蘸75%酒精清洁放置电极片部位的皮肤，待干。

（3）将各监护导联与监护仪连接，打开电源开关，启动监护仪。

（4）粘贴电极片，将电极片连接至心电导联线上。电极片贴于患者胸部正确位置，注意避开伤口、除颤部位、骨突以及患有皮疹、皮炎处。

（5）调整各指标参数，进行心电监测。

👁 看一看

Swan-Ganz气囊漂浮导管

Swan-Ganz气囊漂浮导管是进行PAP和PCWP测量的工具，常用于测量危重患者的血流动力学状态，提供右心或左心的压力信息及心排出量情况，此外还可监测混合静脉血氧饱和度、心内起搏、评估右心室容积、射血分数、持续心排血量监测等功能。由肺动脉导管所获得的血流动力学信息通常用于指导治疗方案，包括液体管理、利尿剂的应用、血管活性药物和正性肌力药物的调整等。

二、呼吸系统功能监测

呼吸系统功能监测是危重患者监护的重要内容之一。包括呼吸运动的观察，如呼吸频率、节律、深浅度等；呼吸功能的测定，如肺容量测定、肺通气与换气功能测定；血氧情况的监测，如血氧分压、血氧容量、血氧饱和度和动静脉血氧分压差等，全面血氧监测还需要进行动脉血气分析。呼吸运动的观察已在有关课程中介绍，动脉血气分析属于有创血氧监测，将在后续的动脉血气和酸碱监测中介绍，这里主要介绍呼吸功能的监测和无创血氧监测技术。

（一）呼吸功能的监测

1. 肺容量监测

（1）潮气量（VT）　指在平静呼吸时，一次吸入或呼出的气体量。正常值成人为 8 ~ 12ml/kg，男性略大于女性。潮气量增大多见于中枢神经性疾病或酸血症所致的过度通气；潮气量减少多见于间质性肺炎、肺纤维化、肺梗死、肺淤血等。

（2）肺活量（VC）　指深吸气后做深呼气所能呼出的最大气量，正常值为 30 ~ 70ml/kg，肺活量的测定可分为一次和多次两种。正常人两者应相等。有阻塞性肺疾病的患者，则分次肺活量大于一次肺活量。临床上，VC < 15ml/kg，即为气管插管或气管切开应用呼吸机的指征；VC ≥ 15ml/kg 为撤掉呼吸机的指标之一。临床上任何引起肺实质损害的疾病，如胸廓活动度减低、膈肌动度减低、膈肌活动受限或肺扩张受限等疾病均可使肺活量降低。

（3）功能残气量（FRC）　是平静呼气后肺内所残留的气量。

2. 肺通气功能测定

（1）每分钟通气量（VE）　在静止状态下，每分钟呼出或吸入的气量，是潮气量与每分钟呼吸频率的乘积。正常值男性为 6.6L，女性为 4.2L。VE > 10L/min 为通气过度，VE < 3L/min 为通气不足。

（2）每分钟肺泡通气量（VA）　在静息状态下每分钟吸入气量中能到达肺泡进行气体交换的有效通气量。VA 正常值为 4.2L/min，它反映真正的气体交换量。VA =（VT − VD）× RR。VD 为无效腔量，正常成人约 150ml。若潮气量为 500ml，呼吸频率 16/min，通过上式计算，肺泡通气量为 5.6L/min。若潮气量减半，呼吸频率增加 1 倍，则 VA 为 3.2L/min。可见呼吸越浅促，肺泡通气量的减少越显著。

（3）生理无效腔（VD）　即解剖无效腔与肺泡无效腔的容积之和。解剖无效腔系指口、鼻、气管和细支气管这一段呼吸道，肺泡无效腔系指肺泡中未参与气体交换的空间。正常情况下解剖无效腔与生理无效腔量基本相等，疾病时生理性无效腔量可增大。VD/VT 的比值反映通气的效率，正常值为 0.2 ~ 0.35，VD/VT 比值对正确应用呼吸机有一定的指导意义。

（二）脉搏氧饱和度监测

脉搏氧饱和度（SpO₂）监测是通过动脉脉搏波动分析来测定血液在一定氧分压下氧合血红蛋白占全部血红蛋白的百分比，属无创性监测。现被称为第五生命体征监测，因其与动脉血氧饱和度（SaO₂）有显著的相关性，故在临床上广泛应用。

1. 原理　血红蛋白具有光吸收的特性，但游离血红蛋白与氧合血红蛋白吸收光线的波长不同，利用分光光度计比色的原理，可测得随着动脉搏动血液中氧合血红蛋白对不同波长光线的吸收量，从而间接了解患者血氧分压的高低，以了解组织氧供情况。

2. 临床意义　正常值为 96% ~ 100%。通过 SpO₂ 监测，间接了解患者 PaO₂ 高低，以便了解组织的氧供情况，为早期发现低氧血症提供有价值的信息，提高了治疗的安全性。SpO₂ < 90% 时，常提示有低氧血症。

3. 监测方法

（1）将监测模块及导线与多功能监护仪连接。

（2）清洁局部皮肤或指（趾）甲。

（3）将 SpO₂ 传感器夹在患者的手指、脚趾或耳郭处。小儿监测多用耳夹法，成人常用指夹法，如患者指甲较厚或末梢循环较差时，应选用耳夹法。

（4）观察血氧饱和度和手指脉搏波的变化。

（5）根据患者病情设置波幅及报警界限。

（三）呼气末二氧化碳监测

临床上常用红外线 CO_2 分析仪连续无创监测呼吸周期中的 CO_2 浓度。呼气末二氧化碳监测（ $P_{ET}CO_2$ ）正常值为 $30\sim45mmHg$ ， $P_{ET}CO_2$ 的高低与 $PaCO_2$ 数值相近，可反映肺通气功能状态和计算二氧化碳的产生量，也可反映循环功能和肺血流情况，指导呼吸机参数的调整。

$P_{ET}CO_2$ 监测和 CO_2 波形图在急诊室中有着广泛的应用。由于 $P_{ET}CO_2$ 和 CO_2 波形能够反映患者的气道状况、通气功能及循环和肺血流情况，异常的 $P_{ET}CO_2$ 和 CO_2 波形提示通气功能和肺灌注的异常，因此其监测广泛运用于心力衰竭（简称心衰）、哮喘、慢性阻塞性肺疾病（COPD）、深度镇静等患者的呼吸循环功能监测。 $P_{ET}CO_2$ 监测还是判断气管插管位置的可靠方法，在心肺复苏中， $P_{ET}CO_2$ 也是判断复苏效果、自主循环恢复（ROSC）及患者预后的重要指标。

（四）呼吸机波形监测

常用的包括气道压力波形、流量波形、容量波形等，有利于判断患者的呼吸功能，及时调整呼吸机参数。根据压力-容积波形能够辅助了解呼吸机做功、患者呼吸做功等，有利于指导呼吸参数调整，并且为成功脱机提供重要帮助。

三、神经系统功能监测

神经系统功能的监测又称为脑功能监测，主要反映颅脑损伤的严重程度，尤其是昏迷患者，对于早期诊断颅内血肿，鉴别原发与继发脑干损伤，有效地治疗颅内高压和判定预后等方面具有重要的临床意义。

（一）神经系统体征动态检查

神经系统体征的动态检查主要包括意识状态、神经反射、眼部体征、肌张力及运动功能等。

1. 意识状态 直接反映出大脑皮层及其联络系统的功能状况，是监测神经系统功能最常用、最简单、最直观的指标。正常人意识清楚，当神经系统受损或发生病变时，将可能引发意识障碍。意识障碍可分为嗜睡、昏睡、浅昏迷与深昏迷四个级别。一般用昏迷指数测定法对患者意识状况进行评分，临床上常采用国际通用的格拉斯哥昏迷评分（Glasgow coma scale，GCS）法（表4-3）。

表4-3 格拉斯哥昏迷评分表

睁眼反应	评分	语言反应	评分	运动反应	评分
自动睁眼	4	回答正确	5	按嘱动作	6
呼唤睁眼	3	回答不正确	4	刺痛能定位	5
刺痛睁眼	2	单音语言	3	对刺痛能躲避	4
不能睁眼	1	呻吟声	2	疼痛刺激肢体屈曲	3
		不能言语	1	疼痛刺激肢体伸直	2
		不能运动	1		

👁 看一看

格拉斯哥昏迷指数评分

格拉斯哥昏迷指数评分（Glasgow coma scale，GCS），昏迷程度以睁眼反应、语言反应、运动反应三者分数总和即为昏迷指数，得分值越高，提示意识状态越好，满分为15分，8分以下为昏迷，3分多提示脑死亡或预后极差。按GCS指数分类，13~15分为轻度意识障碍，9~12分为中度意识障碍，3~8分为重度意识障碍。评分越低，说明病情越重，预后越差。

2. 神经反射 包括生理性反射和病理性反射两部分。生理性反射的减弱或消失、病理性反射的出现均提示神经系统功能发生改变。通过检查神经反射可帮助判断疾病的性质、严重程度及预后。

3. 眼部体征 包括瞳孔和眼球的变化。正常人瞳孔等大等圆，对光反射灵敏。双侧瞳孔散大常见于颅内压增高、颅脑损伤、颠茄类药物中毒及濒死状态。一侧瞳孔扩大、固定，常提示同侧颅内病变，如颅内血肿、脑肿瘤等。瞳孔对光反射的灵敏程度与昏迷程度成反比。注意眼球位置变化，有无斜视、偏视或自发性眼颤。观察眼球的运动情况可判断脑干的功能状况。

4. 体位与肌张力 去大脑强直时四肢可呈现伸展体位，有时可呈角弓反张姿势。两侧大脑皮层受累时可见去皮质强直状态。肌张力是人体维持基本姿势最基本的肌肉张力。如果肌张力过高，会引起震颤，也叫帕金森病。如果肌张力过低，肌肉无力，不但不维持姿势，而且会引起呼吸、循环等很多方面的问题。

5. 运动功能 主要观察患者的自主活动能力。运动障碍主要指患者的自主运动能力发生障碍，动作不连贯、不能完成，或完全不能随意运动。可根据运动障碍情况判断是否存在瘫痪及瘫痪的类型。

（二）颅内压监测

颅内压（ICP）是指颅内容物对颅腔壁产生的压力。持续 ICP 监测，是观察颅脑危重患者病情变化，指导临床治疗与预后判断的一项重要指标。

1. 测压方法 ①脑室内测压 在无菌条件下经颅骨钻孔后，将硅胶导管插入侧脑室，经三通管连接压力传感器，再接上监护仪即可进行 ICP 监测。②硬膜外测压 将压力传感器放置于硬膜与颅骨之间进行 ICP 监测。避免压迫过紧或过松，以免读数不准，此法保持了硬膜的完整性，感染较少，可长期监测。通常此法测压的结果较脑室内测压略高 2 ~ 3 mmHg。③光导纤维颅内压监测 是一种比较先进的监测仪器。颅骨钻孔后，将传感器探头以水平位插入 2cm，放入硬脑膜外，此法操作简单，可连续监测，活动时对压力影响不大，常被采用。

2. 颅内压正常值及分级 正常成人平卧时 ICP 为 10 ~ 15mmHg。15 ~ 20mmHg 为轻度增高，20 ~ 40mmHg 为中度增高，>40mmHg 为重度增高。

3. 影响颅内压的因素

（1）$PaCO_2$ 脑血管反应不受 CO_2 直接影响，而与细胞外液 pH 改变有关。$PaCO_2$ 下降时，pH 升高，脑血流量减少，颅内压下降。$PaCO_2$ 增高时，pH 下降，脑血流和脑容量增加，颅内压增高。脑外科手术时，如用过度通气方式降低 $PaCO_2$，使脑血管收缩，脑血流量减少，颅内压降低。但若 $PaCO_2$ 过低，致使脑血流量太少，则可引起脑缺血、缺氧，导致脑水肿，其损害加重。

（2）PaO_2 PaO_2 下降至 50mmHg 以下时，脑血流量明显增加，颅内压增高。当低氧血症持续时间较长，形成脑水肿时，即使 PaO_2 提高至正常水平，颅内压也不易恢复正常。PaO_2 增高时，脑血流及颅内压均下降。

（3）CVP CVP 升高可影响脑静脉，使静脉回流障碍，颅内压升高。反之，CVP 降低，颅内压亦降低。

（4）其他方面的影响 气管内插管、咳嗽、喷嚏、颈静脉受压使颅内压升高；体温每降低 1℃，颅内压可下降 5.5% ~ 3.7%；使脑血流增加的药物可导致颅内压升高；渗透性利尿剂使脑细胞脱水，可起到降低颅内压的作用；颅内压还与血压有关，颅内压会随着血压的升高而升高。

（三）脑电图监测

脑电图是通过脑电图记录仪将脑部产生的自发性生物电流放大 100 万倍后获得的相应图形，记录后分析脑电活动的频率、振幅、波形变化，从而了解大脑的功能和状态。该方法简单，经济方便，又便于在疾病过程中反复监测，对了解脑功能具有重要意义。脑电图监测技术曾经主要用于癫痫的诊断，近来逐渐用于昏迷患者、麻醉监测、复苏后脑功能的恢复和预后以及脑死亡等方面的判断。

（四）脑血流图监测

脑是机体代谢最旺盛的器官之一，脑的重量仅为体重的2%，脑血流量却占心排血量的15%，脑的耗氧量占全身耗氧量的20%~25%。脑功能需要依赖足够的血供才能维持，一旦脑血氧供给障碍或血流中断，脑功能就难以维持而发生一系列病理生理变化，甚至发生"脑死亡"。故通过脑血流监测，可以反映脑功能状态。目前常用的脑血流测定装置主要有脑电阻、Doppler血流测定仪等。

（五）脑氧供需平衡监测

颅内压、脑电图、脑血流等的监测可间接反映脑的氧供情况，而脑氧供需平衡监测能更为直接地反映脑的供氧情况，它主要是进行脑氧饱和度测定。监测方法有两种：①颈内静脉血氧饱和度监测，它主要反映整个脑组织的氧供需平衡情况。②近红外线脑氧饱和度仪监测，主要反映局部脑组织氧供需平衡情况。

其他脑功能监测方法还有意识状态、地形图、脑诱发电位及CT、MRI等。

四、泌尿系统功能监测

（一）尿量

尿量是反映机体重要脏器血液灌注状态的敏感指标之一。尿量变化是肾功能改变最直接的指标，临床通常记录每小时及24小时尿量。当每小时尿量<30ml时，多为肾血流灌注不足，间接提示全身血容量不足。24小时尿量>2500ml为多尿；24小时尿量<400ml为少尿，表示有一定程度肾功能损害；24小时尿量<100ml为尿闭，是肾衰竭的基础诊断依据。

（二）尿液常规检查

1. 尿外观　主要包括血尿、血红蛋白尿、脓尿、乳糜尿和胆红素尿等。

2. 尿比重　能够反映肾脏血流灌注和肾脏功能，成人正常值为1.015~1.025。尿比重增高见于各种原因引起的肾灌注不足、急性肾小球肾炎、尿糖或尿蛋白含量增高等；下降见于各种原因引起的尿浓缩功能障碍，如机体水负荷增加、尿崩症、肾衰竭等。固定在1.010左右的低比重尿称为等张尿，多见于急性肾性肾衰竭，也见于各种肾实质损害终末期。

3. 尿生化　尿生化检查包括尿蛋白、尿胆红素、尿糖、尿酮体等测定。

正常人的尿蛋白含量为0~80mg/24h，当尿蛋白>120mg/24h为蛋白尿，按病因可分为肾小管性蛋白尿、肾小球性蛋白尿、混合性蛋白尿、分泌性蛋白尿和溢出性蛋白尿。血糖在生理情况下为阴性，当血糖水平超过肾小管重吸收能力时出现糖尿。尿酮体在生理情况下为阴性。尿/血渗透压比值是反映肾小管浓缩功能的重要指标。尿渗透压的正常值为600~1000mOsm/L，尿/血渗透压比值的参考值范围为（3~4.5）：1。

4. 尿液有形成分分析　尿液中的有形成分主要包括细胞和管型等。肾小球源性血尿常可见异常红细胞，多见于肾小球疾病；非肾小球源性血尿红细胞形态多正常，多见于尿路感染或损伤，也可见于肾间质疾病。当白细胞>5个/HP为镜下脓尿，提示尿路感染。尿管型可分为透明管型、颗粒管型、细胞管型、蜡样管型、肾衰管型等。

（三）肾浓缩-稀释功能

主要用于监测肾小管的重吸收功能。目前常采用简化或改良的浓缩—稀释试验。方法为：在试验的24小时内，患者保持日常的饮食和生活习惯，晨8时排弃尿液，自晨8时至晚8时每2小时留尿一次，晚8时至次晨8时留尿一次，分别测定各次尿量和比重。

1. 正常值 昼尿量与夜间尿量之比为（3~4）∶1，夜间 12 小时尿量应少于 750ml。最高的一次尿比重应在 1.020 以上，最高尿比重与最低比重之差应 >0.009。

2. 临床意义 夜尿量超过 750ml 常为肾功能不全的早期表现。尿比重 >1.025 为高比重尿，提示尿液浓缩，肾脏本身功能尚好；尿比重 <1.010 为低比重尿，提示肾脏浓缩功能降低，见于肾功能不全恢复期、尿崩症、利尿剂治疗后、慢性肾炎及肾小管浓缩功能障碍等情况。

（四）血尿素氮

测定血中血尿素氮（BUN）的含量，可以判断肾小球的滤过功能。

1. 正常值 2.9~6.4mmol/L（8~20mg/dl）。

2. 临床意义 血 BUN 增加程度与肾功能损害程度成正比，通过血 BUN 检测可有助于诊断肾功能不全，尤其是对尿毒症的诊断更有价值。肾前性或肾后性因素引起的尿量显著减少或无尿时可使 BUN 增高，体内蛋白质过度分解时也可引起 BUN 增高。

（五）血肌酐（SCr）

1. 正常值 83~77μmol/L（1~2mg/dl）。

2. 临床意义 血清肌酐浓度升高反映肾小球滤过功能减退。肾功能不全时血清肌酐水平明显增高。

（六）尿/血渗透压比值

1. 正常值 尿渗透压 为 600~1000mOsm/L，血渗透压为 280~310mOsm/L，尿/血渗透压比值为 2.50±0.8。

2. 临床意义 此比值是反映肾小管浓缩功能的指标。功能性肾衰时，尿渗透压 > 正常。急性肾衰时，尿渗透压接近血浆渗透压，两者比值 <1.1。

（七）内生肌酐清除率（Ccr）

1. 正常值 正常成人 Ccr 正常值为 80~100ml/min。

2. 临床意义 当 Ccr 降低至正常值的 80% 以下提示肾小球滤过功能已有减退，如 Ccr 降至 51~70 ml/min 为轻度损伤；降至 31~50 ml/min 为中度损伤；降至 30ml/min 为重度损伤。多数急性和慢性肾小球肾炎患者皆可有 Ccr 降低。

五、其他功能监测

（一）体温的监测

1. 正常体温 正常成人的体温随测量部位不同而异，口腔舌下温度为 36.3~37.2℃，腋窝温度为 36~37℃，直肠温度为 36.5~37.5℃。昼夜间可有轻微波动，清晨稍低，下午或傍晚稍高，但波动范围一般不超过 1℃。

2. 测温部位

（1）直肠温度 为中心温度，临床上应用较多，但易受粪便影响。

（2）食管温度 为中心温度，将测温电极放置在咽喉部或食管下段。

（3）鼻咽温度 将温度计插到鼻咽部测得，可间接了解脑部温度。

（4）耳膜温度 将专用的耳鼓膜测温电极置于外耳道内鼓膜上，该处的温度可反映流经脑部血流的温度，认为与脑温非常接近。

（5）口腔和腋下温度 腋下是常用监测体温部位，腋下温度一般比口腔温度低 0.3~0.5℃，将腋窝温度加 0.5~1℃ 与直肠温度接近。

（6）皮肤与中心温度差 皮肤温度能反映末梢循环状态，在血容量不足或低心排时，外周血管收缩，皮肤温度下降。皮肤各部位温度差别很大，受皮下血运、出汗等因素的影响，要做多部位的测量。长期临床观察发现大腿内侧皮肤温度与平均皮肤温度非常接近，故现在常规将皮肤温度探头置于大腿内侧。平均皮肤温度易受环境温度的影响，故在稳定的环境温度下进行持续监测十分重要。中心温度探头置于后鼻孔或直肠内（距肛门 10cm）。

3. **临床意义**　目前的监护设备均具有 T_1、T_2 两个插孔，这两个插孔用于监测中心温度与平均皮肤温度，以显示温差。正常情况下，温差应小于 2℃。连续监测皮肤温度与中心温度，是了解外周循环灌注是否改善的有价值的指标。当患者处于严重休克时，温差增大；经采取有效措施治疗后，温差减少，则提示病情好转，外周循环改善。温度差值逐渐进行性扩大，是病情恶化的指标之一。

4. **发热程度分类（口腔温度）**　①低热：37.4～38℃。②中等高热：38～39℃。③高热：39～40℃。④超高热：41℃以上。

5. **注意事项**

（1）根据病情选择合适的测量部位，发现体温与病情不符应查找原因并复查体温。

（2）及时分析发热的程度及热型，以指导治疗。

（3）超高热必须紧急降温，高热应积极降温，以减少患者的氧耗和能量代谢，对婴幼儿更要及时处理，以免造成严重的中枢神经系统损伤。

（4）体温过低时除了保暖以外，还应保证足够的热量供给。

（5）低温治疗期间应严密监测体温、循环和呼吸功能，复温期间要注意复温速度不宜过快，以免出现复温性休克和反跳性高热。

（二）动脉血气和酸碱度监测

动脉血气分析是指对血液中的 CO_2、O_2 和 pH 的直接测定，以及由上述三项所衍生出的有关氧代谢及酸碱平衡的一系列指标的分析，其有助于对呼吸状态和酸碱平衡状态进行全面而精确的分析，评价抢救与治疗效果，以指导呼吸机参数的调整和评价呼吸机治疗效果。而酸碱失衡是多种疾病发展的共同通道，因此血气分析与酸碱参数监测，对早期诊断，早期治疗均极为重要。血气分析已成为危重病抢救过程中常规的监测手段。

1. **血液酸碱度（pH）**　可以反映体内酸碱平衡的综合情况。

（1）正常值　动脉血中的 pH 为 7.35～7.45。静脉血比动脉血 pH 低 0.03。

（2）临床意义　pH < 7.35 为失代偿性酸中毒或酸血症。pH > 7.45 为失代偿性碱中毒或碱血症。人体能耐受的最低 pH 为 6.90，最高 pH 为 7.70，pH 的抢救范围为 6.80～7.80 之间。

2. **动脉血二氧化碳分压（$PaCO_2$）**　是指物理溶解在动脉血中 CO_2 所产生的张力。

（1）正常值　35～45mmHg。

（2）临床意义　$PaCO_2$ 是反映呼吸性酸碱平衡紊乱的重要指标。若 $PaCO_2$ < 35mmHg，提示肺通气过度，CO_2 排出过多，见于呼吸性碱中毒或代偿后的代谢性酸中毒；若 $PaCO_2$ > 45mmHg，提示肺通气不足，有 CO_2 潴留，见于呼吸性酸中毒或代偿后的代谢性碱中毒。

3. **动脉血氧分压（PaO_2）**　是指物理溶解在动脉血中氧所产生的张力。

（1）正常值　中青年 PaO_2 正常值为 90～100mmHg。PaO_2 随年龄的增加而降低，但最低不应低于 70mmHg。

（2）临床意义　①衡量机体缺氧及程度的重要指标。②诊断呼吸衰竭。③诊断酸碱失衡的间接指标。

4. **动脉血氧饱和度（SaO_2）**　是指动脉血单位 Hb 带 O_2 的百分比。

（1）正常值　96%～100%。

（2）临床意义　SaO_2 与 Hb 的多少无关，而与 PaO_2 高低、Hb 与氧的亲和力有关。PaO_2 越高，SaO_2 越高。

5. 动脉血氧含量（CaO_2）

（1）正常值　16～20ml/dl。

（2）临床意义　CaO_2 受 PaO_2 与 Hb 的质和量的影响，故呼吸、血液、循环对其都有影响。CaO_2 与 Hb 成正比，贫血时 CaO_2 下降；红细胞增多，CaO_2 增高。肺功能受损时，CaO_2 下降；心功能受损时，CaO_2 下降。

6. 实际 HCO_3^-（AB）　实际测得的动脉血中 HCO_3^- 含量，亦有以 HCO_3^- 表示。

（1）正常值　25±3mmol/L。

（2）临床意义　AB 受代谢和呼吸因素的双重影响。AB 下降为代谢性酸中毒或呼吸性碱中毒代偿；AB 增高为代谢性碱中毒或呼吸性酸中毒代偿；AB 正常，机体不一定为正常，如呼吸性酸中毒＋代谢性酸中毒，应具体分析。

7. 标准 HCO_3^-（SB）　取全血在标准状态下（PCO_2 为 40mmHg，温度为 37℃，血红蛋白 100% 饱和）测得动脉血中 HCO_3^- 的含量为标准 HCO_3^-。

（1）正常值　25±3mmol/L。

（2）临床意义　正常情况下 AB＝SB，AB－SB＝呼吸因素。AB－SB 为正值为高碳酸血症，为 CO_2 潴留。若 AB－SB 为负值为低碳酸血症，为 CO_2 呼出过多。

8. 碱剩余（BE）　在标准状态下（条件同 SB）将每升动脉血的 PH 滴定到 7.40 时所用的酸或碱的每升毫摩尔数。

（1）正常值　±3mmol/L，平均为 0。

（2）临床意义　BE 的正值增大，表示代谢性碱中毒；BE 的负值增大，表示代谢性酸中毒。

9. 碱储备（BB）　或称缓冲碱总量，是血浆中具有缓冲能力的负离子总量。主要包括血浆 HCO_3^-（占 35%），红细胞内 HCO_3^-（占 18%），HbO_2 与 Hb（占 35%）、血浆蛋白（占 7%）及有机与无机磷酸盐（占 5%）。

（1）正常值　45～55mmol/L。

（2）临床意义　BB 增高为代谢性碱中毒，或呼吸性酸中毒代偿；BB 降低为代谢性酸中毒，或呼吸性碱中毒代偿。

10. 血浆阴离子间隙（AG）　是血浆中未测定的阴离子（UA）和未定阳离子（UC）之差。

（1）正常值　国外报告其正常值为 12±2mmol/L。

（2）临床意义　AG 可增高也可降低，但增高意义较大，多以 AG＞16mmol/L 作为判断是否有 AG 增高型代谢性酸中毒的标准。

11. 二氧化碳总量（TCO_2）

（1）正常值　28～35mmol/L。

（2）临床意义　$HCO_3^-↑→TCO_2↑$，$PaCO_2↑→TCO_2↑$，故代谢性碱中毒、呼吸性酸中毒、呼吸性酸中毒代偿，TCO_2 增高。$HCO_3^-↓→TCO_2↓$，$PaCO_2↓→TCO_2↓$，故代谢性酸中毒，TCO_2 降低；呼吸性碱中毒，TCO_2 降低；呼吸性碱中毒代偿，TCO_2 明显降低。

♥护爱生命

爱岗敬业：新冠疫情发生以来，医务人员冲在抗疫工作第一线，截至 2020 年 3 月 8 日，全国已有 346 支医疗队共计 4.26 万人抵达武汉和湖北，与当地的医务人员一起并肩作战，全力开展医疗救治工作。

中央电视台《新闻调查》2020-03-14报道，收治重症和危重症患者的ICU里，医务人员冒着极大的风险与病毒进行着艰苦的拉锯战，用生命的担当守住患者生命的最后一道防线。危重症患者常伴有炎症风暴现象，出现呼吸困难、氧饱和度低，伴有心脏、肾脏功能的损害，在救治过程中需要气管插管、机械通气、血液净化治疗、ECMO等治疗。而医务人员用生命当使命，把照顾好患者为己任，尽心尽责，佑护生命，爱岗敬业，他们的职业精神值得我们学习。

目标检测

答案解析

单项选择题

1. 颅内压轻度增高，是指颅内压为
   A. $5 \sim 10cmH_2O$
   B. $10 \sim 15cmH_2O$
   C. $15 \sim 20cmH_2O$
   D. $20 \sim 40cmH_2O$
   E. $>40cmH_2O$

2. 下列反映右心功能的指标是
   A. 中心静脉压
   B. 肺动脉楔压
   C. 心排血量
   D. 心脏指数
   E. 脉压

3. 下列属于ICU收治对象的是
   A. 急性传染病患者
   B. 明确为脑死亡患者
   C. 无急性恶化的慢性患者
   D. 严重的多发伤、复合伤患者
   E. 晚期肿瘤患者

4. 诊断心肌梗死最实用的方法是
   A. 心电图检查
   B. 心肌酶谱的检查
   C. 心脏超声
   D. 心脏X线检查
   E. 心脏CT检查

5. 下列哪项不是$P_{ET}CO_2$监测的适应证
   A. 心衰　　B. 哮喘　　C. COPD　　D. 支气管肺炎　　E. 深度镇静者

6. 脑电图监测技术的适应证不包括
   A. 癫痫　　B. 心衰　　C. 昏迷　　D. 麻醉　　E. 复苏后

7. 患者，男，36岁，高空作业坠落，昏迷。脑CT显示颅底骨折、脑挫裂伤。入ICU进行监护，指导治疗与预后判断的一项重要监测指标是
   A. CVP　　B. 颅内压　　C. 尿量　　D. 体温　　E. 心排血量

8. 患者，男，胸部外伤后2小时，伴呼吸困难，查动脉血气分析，判断患者缺氧最重要的指标是
   A. PaO_2　　B. $PaCO_2$　　C. SaO_2　　D. CaO_2　　E. HCO_3^-

9. 患者，男，30岁，呼吸道感染，测体温38～39℃该症状属于
   A. 低热　　B. 中等高热　　C. 高热　　D. 超高热　　E. 都不是

10. 患者，女性，52岁，急性心肌梗死入院，遵医嘱进行多功能心电监护，护士为患者需做的准备不包括

A. 告知患者及家属使用监护仪的目的、方法　　B. 根据病情采取舒适卧位

C. 清洁皮肤　　D. 清洁指甲

E. 备皮

（孙水英）

书网融合……

重点回顾　　　　微课　　　　习题

第五章　心搏骤停与心肺脑复苏

学习目标

知识目标：
1. **掌握**　心搏骤停的病因、临床表现；心肺复苏的概念、内容。
2. **熟悉**　心搏骤停后的病理生理变化。

技能目标：
能运用本章所学知识，为心搏骤停的患者进行紧急处置。

素质目标：
具有冷静果断的行事作风、良好的沟通能力、关爱生命及团队合作的意识。

导学情景

情景描述：患者，男，68 岁，既往有冠心病史。今早晨练时突感心悸，随即倒地，患者面色苍白，呼之不应，胸廓无起伏。

情景分析：结合病史及临床表现，初步诊断为心搏骤停。

讨论：请问应该如何实施抢救？

学前导语：心搏骤停是临床危险急症，需立即进行复苏。医务人员应沉着冷静地进行现场救护，熟练掌握复苏急救药物及仪器的使用，同时利用自身医学优势，进行心肺复苏的普及教育及后续康复治疗。

第一节　心搏骤停

PPT

一、概述

心搏骤停（cardiac arrest）是指由于各种原因造成的心脏突然停止搏动，有效射血功能丧失。心脏骤停后患者进入"临床死亡"（clinical death）阶段。此时，若及时给予正确有效的复苏措施，则有可能挽救患者的生命。否则，可导致猝死。

心肺复苏（cardiopulmonary resuscitation，CPR）是指使心跳、呼吸恢复的抢救措施，即用心脏按压形成人工循环、用人工呼吸代替自主呼吸以促使患者恢复心跳和呼吸。心搏骤停一旦发生，应立即抢救，要尽快恢复自主循环，并恢复脑功能，患者才能称为完全复苏，故现在复苏提倡心肺脑复苏（cardiopulmonary cerebral resuscitation，CPCR），即指使心脏、呼吸骤停的患者恢复循环、呼吸和脑功能的复苏技术。

二、心搏骤停常见原因

引起心搏骤停的常见原因主要有以下两类。

（一）心源性因素

由心脏本身的疾病引起，如冠心病、心肌炎、心肌病、风湿性心瓣膜病、严重心律失常等，其中，冠心病是心源性因素中引起心搏骤停最常见的原因，约占80%。

（二）非心源性因素

由心脏以外的疾病引起，如溺水、窒息、触电、酸碱平衡失调、电解质紊乱、急性药物中毒、麻醉或手术意外等。

三、心搏骤停的临床表现与诊断

心搏骤停后，全身各组织细胞缺血缺氧，而脑对缺氧最敏感。5~10秒意识丧失，20~30秒呼吸会停止，1分钟瞳孔会散大固定，3分钟脑细胞水肿，4~6分钟后，脑细胞会出现不可逆性的永久损害。

（一）临床表现

1. 意识突然丧失，或伴有短暂的抽搐。

2. 大动脉搏动消失，血压测不出。

3. 呼吸断续或呈叹息样，随后停止。

4. 面色、口唇、甲床、皮肤等呈苍白或青紫。

5. 瞳孔散大或固定，对光无反射。

（二）心电图类型

心搏骤停的心电图表现可分为以下三种类型。

1. **心室颤动** 最常见，是心室肌极不规则、快速而又不协调的颤动。心电图表现为QRS波群消失，代之以形态各异、大小不等的颤动波，频率为200~500次/分（图5-1）。此时心脏不能泵血，脉搏摸不到。

2. **心电-机械分离** 又称无脉性电活动（pulseless electrical activity，PEA），指心肌存在电活动，但无有效的机械收缩。心电图表现为间断的QRS波群，振幅较低、宽而畸形，频率多在20~30次/分以下（图5-2）。此时心脏无排血功能，听不到心音、摸不到脉搏。

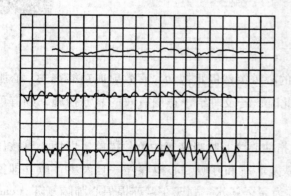

图5-1 心室颤动

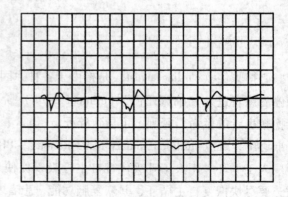

图5-2 心电-机械分离

3. **心室停搏** 心脏静止，心室肌完全丧失电活动，心电图呈一直线，偶见P波。

（三）诊断依据

患者突然意识丧失伴大动脉（如颈动脉、股动脉）搏动消失，是心搏骤停的主要诊断标准。若在心电监护状态下发生，则通过心电监护很容易诊断。非专业人员发现患者意识丧失且无自主呼吸，则视为患者发生心搏、呼吸停止。一旦确诊，应立即抢救，进行心肺复苏。

PPT

第二节 心肺脑复苏

针对心搏骤停患者，目前美国心脏协会（American Heart Association，AHA）更新的"生存链"主要包括六个环节。

院前"生存链"：①尽早启动应急反应系统；②高质量 CPR；③尽早除颤；④高级生命支持；⑤心脏骤停恢复自主循环后治疗；⑥康复。（图 5 – 3）

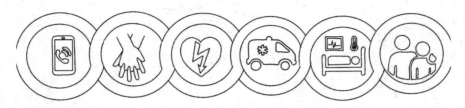

图 5 – 3 院前"生存链"

院内"生存链"：①早期识别与预防；②尽早启动应急反应系统；③高质量 CPR；④快速除颤；⑤心脏骤停恢复自主循环后治疗；⑥康复。（图 5 – 4）

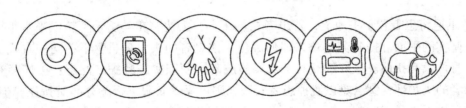

图 5 – 4 院内"生存链"

心肺脑复苏强调的是心、肺、脑复苏 3 个主要环节，主要包括三个阶段：基础生命支持（basic life support，BLS）、高级心血管生命支持（advanced life support，ACLS）和心搏骤停后的治疗。

一、基础生命支持

基础生命支持（BLS），又称现场复苏，主要由四部分组成：胸外心脏按压（circulation C）、开放气道（airway A）、人工呼吸（breathing B）、除颤（defibrillation D）。

（一）评估

1. 判断意识 轻轻摇拍患者肩部并在其两侧耳部大声呼叫，若患者无反应即可判断为意识丧失。

2. 呼救 一旦初步确定心搏骤停后，应紧急呼叫，请周围的人帮忙拨打 120、获取 AED（自动体外除颤器），尽早启动 EMSS。

3. 判断脉搏、呼吸 施救者位于患者一侧，用一只手的示、中指找到气管，男性可先触及喉结，然后向旁移动一到两指或 2～3cm，下滑到气管与胸锁乳突肌之间的肌沟内即为颈动脉处，轻轻触摸有无搏动（图 5 – 5）。同时，可通过感受有无呼吸气流、听有无呼吸音和看胸廓是否起伏来判断呼吸，如摸不到颈动脉，没有呼吸或仅仅是喘息，则说明患者发生心搏骤停，应立即抢救，进行现场心肺复苏。注意事项：①触摸时不可用力过猛，且两侧不能同时进行，以防阻断脑血流，影响脑供血；②判断脉搏和呼吸的时间不超过 10 秒。

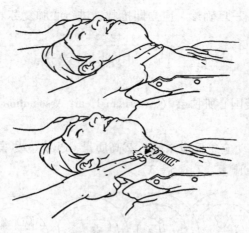

图 5-5　触摸颈动脉

练一练

医务人员在现场判断成人是否发生心搏骤停,主要触摸以下列哪个动脉(　　)

A. 颈动脉　　　　　B. 股动脉　　　　　C. 肱动脉

D. 桡动脉　　　　　E. 足背动脉

答案解析

4. 体位　迅速将患者置于平地上,若患者在软床上,去枕、在其躯干下垫以平木板或按压板,使之躯干下为一坚实的平面。摆复苏体位,即仰卧位,使患者的头、颈、躯干在同一直线上,双手置放于躯干两侧,身体没有扭曲。最好解开其上衣暴露胸部,便于实施救护。注意:①怀疑有颈椎损伤时应注意保护患者的头颈部;②若难以脱掉患者衣服,则可隔着衣服进行胸外心脏按压,但当 AED 到达后,必须脱掉所有上衣暴露胸部,因为 AED 电极片应该直接贴在患者裸露的胸壁上,而不可以贴在衣服外面。

(二)胸外心脏按压

胸外心脏按压又称人工循环(circulation C),是通过持续而有规律的按压胸骨,促使心脏收缩排血,形成人工循环。

1. 按压部位　胸骨下段(图 5-6),胸骨中、下 1/3 交界处:施救者用示、中指沿肋弓下缘向上滑行至两侧肋弓的汇合点,即胸骨下切迹处,将示、中指两横指放在胸骨下切迹上方,示指上方的胸骨下段即为按压点。若为男性,则快速定位两乳头连线中点。

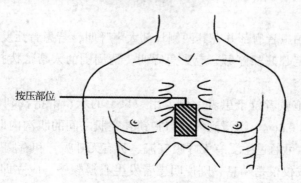

按压部位

图 5-6　胸外心脏按压部位

2. 按压姿势与方法　施救者位于患者肩颈侧旁,上半身前倾,腕、肘、肩关节伸直,将一只手掌的掌根部置于按压点，另一手掌根部重叠在该手背掌根部，两手手指交叉紧扣、翘起、脱离胸壁。施救者双上肢绷紧垂直于患者胸壁，以髋关节为支点，利用上半身重量垂直向下用力按压，随后放松使胸廓自行复位（图5-7）。注意：①按压与放松过程中手掌根部不得离开胸壁，确保定位准确。②按压与放松时间相等，每次按压后应使胸廓充分回弹。③按压应连续、有规律，尽可能不中断。

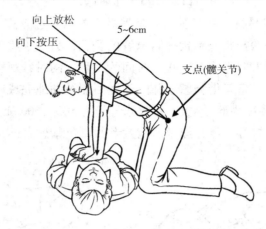

图5-7　胸外心脏按压姿势

3. **按压深度**　胸廓前后径的1/3，即成人为至少5cm，最好不超过6cm。

4. **按压频率**　100~120次/分，连续按压30次（15~18秒内完成）后进行人工呼吸。

（三）开放气道（airway A）

1. **清除呼吸道异物**　在开放气道之前，检查患者颈部有无损伤，无损伤时将患者的头偏向一侧，检查患者口腔有无异物及活动性义齿。如有，清除口腔异物，取出活动性义齿。

2. **常用开放气道的方法**　根据患者的伤情选择不同开放气道的方法。

（1）**仰头举颏法**　颈部无损伤时常用此法开放气道。施救者一手的小鱼际置于患者前额与发际交界处，用力向后压使其头后仰，同时，另一手的示、中两指将颏部向上、前提起下颌，使下颌角与耳垂的连线与地面垂直（图5-8a）。注意：施救者的示、中指不要压住颏下软组织，以免阻塞气道。

（2）**双手托颌法**　适用于颈椎损伤或怀疑有颈椎损伤者。施救者两侧肘部支撑在患者头部两侧的平面上，两手拇指分别置于患者两侧口角旁，其余四指托住两侧下颌骨，用力向上抬起下颌，以开放气道（图5-8b）。

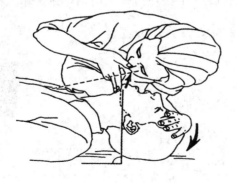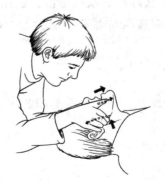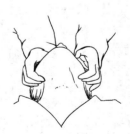

a. 仰头举颏法　　　　　　　　　　　　　　b. 双手托颌法

图5-8　开放气道方法

（四）人工呼吸（breathing B）

正常人摄入的空气中含氧约21%，而人呼出的气体含氧量为16%～18%，故可行人工呼吸使气体被动进入和排出患者肺脏，以保障氧的供给和二氧化碳的排出。开放气道后，须立即行人工呼吸，常用的人工呼吸方法有：口对口、口对鼻、口对口鼻人工呼吸。

1. 口对口人工呼吸 简单易行、潮气量大，是呼吸复苏的首选方法。保持气道开放；施救者用开放气道时压在患者前额那只手的拇指、示指捏紧患者的鼻孔，另一手将嘴唇分开；吸气后，施救者的嘴完全包住患者的口，然后用力向内吹气，吹气时间约1秒。同时，观察胸廓抬起情况。随后立即与患者口部脱离的同时松开鼻孔，患者借胸廓和肺的弹性回缩被动地完成呼气，胸廓下落；施救者换气（图5-9）。单纯的人工呼吸频率为6秒/次，每次吹气量为500～600ml。注意：①口对口人工呼吸成功的三个前提条件为气道充分打开、鼻孔捏紧、施救者的口包紧患者的口不漏气；②人工呼吸成功的标志是患者胸部抬起。

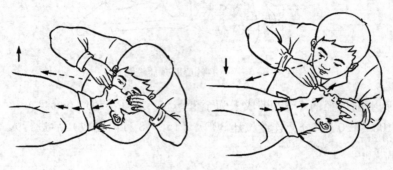

图5-9 口对口人工呼吸

2. 口对鼻人工呼吸 适用于牙关紧闭、不能张口、口对口封闭困难、口腔周围严重外伤等不宜行口对口吹气者。保持气道开放；施救者以一手的小鱼际侧压住患者前额使其头后仰，另一手托起其下颌使口完全闭合；然后吸一口气，用双唇包住患者鼻部，用力向其鼻孔内吹气。注意：若患者鼻出血或鼻阻塞，则禁用口对鼻吹气，防止将血液或阻塞物吹入气管内。

3. 口对口鼻人工呼吸 适用于婴幼儿。婴幼儿平卧，保持气道开放（头略后仰，下颌轻轻向上抬起使口、鼻孔充分开放）；施救者吸气，用口包紧婴幼儿口鼻不漏气；吹气。吹气的同时注意观察患儿胸部抬起情况。注意：防止过度开放气道，防止潮气量过大。

连续30次的胸外心脏按压后，吹气2次，如此反复进行，5个循环为一个周期。无论单人操作还是双人操作，成人胸外心脏按压与人工呼吸之比均为30∶2。

？ 想一想

查阅资料，想一想，成人、儿童及婴儿CPR可能会有哪些区别？

答案解析

（五）除颤（defibrillation D）

心搏骤停时最常见的心电图表现是室颤，而终止室颤最有效的方法就是电除颤。除颤的时间至关重要，每延迟除颤1分钟，复苏成功率下降7%～10%，因此，心搏骤停后在尽早开始CPR的同时要尽早获取除颤仪行电除颤。

自动体外除颤器（automated external defibrillator，AED）是一种便携式的除颤仪器，它可以识别患者的心律，针对心室颤动和无脉性室性心动过速的心律，给予电击。AED有语音提示和屏幕显示，操作简便易行，是一种可以被非专业人员使用的用于抢救心搏骤停患者的医疗设备。目前，全国已有众多公共场所配置AED等急救设施。

1. 原理 借用除颤器向患者胸廓放电或直接作用于心脏，足够的电能可使全部或大部分心肌在瞬间同时发生除极化，心脏自律性最高的窦房结则重新引发心脏电活动，从而恢复有规律的窦性心律。

2. 操作方法

（1）开启AED 获取AED后，打开仪器外包装，开启机器。

（2）根据语音提示操作 ①患者准备：去除患者胸前衣物，暴露胸壁，因AED电极片不可以贴在衣服外面。②贴电极片：取出电极片，按电极片上图示，将电极片贴在患者的胸壁上。成人电极片上图示一个电极片贴于患者胸骨右缘锁骨下方，另一个电极片贴于患者心尖的外下方（左侧乳头下方）。③连接导联线：先将导联线与电极片连接，再连接到AED机器上。④分析心律：分析心律时，为准确获取患者心律情况，请不要接触患者。⑤是否建议电击：如果AED识别出心室颤动和无脉性室性心动过速的心律，则会建议电击，否则，AED会发出不建议电击的语音。建议电击时，机器会自动充电。⑥远离患者：请不要接触患者。核实无任何人与患者和电极有直接或间接的接触，以便接下来实施安全电击。⑦放电：按下放电按钮。⑧继续CPR。如患者心律未转复成功，约2分钟后AED会再次从分析心律进行语音提示，反复进行。

3. 注意事项 ①AED电极片应贴在患者裸露的胸壁上，不可贴在衣服外面；②若患者在水中，必须将其从水中移出，并擦干胸壁后再使用AED；③不可在起搏器正上方粘贴电极片。

（六）心肺复苏有效的表现

1. 大动脉搏动恢复。

2. 自主呼吸恢复。

3. 面色、口唇、甲床、皮肤发绀或苍白消失，转为红润。

4. 散大的瞳孔变小，对光反应恢复。

👁 **看一看**

CPR与ECC指南

心肺复苏（CPR）与心血管急救（ECC）指南，是由多名国际复苏专家和美国心脏协会（AHA）心血管急救委员会及专业分会进行深入探讨后制定编写，约每5年修订再版，不断修改完善。目前应用的版本为《2020 AHA心肺复苏与心血管急救指南更新》。

二、高级心血管生命支持 📱微课

进一步生命支持（advanced life support，ACLS）是在基础生命支持（BLS）的基础上，由医疗单位的专业人员借助医疗辅助器械、急救药物，为患者提供进一步的呼吸和循环支持，主要包括心电监护、建立静脉通道、呼吸支持、药物治疗等。

（一）呼吸支持

1. 人工气道 徒手开放气道可迅速解除气道梗阻，但费力，故可借助器械尽早建立人工气道，以提供氧气、纠正低氧血症。

（1）通气管 包括口咽通气管和鼻咽通气管，可使舌与口咽后壁分开，防止舌后坠，维持气道开放。口咽通气管适用于浅昏迷而无需气管插管的患者，鼻咽通气管适用于牙关紧闭、经口植入导管困难的颌面部创伤患者。

（2）气管插管、气管切开术　是维持气道开放最有效的方法，也是建立人工气道的可靠途径。优点：①可维持气道通畅，有效防止误吸，利于及时清除气道分泌物；②可与简易呼吸器或呼吸机相接，便于供氧和人工通气；③有利于气管内给药。气管切开术适用于心肺复苏后需仍然要较长时间控制气道的患者。

2. 机械通气

（1）球囊–面罩通气即简易呼吸器，节省人力、供氧效果佳，适用于有气管内插管者和转运途中患者的呼吸支持。

（2）呼吸机　是最有效的通气供氧方法。呼吸机可自动控制人工呼吸，加压给氧可减少呼吸道无效腔，保证足够供氧，改善通、换气功能。

具体人工气道和机械通气操作详见本教材第十四章机械通气。

（二）药物治疗

1. 用药目的

（1）激发心脏复跳，增加心肌收缩力，防治心律失常；改善心、脑血流灌注量；提高室颤阈，促进心肌恢复自主收缩，为除颤创造条件。

（2）纠正水、电解质和酸碱失衡，减轻酸血症，让其他血管活性药物能发挥更大的效应。

2. 给药途径

（1）静脉途径　心肺复苏后首选静脉给药，特别是近心外周大静脉。常经肘静脉插管到中心静脉给药，经肘静脉穿刺不影响 CPR 操作，效果可靠，作用迅速。

（2）气管给药　患者静脉开放困难或行气管插管后，可经气管给药，如肾上腺素、利多卡因、阿托品等可通过气管、支气管黏膜被迅速吸收进入血循环，但因药物可被气管内分泌物稀释或因气管黏膜血循环不佳而减慢吸收，需用较大剂量，用药量是静脉给药量的 2~2.5 倍。

（3）骨髓内给药　适应于小儿。如静脉给药和气管给药无法实施时，可经骨髓通路给予药物治疗，用药剂量与静脉给药量相同或稍增加。

（4）心内给药　适用于开胸心脏按压，直接将药物注入心室内。心内注射操作难度大、影响按压，故要求迅速，要尽量缩短心脏按压中断时间。

3. 常用药物

（1）肾上腺素　肾上腺素是治疗心搏骤停的首选药物。药理作用主要为收缩外周血管（但不增加冠状动脉和脑血管阻力），提高主动脉舒张压，增加心、脑血流灌注量。用法：首次剂量 1mg 静脉注射，每 3~5 分钟重复给药一次。

（2）胺碘酮　在心肺复苏过程中，使用胺碘酮抗心律失常，可有效提高患者的生存率。用法：首次剂量 300mg（或 5mg/kg）静脉注射，如无效 10~15 分钟后重复给药 150mg（或 2.5mg/kg）。复苏后，可以维持量静脉滴注。

（3）利多卡因　可提高室颤阈值，是纠正室性心律失常的首选药物，但不建议心肌梗死患者常规预防性使用。用法：推荐剂量为 1~1.5mg/kg 静脉注射，必要时每 5~10 分钟重复给药 0.5~1.5mg/kg，总量控制在 3mg/kg 以内。

（4）阿托品　可解除迷走神经对心脏的抑制，提高窦房结和房室结的自律性和传导性；抑制腺体分泌，解除支气管痉挛，利于呼吸道通畅和通气。用法：1mg 静脉注射，若持续心脏停搏，3~5 分钟内可重复给药。

（5）碳酸氢钠　用于纠正心脏骤停后发生的严重代谢性酸中毒。用法：在充分通气的情况下使用，初始剂量为 1mmol/L，后根据血气分析结果调节剂量，注意监测血钾浓度。

三、心搏骤停后的治疗

心搏骤停后最常发生脑损伤，是引起脑死亡的最常见原因，而引起脑损伤的基本病理是脑缺氧和脑水肿。因此，复苏后，应继续维持循环和呼吸功能，治疗的重点是脑保护、脑复苏；积极治疗原发病，防治肾、心、肺重要脏器的损害。尤其脑保护和脑复苏，是复苏后成功的关键，关系到存活的质量。

（一）脑保护、脑复苏的治疗措施

1. 维持血压　缺氧时，脑血流的自主调节功能丧失，主要靠脑灌注压来维持脑血流，而心搏恢复后，往往伴有血压不稳定或低血压状态。而维持血压在（80～90）/（50～60）mmHg、心律 80～120 次/分，才能得以确保良好的脑灌注量，因此，应维持复苏后的患者血压在正常或轻微增高的水平。注意：既要防止血压过低造成脑及其他脏器组织缺血、缺氧，又要防止血压过高加重脑水肿。故需要连续心电监测，观察心率快慢、有无心律失常等，同时加强血流动力学监测，包括血压、中心静脉压、心排出量、肺小动脉楔压、心排血指数、外周血管阻力和尿量等，用以指导治疗。为促进脑水肿的消除，控制输液量在 1500～2000ml/d，尿量在 30ml/h 以上。

2. 维持呼吸功能　脑缺氧是脑水肿的重要根源，复苏后患者仍可有不同程度的呼吸系统功能障碍，因此仍需加强呼吸管理以保持呼吸道通畅、保证充分供氧，纠正低氧血症、降低动脉血二氧化碳分压（$PaCO_2$），有利于减轻脑水肿、降低颅内压。特别是应用机械通气者，可以定期监测动脉血气分析结果，用以调节吸氧浓度、呼吸末正压值和每分钟通气量，保持动脉血氧分压（PaO_2）及动脉血二氧化碳分压（$PaCO_2$）在正常范围，防止肺感染、肺水肿及急性呼吸衰竭的发生。

3. 低温疗法　低温可降低脑代谢，减少耗氧量，提高脑组织对缺氧的耐受性，是取得脑复苏成功的重要措施之一。体温每降低 1℃，脑氧耗率可下降 5%～6%，故复苏后进行目标温度管理（TTM），降温时间越早效果越好，应争取在复苏开始 5 分钟内进行，将体温降至 32～36℃（不能低于 28℃，因低温会诱发心搏骤停）。采用头部重点降温与全身降温、药物降温和物理降温相结合的方法。物理降温前先用氯丙嗪、硫喷妥钠等药物降温，以防止寒战反应，患者头部行冰帽、冰槽降温，颈部、腋窝、腹股沟处放冰袋。注意：①优先和重点降低脑温，尽早开始，心搏停止 6 小时后才开始降温无效。②降温过程中避免寒战和控制抽搐，如有抽搐时可肌内注射地西泮、苯巴比妥钠，癫痫发作时可静脉滴注苯妥英钠。

4. 脑复苏药物　使用利尿脱水药可降低脑水肿，常用 20% 甘露醇 250ml 静脉快速滴注（一般 15～30 分钟内滴完）；糖皮质激素可降低毛细血管通透性，稳定溶酶体膜以减轻脑水肿、保护脑组织；脑活素、能量合剂可促进脑细胞代谢。

5. 高压氧治疗　高压氧可提高患者血氧分压和血液中氧的弥散能力，有利于脑细胞供氧，改善脑缺氧和脑代谢，促进脑功能的恢复。因此，有条件者应早期应用高压氧治疗。

（二）脑复苏的转归

1. 完全恢复　复苏早期患者恢复自主呼吸；瞳孔对光反射存在，角膜、吞咽反射灵敏；有痛觉反应和听觉反应；头动或四肢活动；脑电图出现节律的 α 波。

2. 部分恢复　①意识恢复，但可能遗留有智力减退、精神异常、肢体功能障碍等；②去大脑皮质状态，即患者有呼吸和脑干功能，但无意识活动。

3. 脑死亡　脑组织包括脑干在内出现不可逆性损害：①无感受性和反应性；②无运动、无呼吸；③无反射；④脑电波平坦。

敬佑生命

心搏骤停后，对患者来说，时间就是生命。近年来，经常有报道医护、医学生等路遇突发心搏骤停的患者，她们毫不犹豫地挺身而出，与死神赛跑紧急救护（为患者进行心肺复苏、AED 除颤），展现了医务工作者时刻牢记自己的身份使命，弘扬"敬佑生命、救死扶伤"的职业精神！

而同样的，也有不少报道患者脑死亡后，用一种特别的方式（人体器官捐献），延续着生命的光辉；患者家属忍着悲痛，进行患者人体器官捐献。这都体现了人间的大爱，彰显着人道、奉献、博爱的崇高精神境界！

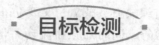

答案解析

单项选择题

1. 引起心搏骤停最主要的病因是

    A. 冠心病   B. 心肌病   C. 心肌炎   D. 主动脉狭窄   E. 心律失常

2. 人体大脑对缺氧的耐受时间为

    A. 1~2 分钟   B. 2~3 分钟   C. 3~4 分钟   D. 4~6 分钟   E. 8 分钟

3. 护士在巡视病房时发现一患者突然意识丧失、颈动脉不能触及，此时首要的急救措施是

    A. 给予肾上腺素   B. 吸氧

    C. 通知医生   D. 心肺复苏

    E. 开放静脉通道

4. 心肺复苏（CPR）CAB 三个步骤中的"A"指的是

    A. 胸外心脏按压   B. 人工呼吸

    C. 清理口腔异物   D. 开放气道

    E. 头部降温

5. 成人胸外心脏按压的正确部位是

    A. 心尖区   B. 胸骨下段   C. 胸骨中段   D. 胸骨上段   E. 剑突

6. 两人同时抢救一 68 岁的心搏骤停患者，心脏按压与人工呼吸的比例应为

    A. 5∶1   B. 5∶2   C. 15∶2   D. 30∶1   E. 30∶2

7. 患者，男，58 岁。因心搏骤停行心肺复苏术。胸外心脏按压操作中错误的是

    A. 患者仰卧在硬板上   B. 按压部位为胸骨下段

    C. 按压力度使胸骨下陷 5~6cm   D. 按压频率 100~120 次/分

    E. 下压和放松时间为 1∶2

8. 心肺复苏时主要的给药途径是

    A. 心内注射   B. 皮下注射   C. 静脉注射   D. 气管内给药   E. 肌内注射

9. 心肺复苏的首选药物是

    A. 阿托品   B. 利多卡因   C. 肾上腺素   D. 碳酸氢钠   E. 氯化钙

10. 心脏骤停后最容易发生的继发性病理变化是

A. 胃出血

B. 肾衰竭

C. 肝坏死

D. 脑缺氧和脑水肿

E. 心肌缺氧性损伤

（闻　纯）

书网融合……

重点回顾　　　　微课　　　　习题

第六章 休 克

学习目标

知识目标：

1. **掌握** 休克患者的救治原则、护理措施。

2. **熟悉** 休克患者的病理生理、身心状况、辅助检查。

3. **了解** 休克患者的健康史、休克的病因与分类。

技能目标：

能运用本章所学知识，为休克患者进行紧急处置、护理及健康教育。

素质目标：

具有沉着、冷静的工作作风，关心、爱护患者的人文精神及预防医疗事故发生的职业意识。

导学情景

情景描述：患者，男，32岁。因车祸腹部受到撞击30分钟急诊入院。入院时面色苍白、表情淡漠。体格检查：T 36.2℃，P 118次/分，R 32次/分，BP 80/60mmHg，呼吸浅快，皮肤湿冷。腹胀、全腹轻度压痛、反跳痛和肌紧张，以左上腹明显，移动性浊音阳性，肠鸣音减弱。血常规检查：RBC $3.1 \times 10^{12}/L$，Hb 72g/L，WBC $9.7 \times 10^9/L$，血小板计数 $120 \times 10^9/L$。诊断性腹腔穿刺抽出不凝血液20ml。

情景分析：结合病史及临床表现，初步诊断：脾破裂、休克。

讨论：请问应该怎样对该患者实施抢救及护理？

学前导语：休克发病急、进展快、并发症多、死亡率高。医护人员应熟练掌握不同类型的休克鉴别，并沉着熟练地进行抢救及护理。

PPT

第一节 概 述

休克（shock）是机体受到强烈的致病因素（如大出血、创伤、烧伤、感染、过敏、心功能衰竭等）侵袭后，因有效循环血量骤减、组织灌注不足引起的，以微循环障碍、细胞代谢紊乱和功能受损为特征的一种急性临床综合征，是严重的全身性应激反应。休克常发病急骤，发展迅速，并发症凶险，甚至可发展至不可逆阶段而引起死亡。

一、病因与分类

根据病因将休克分为低血容量性休克、心源性休克、过敏性休克、感染性休克、神经源性休克5类。

1. 低血容量性休克 最为常见的临床类型，常因大量出血或体液丢失，或液体积存于第三间隙，导致有效循环量降低引起，包括失血性休克和创伤性休克。失血性休克多见于上消化道大出血、异位妊娠破裂出血、动脉瘤破裂出血、腹部损伤引起的实质性脏器（如肝、脾）破裂出血、大血管破裂出血等。创伤性休克多由严重外伤引起，如大面积撕脱伤、严重烧伤、全身多发性骨折、挤压伤或大手术等。

2. 心源性休克 由于心泵功能受损致心排血量降低，不能满足器官和组织的血液供应所致。常见于急性心肌梗死（最为多见）、严重心律失常、心肌炎等。

3. 过敏性休克 由于抗原进入被致敏的机体内与相应抗体结合后发生Ⅰ型变态反应，血管活性物质释放，导致全身的毛细血管扩张，通透性增加，血浆渗出到组织间隙，致使循环血量迅速减少引发休克。常见致敏原有药物（青霉素、血清制品、麻醉药、造影剂等多见）、食物、蛇虫毒液等。

4. 感染性休克 由于病原体（如细菌、真菌或病毒等）侵入人体，向血液内释放内毒素，导致循环障碍、组织灌注不良而引起的休克。感染性休克常继发于严重感染，主要致病菌为革兰阴性菌，因该类细菌可释放大量内毒素而导致休克，又称为内毒素休克。常继发于腹腔内感染（如急性腹膜炎、急性化脓性阑尾炎、急性梗阻性化脓性胆管炎等）、烧伤脓毒症、泌尿系统感染等，也可由污染的手术或输液等引起。

5. 神经源性休克 由于剧烈的神经刺激引起血管活性物质释放，使动脉调节功能障碍，导致外周血管扩张，有效循环血量减少引发休克。多见于脊髓损伤、剧烈疼痛、严重精神创伤、麻醉药物的不良反应等。

二、病理生理机制

各种休克共同的病理生理基础是有效循环血量锐减、组织灌注不足，以及由此导致的微循环障碍、细胞代谢障碍及功能受损、重要器官的继发性损害。

（一）微循环障碍

根据微循环障碍发展过程，将休克微循环的改变分为以下3期。

1. 微循环缺血期（休克早期） 又称为休克代偿期。有效循环血量锐减导致血压下降，反射性引起交感-肾上腺轴兴奋引起儿茶酚胺大量释放，同时肾素-血管紧张素-醛固酮系统兴奋，使心跳加快、心排血量增加，并选择性地使骨骼肌、皮肤、肝、脾、胃肠等部位的小血管、微血管平滑肌收缩，尤其是毛细血管前阻力血管收缩更为明显，大量毛细血管网关闭。同时直捷通路和动-静脉短路开放，回心血量增加，血液在体内重新分布，以保证心、脑等重要脏器的血液供应。由于此时毛细血管后括约肌处于相对开放的状态，使得此期微循环呈现"少灌少流，灌少于流"的特点，真毛细血管网内血量减少，毛细血管静水压降低，组织间液吸收入毛细血管网，可在一定程度上补充循环血量。如能去除病因并采取积极措施，休克较容易纠正。

2. 微循环扩张期（休克期） 又称为淤血缺氧期。若休克持续发展，流经毛细血管的血流量继续减少，组织因严重缺血、缺氧而处于无氧代谢状态，产生大量的酸性代谢产物，同时释放舒张血管的组胺、缓激肽等介质。微血管前括约肌松弛，而后括约肌因敏感性较低，仍处于相对收缩状态，使得此期微循环呈现"灌而少流，灌大于流"的特点，大量血液淤滞于毛细血管网内，致毛细血管静水压升高、通透性增加，大量血浆外渗至第三间隙，血液浓缩，循环血量进一步减少，心、脑等重要脏器灌注不足，进入休克抑制期。

3. 微循环衰竭（休克晚期） 又称为休克失代偿期。若病情持续发展，休克进入不可逆阶段。淤滞在微循环内的黏稠血液在酸性环境中处于高凝状态，红细胞与血小板发生凝集而在血管内形成大量微血栓，甚至发生弥散性血管内凝血（DIC）。微循环呈现"不进不出"的停滞状态。组织缺少血液灌注、细胞严重缺氧，以及酸性代谢产物和内毒素的作用，使细胞内溶酶体膜破裂，释放多种水解酶，造成细胞自溶、死亡，最终引起广泛的组织损害，甚至多器官功能受损（MODS）。

✖ **练一练6-1**

各种类型休克的基本病理变化是（ ）

A. 血压下降　　　　　　　　B. 中心静脉压下降

C. 尿量减少　　　　　　　　D. 脉压减小

E. 有效循环血量锐减

（二）代谢改变

由于组织灌注不足和细胞缺氧，体内的葡萄糖以无氧酵解为主，产生的能量较少，机体处于能量严重不足的状态。休克引起的应激状态使儿茶酚胺和肾上腺皮质激素明显升高，导致血糖水平升高，抑制蛋白合成、促进蛋白分解，脂肪分解代谢明显增强。葡萄糖无氧酵解增强，乳酸生成增多，加上肝功能受损，处理乳酸的能力减弱，出现高乳酸血症及代谢性酸中毒。

（三）炎症介质释放和细胞损伤

严重创伤、感染、休克可刺激机体过度释放炎症介质产生"瀑布效应"，造成组织细胞损伤。

（四）重要器官的继发性损害

休克过程中由于微循环功能障碍及全身炎症反应综合征，常引起器官的不可逆损害。多器官功能障碍综合征是造成休克死亡的主要原因。

1. 肺　肺泡表面活性物质减少，导致肺不张、肺水肿；同时因为低氧血症，肺动脉阻力增高，导致急性呼吸衰竭，表现为进行性低氧血症和呼吸困难，甚至引起急性呼吸窘迫综合征（ARDS）。

2. 肾　有效循环血量降低，肾血管收缩，肾小球滤过率下降，尿量减少。同时肾内血流重新分布并主要转向髓质，使肾皮质血流量明显减少，肾小管上皮细胞大量坏死，引起急性肾衰竭。

3. 心　休克中晚期，血压明显降低使冠状动脉的血流减少，心肌血供不足；此外，休克时的酸中毒及高钾血症也可加重心肌损害。一旦心肌微循环内血栓形成，可引起局灶性心肌坏死和心力衰竭。

4. 脑　脑组织由于缺血缺氧发生脑水肿、颅内压增高，患者出现意识障碍。

5. 肝　肝细胞缺血缺氧性损伤，破坏肝脏的合成与代谢功能，导致肝脏的解毒和代谢能力和凝血因子合成障碍。

6. 胃肠道　肠黏膜因灌注不足而遭受缺氧性损伤，可引起胃应激性溃疡和肠源性感染。

三、临床特点

（一）健康史

了解患者有无外伤、脏器破裂、烧伤等大量失血、失液史；有无感染或过敏史；发病以来是否采取补液等治疗措施。了解患者既往身体状况。

（二）身体状况

按照休克的病理和临床表现及患者的身体状况，分为休克代偿期和休克抑制期；根据其严重程度分为轻、中、重三度。轻度称为休克代偿期，中、重度称为休克抑制期（表6-1）。

1. 休克代偿期　又称休克早期。患者表现为精神紧张、烦躁不安、面色苍白、四肢湿冷、呼吸急促、脉搏加快。动脉血压变化不大，但脉压缩小。尿量正常或减少。此期机体代偿能力正常，能保证心、脑等重要脏器的血供，无重要器官的损害。若处理及时，休克可很快纠正。否则病情继续发展，很快进入休克抑制期。

2. 休克抑制期 又称休克期。此期患者表情淡漠、反应迟钝，甚至出现意识模糊或昏迷。表现为皮肤黏膜发绀、四肢冰冷、脉搏细速、呼吸浅促、血压进行性下降。严重者脉搏微弱、血压测不出、呼吸微弱或不规则、尿少或无尿。

了解患者及家属的情绪反应。休克起病急、进展快，抢救时使用的监测、治疗仪器较多，患者及家属对病情危重和面临死亡的感受，出现不同程度的紧张、焦虑、恐惧心理；评估患者及家属对疾病、治疗及预后的了解程度和心理承受能力。

表6-1 休克临床特点及程度判断

分期	程度	神志	外周循环			生命体征			尿量	估计失血量
			口渴	皮肤黏膜色泽	体表温度	脉搏	血压	呼吸		
休克代偿期	轻度	神志清楚，伴有痛苦表情，精神紧张	口渴	开始苍白	正常或发凉	<100次/分，尚有力	收缩压正常或稍高，舒张压增高，脉压缩小（<30mmHg）	增快	正常或减少	<20%（<800ml）
休克抑制期	中度	神志尚清楚，表情淡漠，反应迟钝	很口渴	苍白	发冷	100~200次/分，较弱	收缩压70~90mmHg，脉压小（<20mmHg）	浅速	尿少	20%~40%（800~1600ml）
	重度	意识模糊，甚至昏迷	非常口渴，但可能无主诉	显著苍白，肢端青紫	厥冷（指端更明显）	速而细弱，或摸不清	收缩压<70mmHg或测不到	微弱或不规则	少尿或无尿	>40%（>1600ml）

（三）实验室及辅助检查

1. 血、尿和便常规检查 红细胞计数、血红蛋白值降低提示失血；血细胞比容增高反映血浆丢失；白细胞和中性粒细胞比例增高提示感杂存在；尿比重增高常提示血液浓缩或血容量不足；大便隐血试验阳性或黑便提示消化道出血。

2. 血生化检查 通过检测肝肾功能、血糖、血清电解质等，了解患者是否合并 MODS 及酸碱平衡失调的程度。

3. 动脉血气分析 动脉血氧分压（PaO_2）反映血液携氧状态，正常值为 80~100mmHg。若 PaO_2 < 60mmHg 且吸入纯氧后仍无改善，应考虑 ARDS。二氧化碳分压（$PaCO_2$）主要反映通气和换气功能的指标，可作为呼吸性酸中毒或碱中毒的判断依据，正常值为 35~45mmHg。过度通气时 $PaCO_2$ 降低，也可能是代谢性酸中毒呼吸代偿的结果。

4. 中心静脉压（CVP）监测 CVP 代表右心房或胸段腔静脉内的压力，其变化可反映全身血容量和右心功能。正常值为 5~12cmH$_2$O；CVP < 5cmH$_2$O，提示血容量不足；CVP > 15cmH$_2$O，提示心功能不全；CVP > 20cmH$_2$O 时，提示存在充血性心力衰竭。

5. 肺毛细血管楔压（PCWP）监测 PCWP 反映肺静脉、左心房和左心室压力。正常值为 6~15mmHg；低于正常值提示血容量不足（较 CVP 敏感）；高于正常值提示肺循环阻力增加。

练一练6-2

关于休克早期脉搏及血压的改变叙述正确的是（ ）

A. 脉搏细快、血压轻度降低、脉压无改变   B. 脉搏细快、血压正常或稍高、脉压缩小

C. 脉搏细快、血压低、脉压显著缩小   D. 脉搏细快、脉压轻度缩小

E. 脉搏细快、血压正常、脉压正常

答案解析

（四）诊断要点

1. 有意识障碍。

2. 皮肤、黏膜发绀或花纹，四肢湿冷，毛细血管再充盈时间超过 2 秒（胸骨部位皮肤、甲床指压阳性）。

3. 脉搏细速，超过 100 次/分或不能触及。

4. 收缩血压低于 80mmHg，脉压小于 20mmHg，或原有高血压者，收缩压较原数值下降 30% 以上。

5. 尿量少于 17ml/h 或无尿。

临床上常用的判断标准是：有休克的诱发因素，同时具备意识、皮肤黏膜、脉搏征象中的 2 项和低血压或尿量中的 1 项者，可诊断为休克。

四、救治与护理

（一）救治原则

积极处理原发疾病，迅速恢复有效循环血量，纠正微循环障碍，恢复正常代谢，保护重要脏器功能，防止 MODS。

1. 抢救生命　首先处理危及生命的情况，包括心肺复苏、损伤处包扎、固定、制动及控制大出血等。保持呼吸道通畅：松解领扣，解除气道压迫，清除呼吸道异物或分泌物，使头部后仰，保持气道通畅。早期经鼻导管或面罩给氧，必要时行气管插管或气管切开，行呼吸机辅助呼吸。

2. 补充血容量　迅速建立静脉通道，快速扩容补液，是治疗休克最根本的措施。在连续监测动脉血压、尿量和 CVP 的基础上，结合患者的情况，估算补液量和判断补液效果。

3. 处理原发疾病　针对休克病因，采取有效措施处理原发疾病。针对原发疾病，如内脏大出血、消化道穿孔、急性梗阻性化脓性胆管炎等，在迅速恢复有效循环血量后进行手术处理。有时应在积极抗休克的同时实施手术，以免延误抢救时机。

4. 纠正酸碱平衡失调　轻症酸中毒在积极扩容、微循环障碍改善后即可缓解，故不主张早期使用碱性药物。但重度休克合并严重的酸中毒且经扩容治疗效果不满意时，需用碱性药物纠正，常用 5% 碳酸氢钠。应遵循"宁酸勿碱"的原则，一次应用碱性药物不宜过多。

5. 应用血管活性药物　经补液、纠正酸中毒等措施后，仍未能有效改善休克时，可酌情采用血管活性药物。①血管收缩剂：常用的有去甲肾上腺素、多巴胺、间羟胺等。②血管扩张剂：酚妥拉明、酚苄明等 α 受体阻滞药和阿托品、山莨菪碱等抗胆碱能药。③强心药：最常用的药物为强心苷（如毛花苷 C）。

6. 保护重要脏器　严重休克及感染性休克的患者应用皮质类固醇。对诊断明确的 DIC，早期可用肝素抗凝；晚期由于纤维蛋白溶解系统亢进则使用抗纤溶药物，以及抗血小板黏附和聚集的药物和低分子右旋糖酐。维持尿量在 30ml/h 以上，避免使用肾毒性药物，预防急性肾衰竭。

（二）护理措施

1. 一般护理

（1）**体位**　患者取休克体位，即头和躯干抬高 20°～30°、下肢抬高 15°～20°，有利于呼吸及增加肢体回心血量。可考虑使用抗休克裤（图 6-1）。休克纠正后，由腹部开始缓慢放气，每 15 分钟测量血压一次，以免放气过快引起低血压。

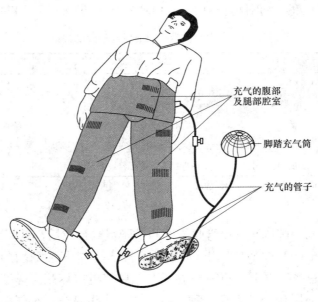

充气的腹部
及腿部腔室

脚踏充气筒

充气的管子

图 6 - 1　抗休克裤

👁 看一看

抗休克裤

　　抗休克裤是一种对腿部和腹部环绕施压的急救设备。它通过对腹部和下肢的施压，最大限度地将这两个部位的血液输送到上躯干和头部的血液循环之中，使得体内有限的血液实现最优分配，以确保心、脑等生命重要器官的供血。仅需 1～2 分钟，抗休克裤即可实现自身血液再分配，自身输血量可达 750～1000ml，从而升高血压起到抗休克的作用。目前抗休克裤常用于伤病员转运途中或急诊室。

　　（2）吸氧并保持呼吸道通畅　常规给氧，调节氧浓度为 40%～50%、氧流量为 6～8L/min 为宜。神志淡漠或昏迷者，应将头偏向一侧或置入通气导管，防止舌后坠或误吸。在病情允许的情况下，指导患者进行深呼吸训练，协助叩背并进行有效咳嗽、排痰。严重呼吸困难者，可行气管插管或气管切开，尽早使用呼吸机辅助呼吸。

　　（3）维持正常体温　每 4 小时监测一次，密切观察其变化。体温过低时应注意保暖，可采取加盖被子或调升室温等方法，禁忌用热水袋或电热毯等提高体表温度，以免发生烫伤及因局部皮肤血管扩张、组织耗氧量增加而引起重要内脏器官血流量进一步减少。感染性休克患者出现高热时，应采取物理或药物等方法进行降温。

　　（4）防治感染、预防损伤　严格按照无菌原则进行各项护理操作。可遵医嘱合理、正确应用有效抗生素。病情允许时，协助患者每 2 小时翻身一次，按摩受压部位皮肤以预防压疮。烦躁或神志不清的患者，应加床边护栏以防坠床，必要时可用约束带固定四肢。

　　2. 配合治疗护理

　　（1）快速恢复有效循环血量　①扩充血容量：快速建立两条以上静脉输液通道；若周围静脉通道开放困难时，立即进行中心静脉穿刺，并同时监测 CVP。一般先快速输入扩容作用迅速的晶体溶液，首选平衡盐溶液，也可选用 3%～7.5% 的高渗盐溶液；然后输入扩容作用持久的胶体溶液，如低分子右旋糖酐、血浆、代血浆、全血、人血白蛋白等。②合理补液：根据患者的临床表现、心肺功能、特别是动脉血压及 CVP 等进行综合分析，合理安排及调整补液的速度和量（表 6 - 2）。③记录出入量：

准确记录输入液体的种类、数量、时间、速度，并记录24小时出入水量，以作为后续治疗的依据。

表 6 - 2 中心静脉压、血压与补液的关系

中心静脉压（CVP）	血压（BP）	原因	处理原则
低	低	血容量严重不足	充分补液
低	正常	血容量不足	适当补液
高	低	心功能不全或血容量相对过多	给强心药，纠正酸中毒，舒张血管
高	正常	容量血管过度收缩	舒张血管
正常	低	心功能不全或血容量不足	补液试验*

注：补液试验*：取等渗盐水250ml，在5~10分钟内经静脉滴入，若血压不变而CVP升高3~5cmH$_2$O，提示心功能不全；若血压升高而CVP不变，则提示血容量不足。

（2）应用血管活性药物　临床常将血管收缩剂和扩张剂联合应用，以兼顾各重要脏器的血液灌注水平。应遵医嘱用药并注意：①血管扩张剂：应在血容量已基本补足而微循环未见好转时使用。②血管收缩药：静脉滴注时切忌漏到皮下。药物外渗可引起局部组织坏死，若发现注射部位红肿、疼痛，应立即更换注射部位，局部用0.25%普鲁卡因进行封闭。③强心药：在已充分补液、CVP > 15cmH$_2$O而动脉压仍低时，可考虑使用强心药。

用药注意事项：使用药物应从低浓度、慢速度开始（最好用输液泵来控制滴速）。并严密监测血压变化，开始每5~10分钟测血压一次，血压平稳后每15~30分钟测一次。根据血压及时调整药物的浓度和速度，以防血压骤升或骤降。强心药用药过程中应注意观察心率、心律及药物的副作用。停药时应逐渐降低药物浓度，减慢速度后撤除，以防突然停药引起的不良反应。

（3）纠正代谢紊乱　纠正酸中毒首选5%碳酸氢钠。首次可于1小时内静脉滴入100~200ml，以后随时根据pH酸碱度及动脉血气分析结果，决定是否继续使用。用药时注意滴速要缓慢，首次用量一般宜在2~4小时滴完。溶液不必稀释，宜单独滴入，不可加入其他药物。

（4）其他　针对休克病因，积极配合医生采取有效措施处理原发疾病，维护重要脏器功能。尽量保持患者安静，必要时给予镇静。疼痛剧烈者适当使用镇痛药物。

❤ 护爱生命

重视患者的物品管理

休克患者常发病突然，医护人员在抢救的同时也应注意妥慎保管患者的衣物财物等。遇到昏迷且无家属的患者，如果患者身上有财物（尤其是贵重物品），要由两名以上的医护人员在场进行清点，做好标识，注明患者姓名、房床号（或病案号）、物品名称、数量、清点者签名等，并放入专用的保存袋里封存，可暂由值班护士或护士长进行保管。剪下脱掉的患者衣物，医护人员不要随意丢弃、乱扔，像保存物证那样，妥善放置、做好保管。患者家属到来后，与家属进行交接。

3. 病情观察

（1）神志　直接反映脑组织血流灌注情况。若患者意识清楚、安静，表示循环血容量已基本足够；若患者烦躁不安或者意识模糊、昏睡、昏迷等提示病情危重。

（2）生命体征　每15~30分钟测体温、脉搏、呼吸、血压一次，随时观察患者的变化。①血压：收缩压 <90mmHg、脉压差 <20mmHg，提示休克存在；血压回升、脉压增大，表明休克好转。②脉搏：休克早期脉率增快，且出现在血压变化之前。休克加重时脉搏细弱，甚至不能触及。可用脉率/收缩压（mmHg）计算休克指数：休克指数为0.5，提示无休克；1.0~1.5提示休克存在，>2.0提示严重休

克。③呼吸：呼吸＞30次/分或＜8次/分，表示病情危重。④体温：多数患者体温偏低，但感染休克患者可有高热。若体温突升至40℃以上或骤降至36℃以下，表示病情危重。

（3）皮肤色泽和温度 反映末梢循环血流灌注情况。大多数休克患者表现为皮肤黏膜苍白、发绀、四肢湿冷；若四肢转暖，皮肤干燥、红润，说明末梢循环改善。

（4）尿量 反映肾灌流的情况，是判断血容量充足与否简单而有效的指标。若尿量＜25ml/h，提示血容量不足；尿量＜17ml/h，提示急性肾衰竭可能；尿量≥30ml/h，提示休克好转。

（5）辅助检查 定时监测血、尿、便常规，血电解质、肝肾功能、血气分析、中心静脉压等，了解休克的状态及治疗效果。

练一练6-3

对休克患者进行病情观察时，提示患者血容量已基本恢复正常的是

A. 每小时尿量30ml

B. 神志由烦躁转为淡漠

C. 脉压15mmHg

D. 脉搏120次/分

E. 中心静脉压为4.0cmH₂O

答案解析

4. 心理护理 积极与患者及其家属沟通，解释病情的变化及治疗方法，关心、安慰患者，给予细致的护理。

5. 健康指导 加强自我防护，避免损伤和意外伤害。对易发生休克的疾病，应采取有效措施防止休克的发生。如对创伤患者要及时止痛、止血及包扎固定，对失血、失液较多者宜尽早扩充血容量；对严重感染者，按医嘱应用抗生素控制感染等。向患者及家属讲解各项治疗、护理措施的必要性及疾病的转归过程。指导患者出院后注意营养和休息。

第二节 各类休克的特点与急救 微课

PPT

一、低血容量性休克

（一）临床特点

若短时间内失血量达到全部血容量的20%（800～1000ml）或者急性失液量超过体重的5%（2500～3000ml）时，可出现休克典型的临床表现。早期患者表现为兴奋、烦躁不安，血压正常，可出现直立性低血压；中晚期血压下降明显，收缩压低于90mmHg，脉压低于20mmHg。脉搏细弱甚至触不到。

（二）急救要点

治疗原则是迅速恢复有效循环血量。首先保证气道通畅，立即给予氧疗；迅速建立两条输液通道，实施液体复苏；若存在活动性出血，应迅速采取措施控制出血，包括止血带、包扎、纤维内镜、三腔二囊管止血等，可为手术争取时间；对于实质性脏器破裂或大血管破裂等导致的大出血，尽快完善必要的术前检查，及早进行手术治疗。

看一看

限制性液体复苏

低血容量性休克的传统治疗，是尽早尽快地输入足量液体、迅速恢复机体的有效循环血容量。但研究发现对于未完全控制的活动性出血患者，快速、大量的静脉补液可能引起稀释性凝血功能障碍、

组织水肿、酸中毒、腹腔间隔室综合征等并发症，严重扰乱机体对失血的代偿机制，并加速机体内环境的恶化，由此提出了限制性液体复苏的概念。目的是寻求复苏平衡点，适当恢复组织血流灌注，同时又不扰乱机体的代偿机制和内环境，提高抢救成功率。限制性液体复苏，亦称低血压性液体复苏或延迟液体复苏，是指通过控制液体输注的速度和液体量，使机体血压维持在较低水平（收缩压控制在90mmHg左右、平均动脉压控制在50～60mmHg左右），直至彻底止血。

二、心源性休克

（一）临床特点

大部分发生在心脏疾病进展恶化后，患者有原发病的表现如心前区疼痛、心慌、胸闷等表现，随后出现烦躁不安、面色苍白、口干、出汗，逐渐表情淡漠、意识模糊、神志不清甚至昏迷；收缩压逐渐降低，严重时血压测不出；休克晚期出现广泛性皮肤黏膜出血，多器官功能衰竭，心脏指数（CI）降低、CVP、PCWP增高。

（二）急救要点

治疗原则是迅速恢复心肌灌注，改善心肌缺血，减少心脏负荷。①补液：在实施液体复苏过程中注意控制补液速度、补液量，防止心脏前负荷过重，诱发或加重心力衰竭。②镇静、止痛：急性心肌梗死所致者可给予吗啡3～5mg或哌替啶50mg（静脉注射或皮下注射）止痛，地西泮、苯巴比妥镇静处理。③去除病因：急性心肌梗死可采用溶栓、冠脉置支架、活血化瘀等治疗；心包压塞者及时行心包穿刺放液或切开引流；心脏肿瘤者宜尽早切除。④应用药物：血容量改善后可结合药物治疗，常用药物包括强心剂、血管扩张剂和利尿剂。

❓ 想一想

心源性休克患者的急救原则和急救要点是什么？

答案解析

三、过敏性休克

（一）临床特点

起病突然，多数患者在接触致敏原后数秒钟或数分钟内出现症状。皮肤黏膜改变如皮肤潮红、瘙痒、荨麻疹是早期表现。呼吸道梗阻是本病常见表现和主要致死原因，表现为咳嗽、胸闷、气短、呼吸困难、发绀等。可出现心悸、面色苍白、出冷汗、四肢厥冷、脉搏细速、血压下降等循环系统症状，严重者可出现心搏骤停。

（二）急救要点

去除过敏原。立即皮下注射0.1%肾上腺素0.5～1ml，小儿酌减；若症状无缓解，可每隔30分钟皮下或静脉注射0.5ml，直至脱离危险期。可给予抗过敏药物，如异丙嗪25～50mg肌内注射；10%葡萄糖酸钙静脉注射等。可使用糖皮质激素类药物，如地塞米松10～20mg静脉注射，氢化可的松200～400mg静脉滴注。

四、感染性休克

(一) 临床特点

表现有发热、寒战等感染症状外，患者出现神志改变，如表情淡漠或烦躁不安（非神经系统感染所致）；血压下降，收缩压低于90mmHg或比原来基础值下降30%；心率增快，与体温升高不一致，或出现心律失常；出现不明原因的肝、肾功能损害等。

(二) 急救要点

控制感染是救治的首要环节。尽早处理原发病灶，凡有手术指征者，及时引流脓液或清除感染病灶和坏死组织。早期、足量、联合应用有效抗生素进行治疗，未获得细菌培养和药敏试验结果前，可先根据临床规律及经验选用抗生素，以后再依据药敏试验结果进行调整。同时感染性休克患者容易发生酸中毒，治疗措施参见本章第一节。

五、神经源性休克

(一) 临床特点

神经源性休克发生发展极为迅速，同时具有快速逆转的特点。常以突然发生的意识障碍为主要表现，伴有头晕、面色苍白、出汗、胸闷、心悸、脉搏细速、血压下降等征象，一般预后较好。

(二) 急救要点

在纠正休克的基础上，查清病因，立即去除神经刺激因素。剧烈疼痛引起休克者，可肌内注射吗啡5～10mg或哌替啶50～100mg；情绪紧张者给予镇静药物如地西泮10mg。

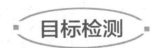

目标检测

答案解析

单项选择题

1. 休克时反映肾脏灌流情况的主要指标是

    A. 血压   B. 脉搏   C. 尿量   D. 呼吸   E. 以上都是

2. 患者，男，28岁，患化脓性扁桃体炎，在注射青霉素数秒后出现面色苍白、胸闷、气促，出冷汗及濒死感，血压75/40mmHg，护士采取的急救措施中哪项不正确

    A. 给予氧气吸入

    B. 减慢注射青霉素的速度

    C. 停止注射青霉素，皮下注射盐酸肾上腺素1mg

    D. 给予静脉输液

    E. 报告医生

3. 中心静脉压的正常值是

    A. 5～12cmH$_2$O   B. 4～16cmH$_2$O

    C. 4～6cmH$_2$O   D. 5～10cmH$_2$O

    E. 6～8cmH$_2$O

4. 休克指数为多少提示休克的存在

    A. >0.5   B. >1.0   C. >1.5   D. >2.0   E. >2.5

5. 患者，男，58 岁，急诊以急性广泛前壁心肌梗死入院。经急诊介入治疗后，疼痛明显缓解，收入 CCU 病房继续监测。次日晨发现患者血压 78/52mmHg，并伴面色惨白、皮肤湿冷、烦躁不安等症状，脉搏 136 次/分，尿量明显减少。目前考虑患者发生了

    A. 低血压   B. 心力衰竭   C. 心律失常   D. 心源性休克   E. 心脏破裂

6. 患者，女，40 岁。腹痛、发热 48 小时，血压 80/60mmHg，神志清楚，面色苍白，四肢湿冷，全腹肌紧张，肠鸣音消失，诊断为

    A. 低血容量性休克   B. 神经源性休克

    C. 感染性休克   D. 心源性休克

    E. 过敏性休克

（7~10 题共用题干）

患者，女，28 岁，因失血性休克入院治疗，在输液过程中，测得 CVP 4.6cmH$_2$O，BP 90/58 mmHg。

7. 此时对患者应采取的措施是

    A. 加快输液速度   B. 减慢输液速度

    C. 应用强心药物   D. 应用去甲肾上腺素

    E. 静脉滴注多巴胺

8. 患者的体位应该取

    A. 头低脚高位   B. 侧卧位   C. 中凹卧位   D. 头高脚低位   E. 半坐卧位

9. 给该患者扩容补液时，指导补液量、速度的可靠指标是

    A. 颈静脉充盈情况   B. 面色和肢端温度

    C. 血压   D. 出入量

    E. 尿量和中心静脉压

10. 下列不妥的护理措施是

    A. 平卧位   B. 常规吸氧

    C. 保暖，给予热水袋   D. 观察每小时尿量

    E. 每15 分钟测血压、脉搏一次

（孔瑞雪）

书网融合……

   📄重点回顾   📱微课   📊习题

第七章　常见急症

知识目标：

1. **掌握**　各种常见急症的救治和护理措施。

2. **熟悉**　各种常见急症的护理评估和病情判断。

3. **了解**　各种常见急症的病因和发病机制。

技能目标：

能运用本章所学知识，根据患者实际情况，实施常见急危重症的急救和护理措施。

素质目标：

具有尊重和保护患者权利的素质及预防医疗事故发生的意识。

导学情景

情景描述：小黄是急诊科护士，下午6点刚接班就接到120急救中心拨打的急救电话，说是"救护车马上送入一女性患者，32岁，1小时前突然胸闷，呼吸费力，不能平卧。"小黄放下电话后，马上报告值班医生，同时准备用物做好急救准备。10分钟后该患者被送入抢救室，查体：体温37.5℃，血压130/80mmHg，脉搏104次/分，呼吸25次/分，意识清楚，说话断续，呼气时间延长伴哮鸣音。患者两天前在新厂房工作后出现过胸闷、气喘。

情景分析：结合案例，初步诊断呼吸困难。

讨论：急诊科护士应采取哪些紧急救护措施？为明确诊断还应做哪些检查？

学前导语：急危重症护士应熟悉常见临床急症的快速判断，如呼吸困难、窒息、心悸胸痛、意识障碍等危急情况的识别和紧急处理，并做好相应心理疏导。

PPT

第一节　呼吸困难

呼吸困难（dyspnea）是指各种原因引起的患者主观上感觉呼吸气量不足或呼吸费力，客观上表现为呼吸频率、深度、节律的异常。用力呼吸时可出现鼻翼扇动、发绀、端坐呼吸，可见辅助呼吸肌参与呼吸运动。

一、病因

引起呼吸困难的原因有很多，主要是呼吸系统疾病和心血管系统疾病所致。

（一）呼吸系统疾病

1. 气道阻塞　喉与气管疾病，如急性喉炎、喉水肿、喉癌、白喉、喉与气管异物、气管肿瘤、气管受压（甲状腺肿大、纵隔肿瘤等）；气管疾病，如支气管哮喘、慢性支气管炎、支气管肺癌等。

2. 肺疾病 肺实质疾病，如大叶性或支气管肺炎、肺脓肿、肺水肿、肺不张、肺尘埃沉着症、弥漫性肺间质纤维化及急性呼吸窘迫综合征等。

3. 胸廓、胸膜疾病 如气胸、大量胸腔积液、广泛显著胸膜增厚、胸廓外伤和严重胸廓、脊柱畸形等。

4. 神经－肌肉疾病 如脊髓灰质炎和运动神经元疾病累及颈髓、急性多发性神经根神经炎、重症肌无力、药物（肌松剂、氨基苷类等）致呼吸肌麻痹等。

5. 膈运动障碍 如膈肌麻痹、高度鼓肠、大量腹腔积液（腹水）、腹腔巨大肿瘤、胃扩张和妊娠末期。

上述疾病由于上、下气道阻塞，胸廓与膈运动障碍，呼吸肌力减弱与活动受限，致肺通气量降低、肺泡氧分压（PAO_2）降低等而引起呼吸困难。

（二）心血管系统疾病

各种原因所致心力衰竭、心包压塞、原发性肺动脉高压和肺栓塞（血栓栓塞、羊水栓塞、脂肪栓塞最常见）等。左心衰竭常见于高血压性心脏病（高心病）、冠状动脉硬化性心脏病（冠心病）、风湿性心瓣膜病（风心病）、心肌炎、心肌病、输血输液过多过快等。

上述疾病由于心肌收缩力减退或心室负荷（收缩期、舒张期）增加，心功能减退，左心搏出量减少，致舒张末期压升高（二尖瓣狭窄缺少这一过程），相继引起左房压、肺静脉和毛细血管压升高，引起肺淤血，血浆成分漏出，导致间质性肺水肿、血管壁增厚，弥散功能障碍；因输血输液过多过快所致者，尚有血容量过多致肺血管静水压增高因素参与。

右心衰竭发生呼吸困难的主要机制为：①右心房与上腔静脉压升高，刺激压力感受器反射性兴奋呼吸中枢；②血氧含量减少，及乳酸、丙酮酸等酸性代谢产物增多，刺激呼吸中枢；③淤血性肝大、腹水和胸水，使呼吸运动受限，肺受压气体交换面积减少。

（三）中毒性呼吸困难

1. 各种原因引起的酸中毒 如急慢性肾衰竭、糖尿病酮症酸中毒、肾小管酸中毒等。

2. 急性感染与传染病 体温增高及毒性产物刺激呼吸中枢，使呼吸频率增加。如急性肺炎、流行性乙型脑炎（简称乙脑）等。

3. 药物和化学物质中毒 如吗啡类、巴比妥类、苯二氮䓬类药物、有机磷杀虫药中毒和一氧化碳、亚硝酸盐类、苯胺类、氰化物（包括含氰化物较多之苦杏仁、木薯）中毒等。

其呼吸困难的主要发生机制略有不同，可分为：①呼吸中枢受刺激兴奋性增高。酸中毒是间接通过刺激颈动脉窦和主动脉体化学感受器或直接作用于呼吸中枢，增加肺泡通气排出 CO_2。②各种中毒所致呼吸困难，对呼吸中枢的影响有所不同。一氧化碳与血红蛋白（Hb）形成碳氧血红蛋白和亚硝酸盐、苯胺类，使血红蛋白转变为高铁血红蛋白，致血红蛋白失去氧合功能；而氰化物中毒，氰抑制细胞色素气化酶活性致细胞呼吸受抑制（内窒息），导致组织缺氧而引起呼吸困难。上述几种呼吸困难不伴有低氧血症，但因肺泡通气过度会引起 CO_2 大量排出致二氧化碳分压（$PaCO_2$）降低。而吗啡、镇静安眠药类中毒时，呼吸中枢受到直接抑制，致呼吸减弱，肺泡通气减少，严重时不仅会引起低氧血症，且有 CO_2 潴留。

（四）神经精神性呼吸困难

1. 器质性颅脑疾患 如颅脑外伤、脑血管病、脑炎、脑膜炎、脑脓肿及脑肿瘤等。

2. 精神或心理疾病 如癔症等。

呼吸困难发生的主要机制在前者因呼吸中枢兴奋性受颅内压增高和供血减少的影响而降低；后者

是由于受到精神或心理因素影响致呼吸频率明显增快。

（五）血液病所致的呼吸困难

见于重度贫血因红细胞携氧减少，血氧含量降低，组织氧供不足所致。大出血或休克时，呼吸加速，则与缺血和血压下降刺激呼吸中枢有关。

二、病情评估

（一）护理评估

1. 病史 评估患者病史、发生时间、起病缓急、诱因、伴随症状、活动情况、心理反应和用药情况等。发病前有无异物吸入及外伤史、过敏史、与感染相关的肺部疾病病史，以及心脏病史等。

2. 临床表现 评估患者神志，面容与表情，口唇、指（趾）端皮肤颜色，呼吸的频率、节律、深浅度，体位，胸部体征，心率，心律等。呼吸困难伴发的特有症状：如夜间阵发性呼吸困难常提示左心功能不全；剧烈胸痛常提示心脏或胸膜病变；肢体软弱无力或行为改变提示神经、精神疾病；贫血常提示血液系统疾病、恶性肿瘤等。

3. 心理 - 社会支持情况 呼吸困难患者在发作时由于自觉空气不足，常有紧张、恐惧、惊慌等情绪反应，甚至出现濒死感；患者夜间也常出现呼吸困难而影响休息，可产生焦虑情绪，担心生活、工作会受到影响；此外，因患者在呼吸困难严重时生活难自理，也给家庭、亲属带来较大的心理和经济压力。

4. 辅助检查 评估血氧饱和度、动脉血气分析、胸部 X 线、CT、肺功能等检查。

（二）病情判断

通过观察患者的胸廓外形及呼吸肌活动情况，有无"三凹征"和颈静脉充盈、触摸脉率、叩诊胸廓和听诊呼吸音评估呼吸困难患者的体征。肺栓塞患者可有颈静脉充盈，肺部可闻及局部湿性啰音及哮鸣音，肺动脉瓣区第二心音亢进或分裂，严重时血压下降甚至出现休克。支气管哮喘急性发作时胸部呈过度充气状态，出现吸气性"三凹征"，双肺可闻及广泛的呼气相哮鸣音，但非常严重的哮喘发作可无哮鸣音（静寂胸）。呼吸浅快、桶状胸、叩诊呈过清音，辅助呼吸肌参与呼吸运动甚至出现胸腹矛盾运动常见于 COPD。患侧胸廓饱满、叩诊呈鼓音、听诊呼吸音减弱或消失应考虑气胸。

（三）护理诊断/问题

1. 气体交换受损 与支气管痉挛、气道炎症、气道阻塞有关。

2. 恐惧 与呼吸困难反复发作伴濒死感有关。

3. 潜在并发症 窒息。

4. 知识缺乏 缺乏对疾病过程及病情变化的相关知识。

三、救治与护理

（一）救治原则

保持呼吸道通畅，给氧，积极治疗原发病，去除病因，控制感染。

（二）护理措施

1. 院前急救 协助患者取半坐卧位或端坐卧位，保持气道通畅并吸氧。保持呼吸道通畅对于任何类型的呼吸困难都是治疗和护理最重要的措施之一。建立静脉通路、心电监护，监测血氧饱和度，注意生命体征变化。

2. 院内救护

（1）给氧　在没有判断出呼吸困难原因之前，先给予低浓度吸氧，一般不超过40%。保持呼吸道通畅。

（2）病情观察　密切观察患者生命体征及神志变化。观察呼吸困难的改善情况，根据呼吸困难（缺氧）的程度调整，使动脉血氧分压 >60mmHg 或血氧饱和度（SPO_2）>90%。根据各项监护参数分析呼吸困难及缺氧改善情况，及时调整。

（3）配合治疗　建立静脉通道，按医嘱及时给予各种药物。①控制感染：呼吸困难伴有呼吸道和肺部感染时，遵医嘱给予广谱抗生素静脉滴注。②解痉平喘：如肾上腺素受体激动剂、糖皮质激素、茶碱类药物等。

（4）心理护理　尊重关心患者，了解患者的心理感受，当患者呼吸困难引起烦躁不安、恐惧时医护人员应陪伴身边，适当安慰，使患者保持情绪稳定和增强安全感；告知患者积极配合治疗，呼吸困难会得到缓解，减轻患者的焦虑情绪。

（5）健康指导　①指导患者家属认识本病的病因，做好预防，避免再次发生。②按医嘱正确合理用药，积极配合治疗。③合理安排休息，避免精神体力过劳，指导患者进行呼吸肌锻炼和全身运动锻炼，改善呼吸功能，防止并发症的发生。④合理饮食，戒烟戒酒，保持情绪稳定。⑤配合氧疗或机械通气。

第二节　窒　息

PPT

窒息（asphyxia）是由于某种原因导致呼吸道受阻或异常所产生的全身各器官组织缺氧、二氧化碳潴留而引起的组织细胞代谢障碍、功能紊乱和形态结构损伤的病理状态。当人体严重缺氧时，器官和组织会因为缺氧而广泛损伤、坏死，尤其是大脑。气道完全阻塞造成不能呼吸时，心跳也会随时停止。因此，窒息是危重症最重要的死亡原因之一。

一、病因

1. 气道阻塞　呼吸道分泌物部分或完全堵塞呼吸道或人工气道管腔、气道异物、喉阻塞、淹溺、颈部被缠或被捏、食物（如流食）或出血等阻塞气道。

2. 低氧呼吸　如 CO 中毒等。

3. 其他　接触氧化物，闭气过久，被沙、山泥或雪活埋等。

甲亢术后、老人、儿童（特别是 1~4 岁婴幼儿），是窒息的高危人群。本节主要讨论气道阻塞引起的窒息。由于机体的通气受限或吸入气体缺氧导致肺部气体交换障碍，引起全身组织、器官缺氧进而导致体内酸碱失衡，各脏器功能不全、衰竭而死亡。

二、病情评估

（一）护理评估

1. 健康史　详细询问病史，了解有无异物吸入及外伤、手术史，有无 CO 中毒及接触氰化物等病史。

2. 身体状况

（1）气道不完全阻塞　患者张口瞪目，有咳嗽、喘气或咳嗽微弱无力，呼吸困难，烦躁不安。皮肤、甲床和口腔黏膜、面色青紫、发绀。如有异物吸入气管，患者感觉极度不适，常常不由自主以一手呈"V"字状紧贴于颈前喉部。

（2）气道完全阻塞　患者面色灰暗青紫，不能说话及呼吸，很快失去知觉，陷入呼吸停止状态。如不紧急解除窒息，将很快导致死亡。

3. 辅助检查　通过血气分析、胸部平片、纤维支气管镜等检查，可判断引起窒息的原因。

4. 心理-社会支持情况　患者窒息经过抢救大多能恢复，但严重窒息可遗留后遗症，甚至死亡，患者及家属常有紧张、恐惧、惊慌等情绪反应。

（二）病情判断

当窒息发生时，病情危急，及时救治是关键。气道被异物阻塞时，患者可表现为突感胸闷、张口瞪目、呼吸急促、烦躁不安、严重发绀，吸气时锁骨上窝、肋间隙和上腹部凹陷，呼吸音减弱或消失。

（三）护理诊断/问题

1. 气体交换受损　与呼吸、循环障碍等有关。

2. 潜在并发症　多器官功能受损。

3. 焦虑　与病情严重、预后不良有关。

三、救治与护理

（一）救治原则

当窒息发生时，保持呼吸道通畅是关键，其次是采取病因治疗。对于气道不完全阻塞的患者，应查明原因，采取病因治疗和对症治疗。异物阻塞大气道，有危及生命的可能，应尽早配合取出异物，可采用 Heimlich 手法急救或经内镜（直接喉镜、纤维支气管镜）取出异物。

（二）护理措施

1. 即刻护理　①迅速解除窒息因素，保持呼吸道通畅。②给予高流量吸氧，使血氧饱和度恢复90%以上，必要时建立或重新建立人工气道，给予人工呼吸支持或机械通气。③保证静脉通路畅通，遵医嘱给予药物治疗。④监测生命体征：给予心电、血压、呼吸、血氧饱和度监护，遵医嘱采动脉血做血气分析。⑤备好急救物品如吸引器、呼吸机气管插管、喉镜等开放气道用物。

2. 病情观察　随时注意患者呼吸、咳嗽及全身情况，如窒息后呼吸急促、口唇发绀、烦躁不安等症状仍不能改善或逐渐加重，应准备继续抢救。

3. 治疗配合

（1）气道异物　气道异物有危及生命的可能，应尽早配合取出异物，以保持呼吸道通畅，防止窒息及其他并发症的发生。可使用 Heimlich 手法排除异物，或经内镜（直接喉镜、支气管镜、纤维支气管镜）取出异物。如确实难以取出的异物，应做好开胸手术、气管切开的准备。对明显气道阻塞的患者，紧急情况下可用粗针或剪刀行环甲膜穿刺或切开术，以开放气道。

（2）喉阻塞　喉阻塞患者重点是保持呼吸道通畅。对舌后坠及喉阻塞者可使用口咽通气管开放气道。如气管狭窄、下呼吸道梗阻所致的窒息，应立即做好施行气管插管或气管切开术的准备，必要时行人工机械通气。

（3）大咯血　如为肺部疾病所致大咯血，有窒息前兆症状时，应该：①立即将患者取头低足高45°的俯卧位，轻拍背部以利引流；②保证呼吸道通畅，及时吸出口腔内的血块；③在解除呼吸道阻塞后按医嘱给予吸氧、呼吸兴奋剂，以改善缺氧。

4. 心理护理　嘱患者安静休息，避免剧烈活动，对精神紧张、恐惧的患者进行安慰和解释工作。

5. 健康指导　强调疾病预防的重要性，防范淹溺、误吸、煤气中毒等意外事故发生。指导患者及家属掌握气道畅通技术，紧急情况下能开展自救互救。

👁 **看一看**

海姆利克急救法

海姆利克急救法（Heimlich 急救法）即海姆利克腹部冲击法。急性呼吸道异物堵塞在生活中并不少见，由于气道堵塞后患者无法进行呼吸，故可能致人因缺氧而意外死亡。海姆利克腹部冲击法（Heimlich maneuver）也称为海氏手技，是美国医生海姆利克先生发明的。1974 年他首先应用该法成功抢救了一名因食物堵塞了呼吸道而发生窒息的患者，从此该法在全世界被广泛应用，拯救了无数患者，其中包括美国前总统里根、纽约前任市长埃德、著名女演员伊丽莎白·泰勒等等。因此该法被人们称为"生命的拥抱"。

✎ **练一练**

护士教患者有效咳嗽时最好教会患者（　　）

A. 收缩腹肌　　　　　　　　B. 咳嗽前先做一吞咽动作

C. 用手紧压在喉上　　　　　D. 取坐位

E. 咳嗽前憋气数秒钟

答案解析

PPT

第三节　急性胸痛

急性胸痛（acute chest pain）是急诊患者就诊常见的主诉，约占急诊总数的 5%。急性胸痛是一些致命性疾病的主要临床表现，如急性冠状动脉综合征（ACS）、主动脉夹层、急性肺栓塞、气胸等。急诊处理的关键是快速识别可能致命的疾病，给予及时正确的急诊处理。

一、病因

ACS 是急性胸痛中最常见的病因。ACS 是在冠心病发展过程中以冠状动脉粥样硬化为病理基础，以粥样硬化斑块不稳定为基本病理生理特点，以急性心肌缺血为共同特征的一组疾病，包括不稳定型心绞痛、非 ST 段抬高型心肌梗死和 ST 段抬高型心肌梗死。其中每种疾病由于心肌缺血损伤程度不同而表现为不同严重程度的胸痛。

主动脉夹层是指主动脉内的血液经内膜撕裂口流入囊样变性的主动脉中层，形成夹层血肿，并随血流压力的驱动，沿主动脉壁纵轴延伸剥离导致的严重心血管急症。由于机械压迫、刺激和损伤导致突发撕裂样的胸部疼痛。

急性肺栓塞引起的胸痛与低氧血症、冠状动脉灌注减少、肺动脉高压时的机械扩张和波及壁层胸膜有关。

胸痛的病因详见表 7-1 所示。

表 7-1　胸痛的病因

	危重症	重症	非急症
心血管系统	急性心肌梗死	不稳定型心绞痛	心脏瓣膜病
	急性冠状动脉缺血	冠状动脉痉挛	主动脉瓣狭窄
	变异型心绞痛	二尖瓣脱垂	主动脉夹层
	心包压塞	心肌炎	肥厚型心肌病

续表

	危重症		重症		非急症
呼吸系统	肺栓塞		气胸		肺炎
	张力性气胸		纵隔炎		胸膜炎、肿瘤
消化系统	食管破裂		食管贲门撕裂		食管痉挛
			胆囊炎		食管反流
			胰腺炎		消化性溃疡
运动系统					肋骨骨折
					肿瘤
					肋软骨炎
					非特异性胸壁痛
神经系统					神经根压迫
					胸廓出口综合征
					带状疱疹

二、病情评估

（一）护理评估

1. 健康史 详细询问病史，了解患者有无心血管疾病、有无异物或腐蚀剂吞服等；了解患者的工作性质、劳动强度，是否有过度紧张、过度疲劳以及用药情况，判断胸痛的病因及诱发因素。

2. 身体状况

（1）**症状评估** 急性胸痛的临床表现各异，可有不同程度、不同性质的胸部疼痛，凡表现面色苍白、出汗、发绀、呼吸困难及生命体征异常，无论病因如何一般均属危急状态。①起病：ACS 多在 10 分钟内胸痛发展到高峰，而主动脉夹层是突然起病，发病时疼痛最严重。②疼痛部位及放射：心绞痛或心肌梗死的疼痛常位于胸骨后或心前区，向左肩和左臂内侧放射，也可向左颈或面颊部放射而被误诊为牙痛；主动脉夹层引起的疼痛在前胸、颈、喉提示升主动脉受累，降主动脉夹层疼痛以肩胛区、背、腹部、腰部或下肢为主；肺栓塞、气胸常呈剧烈的患侧胸痛伴有呼吸困难等症状。③性质：疼痛的性质多种多样，程度可呈剧烈、轻微或隐痛。心绞痛和心肌梗死呈压榨样痛并伴有压迫窒息感。主动脉夹层为突然发生的胸背部撕裂样剧痛。肺栓塞有胸膜炎性胸痛或心绞痛样疼痛。

（2）**影响因素** 心绞痛可在劳累或情绪激动时诱发，休息或含服硝酸酯类药物于几分钟之内缓解，而心肌梗死所致的胸痛用上述方法疼痛缓解不显著；食管、纵隔及心包疾病所致的胸痛因吞咽而加重。

3. 心理－社会支持状况 评估患者有无焦虑、恐惧、濒死感。ACS 的胸痛呈压榨样痛伴窒息感，患者多有恐惧情绪，且缺乏有效的应对措施。

4. 辅助检查 心肌肌钙蛋白、磷酸肌酸同工酶等生化检查是心肌损伤最敏感和特异的指标。另外，心电图、超声心动图可协助判断疼痛的原因。

（二）病情判断

两侧上肢血压及脉搏明显不对称提示主动脉夹层，脉压减小或奇脉提示心包压塞，单侧或双侧不对称性下肢肿胀、疼痛同时伴有呼吸困难等症状提示肺栓塞。胸痛伴有血流动力学异常，如大汗、颈静脉怒张、血压下降或休克时，多见于急性心肌梗死、主动脉夹层、心包压塞等致命性胸痛。胸痛伴有腰背痛亦见于主动脉夹层。较剧烈而持续的心前区疼痛伴发热，呼吸、咳嗽时加重可能为急性非特异性心包炎。

（三）护理诊断/问题

1. 疼痛 与心肌血供急剧减少或中断，发生缺血性坏死有关。

2. 恐惧 与突然发生的剧烈胸痛，并惧怕再发作有关。

3. 潜在并发症 心律失常、心力衰竭、心源性休克。

三、救治与护理

（一）救治原则

急性胸痛的处理原则是首先集中精力迅速判断是否属于致命性胸痛，给予积极救治，然后针对病因进行治疗。

1. ACS 对潜在 ACS 患者进行有针对性的评估，对可能出现 ACS 的患者给予氧气、阿司匹林、硝酸甘油，必要时给予吗啡；对非 ST 段抬高型心肌梗死进行恰当的检查评估，并积极抗心肌缺血治疗、抗凝（抗栓）治疗，对 ST 段抬高型心肌梗死，应尽快恢复心肌的血液灌注，保护和维持心脏功能。并及时处理严重心律失常、心源性休克和急性心力衰竭等并发症。

2. 急性主动脉夹层 积极给予镇静与镇痛治疗，给予控制血压负性心率与负性心肌收缩力的药物，必要时介入治疗或外科手术治疗。

3. 急性肺栓塞 在呼吸循环支持治疗的基础上以抗凝治疗为主，伴有明显呼吸困难、胸痛、低氧血症的大面积肺栓塞病例，溶栓、外科手术取栓或介入导管碎栓治疗。

（二）护理措施

1. 即刻护理 任何原因引起的胸痛在没有明确病因前应给予：①立即停止活动，卧床休息；②当有低氧血症时，给予双鼻道或面罩吸氧，使血氧饱和度 >94%；③连接心电、血压、呼吸和血氧饱和度监测；④对于致命的并发症，如室颤、无脉性室速等，做好除颤和 CPR 的准备。

2. 病情观察 密切观察血压、呼吸，尤其是胸痛时的心律和心电图变化；观察胸痛的部位、性质、严重程度、有无放射、持续时间和缓解因素。及时向医生报告患者出现的症状。

3. 治疗配合

（1）**针对病因用药** 按医嘱使用改善心肌供血的药物如硝酸酯类或溶栓剂。

（2）**使用镇痛药** 如吗啡或哌替啶，以缓解患者的疼痛和紧张情绪，使用中注意观察药物对呼吸功能的抑制。

（3）**配合再灌注心肌的护理** 起病 3~6 小时最多在 12 小时内，做好使闭塞冠状动脉再通的准备，使心肌得到再灌注，减小心肌坏死的范围。溶栓疗法一般要求在起病后 6 小时内使用纤溶酶激活剂（如尿激酶），经静脉给药或冠脉内给药。一般冠脉内给药溶栓效果比静脉内给药好，但需先行冠状动脉造影。此外，近年来，也常采用经皮冠状动脉介入治疗以紧急扩张病变血管。协助医生向患者及其家属介绍介入治疗的目的、方法，按医嘱做好介入治疗的术前准备。

（4）**主动脉夹层的护理** ①按医嘱给予降压药物，降压可以减轻或缓解患者胸痛，防止主动脉破裂，争取手术机会。降压药首选硝普钠，使用过程中注意监测患者的血压，随时调整硝普钠的滴注速度。血压不高的患者不宜进行降压。②按医嘱为患者做好接受介入或外科手术治疗的准备或外科手术准备。

4. 心理护理 在胸痛发作时，护士应关心体贴患者，守护在其身旁，有针对性地进行耐心解释、安慰和鼓励，以增强患者康复的信心，积极配合救治。

5. 健康指导 指导患者认识胸痛的原因和诱因，强调防范的重要性。对 ACS 患者，要改变生活方式，应合理膳食、适当运动、控制体重、戒烟，平时注意休息，不可过于劳累，避免情绪激动，减轻精神压力。

第四节 心 悸

心悸（palpitation）是一种自觉心脏跳动的不适感或心慌感。当心率加快时感到心脏跳动不适，心率缓慢时则感到搏动有力。心悸时，心率可快、可慢，也可有心律失常，心率和心律正常者亦可有心悸。

一、病因

（一）心脏搏动增强

心脏收缩力增强引起的心悸，可为生理性或病理性，生理性者见于健康人在剧烈运动或精神过度紧张时；饮酒、喝浓茶或咖啡后；应用某些药物，如肾上腺素、麻黄碱、咖啡因、阿托品、甲状腺片等。病理性者见于下列情况。

1. 心室肥大 高血压性心脏病、主动脉瓣关闭不全、二尖瓣关闭不全等引起的左心室肥大，心脏收缩力增强。动脉导管未闭、室间隔缺损回流量增多，增加心脏的负荷量，导致心室肥大，也可引起心悸。此外脚气性心脏病，因维生素缺乏，周围小动脉扩张，阻力降低，回心血流增多，心脏工作量增加，也可出现心悸。

2. 其他引起心脏搏动增强的疾病

（1）甲状腺功能亢进 是由于基础代谢与交感神经兴奋性增高，导致心率加快。

（2）贫血 以急性失血时心悸为明显。贫血时血液携氧量减少，器官及组织缺氧，机体为保证氧的供应，通过增加心率，提高排出量来代偿，心率加快导致心悸。

（3）发热 此时基础代谢率增高，心率加快、心排血量增加，也可引起心悸。

（4）低血糖症、嗜铬细胞瘤等引起的肾上腺素释放增多，心率加快，也可发生心悸。

（二）心律失常

心动过速、心动过缓或其他心律失常时，均可出现心悸。

1. 心动过速 各种原因引起的窦性心动过速、阵发性室上性或室性心动过速等，均可发生心悸。

2. 心动过缓 高度房室传导阻滞（二、三度房室传导阻滞）、窦性心动过缓或病态窦房结综合征，由于心率缓慢，舒张期延长，心室充盈度增加，心搏强而有力，引起心悸。

3. 其他心律失常 期前收缩、心房扑动或颤动等，由于心脏跳动不规则或有一段间歇，使患者感到心悸，甚至有停跳感觉。

（三）心脏神经症

由自主神经功能紊乱所引起，心脏本身并无器质性病变。多见于青年女性。临床表现除心悸外常有心率加快、心前区或心尖部隐痛以及疲乏、失眠、头晕、头痛、耳鸣、记忆力减退等神经衰弱表现，且在焦虑、情绪激动等情况下更易发生。β肾上腺素能受体反应亢进综合征也与自主神经功能紊乱有关，易在紧张时发生，其表现除心悸、心动过速、胸闷、头晕外尚可有心电图的一些改变，出现窦性心动过速，轻度 ST 段下移及 T 波平坦或倒置，易与心脏器质性病变相混淆。本病进行普萘洛尔试验可以鉴别，β肾上腺素能受体反应亢进综合征，在应用普萘洛尔后心电图改变可恢复正常，显示其改变为功能性。

二、病情评估

（一）常见疾病

高血压性心脏病、主动脉瓣关闭不全、二尖瓣关闭不全、心室肥大、甲状腺功能亢进、贫血、发热、低血糖症、嗜铬细胞瘤、心律失常、心力衰竭、心脏神经官能症、β受体亢进综合征、更年期综合征、胸腔大量积液、高原病、胆心综合征等。

（二）诊断

询问病史及体检时需注意有无器质性心脏病、贫血、甲状腺功能亢进、发热、嗜铬细胞瘤，或应用洋地黄、锑剂、拟肾上腺素类药物等病史。有时与医务人员解释不当造成暗示性的病态心理有关。因此医务人员对心悸的主诉要做客观分析，不能仅据患者的陈述来做判断，更不应将无关紧要的心悸症状过分夸大。

（三）鉴别诊断

1. 伴心前区痛 见于冠状动脉粥样硬化性心脏病（如心绞痛、心肌梗死）、心肌炎、心包炎，亦可见于心脏神经官能症等。

2. 伴发热 见于急性传染病、风湿热、心肌炎、心包炎、感染性心内膜炎。

3. 伴晕厥或抽搐 见于窦性停搏、高度房室传导阻碍、阵发性室性心动过速、病态窦房结综合征等。

4. 伴贫血 见于各种原因引起的急性失血，此时常有虚汗、脉搏虚弱、血压下降或休克。慢性贫血，心悸多在劳累后较明显。

5. 伴呼吸困难 见于急性心肌梗死、心肌炎、心包炎、心力衰竭、重症贫血等。

6. 伴消瘦及出汗 见于甲状腺功能亢进症。

（四）检查

1. 体格检查 以心脏检查为重点，注意心界是否扩大、心率快慢、心律是否规则，心音强弱，各膜瓣听诊区有无杂音。还应注意体温、脉搏、呼吸、血压。有无贫血，甲状腺有无肿大及血管杂音等。

2. 实验室检查 血常规、血沉、有指征时做抗"O"、血清心肌酶测定，有助于心肌疾病的诊断。血清三碘甲状腺原氨酸（T_3）、甲状腺素（T_4）、促甲状腺激素（TSH）测定有助于甲状腺功能亢进症的诊断。

3. 器械检查 常规做心电图，有指征时做X线胸部摄片、超声心动图、放射性核素甲状腺[131]I率测定等。

三、救治与护理

（一）去除诱因

如限制饮酒、吸烟，调整运动、工作和环境，避免寒冷与刺激性谈话，适当读书看电视。

（二）休息

根据心悸原发病的轻重和心功能不全的程度，决定如何休息。如严重心律失常应卧床休息，直到病情好转后再逐渐下床活动；如为心功能不全三级应增加卧床休息时间。

（三）饮食

对器质性心脏病引起的心悸，应给予合理的营养，控制钠盐，少量多餐，以减轻水肿及心脏负荷。

多吃水果、蔬菜及富含维生素的食物，以利心肌代谢，防止发生低钾血症。

（四）注意心率、心律变化

严密观察心率、心律变化。对心律失常的患者触诊脉搏应同时注意心律。心率的听诊时间不少于1分钟，必要时做心电监护和血压监护。

（五）严密观察病情

当出现心功能不全时，心悸可伴呼吸困难；若出现发热、胸痛则有风湿热、冠心病、心绞痛及心肌炎的可能；当严重心律失常时可伴有晕厥、抽搐，应及时与医生联系，采取相应措施。

（六）调整情绪，保持身心安静

1. 向患者讲清楚心悸本身的临床意义不大，并非病情恶化的表现，一般不影响心脏功能，从而消除患者因紧张不安情绪而导致的交感神经兴奋。

2. 帮助患者学会自我调节情绪，可通过散步、看书、交谈等方式分散注意力，并克服紧张、激动心理。夜间入睡前可用小剂量镇静剂。

3. 避免使用引起心率增快的药物和刺激性的食物。

4. 舒适的环境可促进休息，右侧卧位、松开衣领可使心悸减轻。对严重心律失常引起心悸的患者应卧床休息，同时进行心电监护。

第五节 急性腹痛 💬微课

急性腹痛是指发生在1周内，由各种原因引起的腹腔内外脏器急性病变而表现为腹部不适的症状，是急诊科常见的临床症状之一，也是使患者就诊的重要原因之一。其共同特点是突然发生、变化快、病情重。内、外、妇、儿，甚至神经、精神等多个学科的疾病均可引起急性腹痛。临床上其病因复杂、表现多样，若延误诊治极易发生严重后果，甚至死亡。

一、病因

（一）腹腔脏器病变引起的腹痛

1. 腹腔脏器的急性炎症 如急性胃炎、急性胃肠炎、急性肠系膜淋巴结炎、急性肾盂肾炎、急性回肠或结肠憩室炎、自发性腹膜炎等；急性胰腺炎、阑尾炎、胆囊炎、急性化脓性胆管炎、腹腔内各种脓肿以及急性盆腔炎等。

2. 腹腔脏器阻塞或扭转 常见的有急性肠梗阻（包括肠套叠、肠扭转）、腹内/外疝、胆囊或胆道结石、胆道蛔虫症、尿路结石梗阻、肠系膜或大网膜扭转、急性胃或脾扭转、胃黏膜脱垂症，还有卵巢囊肿蒂扭转等。

3. 胃肠道急性穿孔 消化性溃疡急性穿孔、胃肠道癌或肠炎症性疾病急性穿孔。

4. 腹腔脏器破裂出血 如腹部外伤所致肝、脾、肾等实质脏器破裂，肝癌等破裂；异位妊娠卵巢或黄体破裂。

5. 腹腔脏器破裂出血 见于腹主动脉瘤、肾梗死、肠系膜动脉急性栓塞或血栓形成、肠系膜静脉血栓形成、急性门静脉或肝静脉血栓形成、脾梗死、夹层动脉瘤等。

6. 腹壁疾病 如腹壁皮肤带状疱疹。

7. 腹腔其他疾病 如急性胃扩张和痛经等。

（二）腹腔外脏器或全身性疾病引起腹痛

以胸部疾病所致的放射性腹痛和中毒、代谢疾病所致的痉挛性腹痛为多，常伴有腹外其他脏器病症，而无急性腹膜炎征象。

1. 胸部疾病 如急性心肌梗死、急性心包炎、肋间神经痛等。

2. 代谢及中毒疾病 如铅中毒、尿毒症、糖尿病酮症酸中毒、低钙血症等。

3. 变态反应性疾病 如腹型过敏性紫癜、腹型风湿热。

4. 神经源性疾病 如脊柱结核、带状疱疹、末梢神经炎、腹型癫痫、胃肠功能紊乱、神经功能性腹痛等。

二、病情评估

（一）护理评估

1. 既往史 幼年时期以先天性畸形、肠道寄生虫，肠套叠及嵌顿疝为多见。青壮年以急性胃穿孔、阑尾炎等多见。中老年以胆囊炎、肿瘤、胆石症等发病率高。了解既往有无溃疡病、阑尾炎等病史，有无腹部外伤及手术史，有无心肺等胸部疾病和糖尿病、高血压史等。女性应了解月经史。

2. 重点询问腹痛病史

（1）**腹痛的起因** 有无进食油腻食物、脂肪餐或饮酒，有无剧烈活动或突然改变体位，腹部外伤后发生的腹痛应考虑内出血或胃肠道破裂。

（2）**发病情况** 腹痛发生时轻，以后逐渐加重并范围扩大，多为炎症性疾病。突然剧烈腹痛，迅速加重，多见于空腔脏器穿孔或急性梗阻、扭转以及实质脏器破裂等。

（3）**腹痛性质** 不同的腹痛往往表示病变性质不同，大致分为三种：①持续性钝痛、胀痛或隐痛，一般是炎症性或出血性病变，如阑尾炎、胰腺炎、脾破裂出血等；②阵发性绞痛，往往提示空腔脏器发生梗阻或痉挛，如肠梗阻或泌尿系结石等；③持续性腹痛伴阵发性加剧，常表示炎症与梗阻并存，如肠梗阻伴绞窄、胆道结石伴感染。

（4）**腹痛程度** 腹痛程度可反映腹内病变的轻重，但疼痛的个体敏感性和耐受程度差异较大，影响其评价。刀割样剧痛可能为化学刺激引起，如空腔脏器急性穿孔；梗阻性疾病为剧烈疼痛，如肠扭转、卵巢囊肿蒂扭转、肾绞痛等；脏器破裂出血性疾病引起的腹痛略次之，如宫外孕、脾破裂、肝破裂等；炎症性疾病引起的腹痛较轻，如阑尾炎、肠系膜淋巴结炎等。

（5）**腹痛部位** 对判断病变部位有重要意义，一般来说，最早出现腹痛的部位或腹痛最显著的部位往往就是病变所在位置。①突发剧烈腹痛从一处开始，迅速扩散至全腹者，常为空腔脏器穿孔，腹痛程度较轻的常为实质脏器破裂。始于上中腹部者，一般是胃十二指肠溃疡穿孔；而始于中下腹部者应疑为肠穿孔。外伤性内出血患者最初疼痛在左季肋部者首先考虑脾破裂；疼痛在右上腹部者可能是肝破裂；转移性右下腹痛者应首先考虑阑尾炎。②一般腹痛的部位多与腹腔内脏器所在的部位一致，如胃十二指肠病变腹痛常位于中上腹；小肠病变腹痛多位于脐周；肝胆病变腹痛常位于右上腹；胰腺病变腹痛位于中上腹或中上腹偏左；泌尿系病变腹痛位于病侧的侧腹部或后腰部；妇产科病变腹痛位于下腹部；腹壁病变腹痛常局限于患病处；弥漫性腹膜炎常为全腹部疼痛。

（6）**放射痛** 腹痛伴有特殊部位的放射痛对疾病很有诊断价值，如右肩部放射痛者常为胆囊炎，腰背部或左肩放射痛者可能为胰腺炎，而放射到腹股沟的阵发绞痛常为输尿管结石。需注意腹腔外脏器病变有时也可产生放射性腹痛，如胸主动脉夹层、心肌梗死时产生的上腹部疼痛等。

（7）**伴随症状** 对诊断有参考价值。①恶心、呕吐常发生于腹痛后，可由严重腹痛引起。急性胆囊炎、溃疡病穿孔均可伴有恶心呕吐。急性胃肠炎、胰腺炎发病早期呕吐频繁，高位肠梗阻呕吐出现早而频繁，低位肠梗阻或结肠梗阻呕吐出现晚或不出现；呕吐物的性质及量与梗阻部位有关，如呕吐宿食不含胆汁则为幽门梗阻，呕吐粪水样物常为低位肠梗阻。②排便情况：腹痛伴有呕吐，肛门停止排气、排便多见于肠梗阻；腹痛伴有腹泻，多见于急性肠炎、痢疾、炎症性肠病、肠结核等；伴有果酱样便是肠套叠的特征；伴有黑粪症，多见于溃疡病、胆道疾病、胃肠道肿瘤等。③休克腹痛同时伴有贫血者可能是腹腔脏器破裂（如肝、脾或异位妊娠破裂）；不伴贫血者见于急性胆管炎、胃肠穿孔、绞窄性肠梗阻、肠扭转、急性胰腺炎等。④黄疸多见于急性胆管炎、胆总管结石、壶腹部癌或胰头癌。⑤发热：外科疾病一般是先有腹痛后发热；而内科疾病多先有发热后有腹痛。如伴发热、寒战者，多见于胆道感染、肝脓肿等。⑥血尿、排尿困难多见于泌尿系结石、膀胱炎等。⑦盆腔炎症或积液、积血时可有排便次数增多、里急后重感。

3. 全身情况快速评估 应先评估患者的总体情况，初步判断病情的轻、重、缓、急，以决定是否需要做急救处理，如输液、备血输血、给氧、解痉、镇痛等，对危重患者，应重点体检（包括神志、回答问题能力、表情、血压、脉搏、体位、疼痛程度等），之后迅速进行急救处理，待情况允许再做详细检查。腹部体检时应嘱患者取仰卧位，双腿屈曲充分暴露全腹，然后对腹部进行视、触、叩、听四个方面的检查。

4. 心理 – 社会支持状况 腹痛患者伴随的情绪反应与腹痛的程度及患者对疼痛的感受有关，如急性起病的激烈腹痛常使患者紧张、恐惧，迫切寻求缓解腹痛的方法，而反复发作的腹痛患者常会因担心疾病迁延不愈引起焦虑不安的情绪。尤其是当诊断未明确时，应注意了解患者的情绪状态及对疼痛的耐受程度。

5. 辅助检查 根据不同病因进行相应的检查，如三大常规、血生化、X 线检查、心电图、消化内镜、超声、CT 等。另外，诊断性腹腔穿刺或灌洗腹腔穿刺有助于判断急腹症的病因。如抽出为不凝血，说明有内出血。如抽出腹腔积液，可根据其颜色、浑浊度、气味、涂片革兰染色镜检等帮助鉴别。当疑有盆腔积脓、积血时，女性患者可做阴道后穹隆穿刺检查。

（二）病情判断

根据问诊病史、临床症状体征、实验室检查等进行判断，全腹膨胀是肠梗阻、腹膜炎晚期表现。不对称性腹胀，可见于肠扭转、闭祥性肠梗阻。急性腹膜炎时腹式呼吸运动减弱或消失。炎症早期或腹腔内出血表现为轻度腹肌紧张，较重的感染性病变如化脓性阑尾炎、肠穿孔表现为明显肌紧张。胃十二指肠、胆道穿孔时，腹壁可呈"板状腹"。肝浊音界消失提示胃肠道穿孔致膈下游离气体。移动性浊音表示腹腔积液或积血。肠鸣音活跃、音调高、有气过水音提示机械性肠梗阻。肠鸣音消失或减弱多见于急性腹膜炎、血运性肠梗阻和肠麻痹。上腹部振水音可能提示幽门梗阻或胃扩张。直肠指检，盆位阑尾炎可有右侧直肠壁触痛，盆腔脓肿或积血可使直肠膀胱凹窝呈饱满感、触痛。表情痛苦、面色苍白，脉搏细速、呼吸急促、大汗淋漓、仰卧不动或蜷曲侧卧、明显脱水等提示病情较重。如脉搏细速伴低血压，提示低血容量。食物中毒引起的急性肠炎，黏液脓血提示痢疾；血便提示有消化道出血；大便隐血阳性提示消化道肿瘤。血、尿或腹水淀粉酶增高常是急性胰腺炎；人绒毛膜促性腺激素有助于异位妊娠诊断。腹水常规或腹水涂片细菌学检查，腹水含胃肠道内容物、胆汁提示胃肠道穿孔，浑浊血性液可能是坏死性胰腺炎，脓性腹水或腹水涂片见粒细胞常是化脓性腺膜炎。腹水涂片镜检：革兰阴性杆菌常提示继发性腹膜炎，而革兰阳性菌常提示原发性腹膜炎。

（三）护理诊断/问题

1. 疼痛 与腹膜受刺激有关。

2. 焦虑 与躯体不适，担心预后有关。

3. 潜在并发症 内出血、腹腔脓肿等。

三、救治与护理

（一）救治原则

急性腹痛的病因虽然不同，但救治原则基本相似，即挽救生命、减轻痛苦、积极的对因治疗和预防并发症。治疗分手术治疗与非手术治疗。

1. 手术治疗 手术是急腹症的重要治疗手段，当急性腹痛患者有下列情况时应积极进行剖腹探查的准备：①腹腔内病变严重，如腹内脏器破裂出血、穿孔，绞窄性肠梗阻，胃肠道炎症性坏死，严重的胆道感染等引起的腹膜炎；②有进行性腹腔内出血征象，经积极抗休克和止血等治疗，病情无好转，或一度好转后迅即恶化；③腹腔内炎症较重，有大量积液或胃肠道内容物，出现严重的肠麻痹或中毒症状，特别是出现休克者；④腹膜炎病因未明，且无局限趋势者；⑤经积极的非手术治疗 6～12 小时后，症状与体征反而加重，腹膜刺激征范围扩大者。

2. 非手术治疗 对于病因未明而腹膜炎症状不严重，发病早期尚未并发急性弥漫性腹膜炎、炎症已局限、临床症状有好转者，或年老体弱、合并其他严重疾病不能耐受手术或病情较轻而无手术指征的急性腹痛患者，可先采用非手术治疗进行观察治疗，再根据病情进展情况决定是否实施手术。

（二）护理措施

1. 即刻护理 应首先处理能威胁生命的情况，如腹痛伴有休克应及时配合抢救，迅速建立静脉通路，及时补液纠正休克。如有呕吐头应偏向一侧，以防误吸。对于病因明确者，遵医嘱积极做好术前准备。对于病因未明者，遵医嘱暂时实施非手术治疗措施。

2. 控制饮食及胃肠减压 对于病情较轻且无禁忌证者，可给予少量流质或半流质饮食。病因未明或病情严重者，必须禁食、禁水。疑有空腔脏器穿孔、破裂腹胀明显或肠梗阻患者须行胃肠减压，应注意保持引流通畅，观察与记录引流液的量、色和性状，及时更换减压器。对于病情严重，预计较长时间不能进食者，按医嘱应尽早给予肠外营养。

3. 病情观察 观察期间要注意病情演变，综合分析，特别是对病因未明的急性腹痛患者，严密观察是极为重要的护理措施。观察内容包括：①意识状态及生命体征；②腹痛部位、性质、程度、持续时间及伴随症状（呕吐、腹胀、排便、发热、黄疸等）与体征的变化；③全身情况及重要脏器功能；④动态辅助检查结果；⑤治疗效果等。

4. 治疗配合 ①遵医嘱给予抗生素控制感染，急腹症多为腹腔内炎症和脏器穿孔引起，多有感染，是抗生素治疗的确定指征。一般首先给予经验性用药，宜采用广谱抗生素，且主张联合用药。待细菌培养，明确病原菌及药敏后，尽早采用针对性用药。②如腹痛病因明确者，遵医嘱及时给予解痉镇痛药物。但使用止痛药物后应严密观察腹痛等病情变化，病因未明时禁用镇痛剂。③高热者可给予物理降温或药物降温。

5. 心理护理 急性腹痛往往给患者造成较大的恐惧。因此，应注意对患者及其家属做好解释安慰工作，对患者的主诉采取同情性倾听，减轻焦虑，降低患者的不适感。

6. 健康指导 指导患者及其家属认识腹痛的原因和诱因，强调防范的重要性。指导患者及其家属掌握饮食卫生知识，避免暴饮暴食，忌食刺激性食物，戒烟酒等。

? 想一想

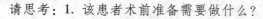

患者，男，25 岁，因车祸撞伤腹部，诉腹痛难忍，伴恶心呕吐。腹部立卧位片提示膈下游离气体。拟诊为小肠破裂。

请思考：1. 该患者术前准备需要做什么？

2. 最有临床意义的体征是什么？

答案解析

PPT

第六节 意识障碍

意识障碍（disorders of consciousness）是指不能正确认识自身状态和（或）客观环境，不能对环境刺激做出正确反应的一种病理过程，其病理学基础是大脑皮质、丘脑和脑干网状系统的功能异常。意识障碍通常同时包含有觉醒状态和意识内容两者的异常，常常是急性脑功能不全的主要表现形式。

一、病因

（一）颅脑疾病

常见于各种颅内感染及非感染性严重病变。

1. 感染性 如各种脑炎、脑膜炎、脑脓肿、脑寄生虫感染等。

2. 非感染性

（1）占位性病变 如脑肿瘤、颅内血肿、囊肿等。

（2）脑血管疾病 如脑出血、蛛网膜下隙出血、脑栓塞、脑血栓形成、高血压脑病等。

（3）颅脑外伤 如颅骨骨折、脑震荡、脑挫伤等。

（4）癫痫。

（二）全身性疾病

可分为感染性及非感染性两类。

1. 感染性 见于全身各种严重感染性疾病，如伤寒、中毒型细菌性痢疾、重症肝炎、流行性出血热、钩端螺旋体病、中毒性肺炎、败血症等。

2. 非感染性

（1）心血管疾病 如阿-斯综合征、重度休克等。

（2）内分泌与代谢障碍 如甲状腺危象、黏液性水肿、肾上腺皮质功能亢进或减退、糖尿病昏迷（酮症酸中毒昏迷及高渗性昏迷）、低血糖症、尿毒症、肝性脑病、肺性脑病，以及严重水、电解质及酸碱平衡紊乱等。

（3）中毒 如有机磷、安眠药、酒精、毒蕈、鱼胆、一氧化碳、海洛因等中毒。

（4）物理性损伤 如中暑、触电、淹溺、高山病、冻伤等。

（三）发病机制

各种不同病因引起的脑功能衰竭，虽各有其特点，但病理解剖共同点是脑水肿，病理生理共同点是脑缺氧。脑缺氧与脑水肿可互为因果、恶性循环。脑缺氧可致脑水肿，脑水肿后容积增大，而颅腔内容积是固定的，代偿作用有限，致颅内静脉首先受压，静脉回流受阻，乃进一步加重脑水肿。继之脑动脉也受压，于是脑血流量下降，脑灌注压下降，脑缺血缺氧加剧，二氧化碳、乳酸堆积，脑血管继发扩张，致颅内压不断增高，并向阻力最小处移位，形成脑疝，乃至死亡。

二、病情评估

（一）护理评估

1. 健康史 了解患者发病缓急、发病过程、伴随症状、既往健康状况、服药史及发病环境和现场特点。

2. 临床表现 短暂的意识障碍如晕厥，是一种突发而短暂的意识丧失，不能维持站立而晕倒，常由大脑一过性广泛性供血不足所致。而临床上所说的意识障碍通常是指持续时间较长的意识障碍，一般可分为以下 5 种。

（1）嗜睡　是最轻的意识障碍，患者处于病理持续睡眠状态。轻刺激如推动或呼唤患者，可被唤醒，醒后能回答简单的问题或做一些简单的活动，但反应迟钝。刺激停止后又迅速入睡。

（2）意识模糊　是一种常见的轻度意识障碍，意识障碍程度较嗜睡重。具有简单的精神活动，但定向力有障碍，表现为对时间、空间、人物失去正确的判断力。

（3）谵妄　是一种以兴奋性增高为主的急性高级神经中枢活动失调状态。表现为意识模糊、定向力障碍，伴错觉、幻觉、躁动不安、谵语。谵妄常见于急性感染的高热期，也可见于某些中毒（急性酒精中毒）、代谢障碍（肝性脑病）等。

（4）昏睡　患者几乎不省人事，不易唤醒。虽在强刺激下（如压迫眶上神经）可被唤醒，但不能回答问题或答非所问，且很快又再入睡。

（5）昏迷　意识丧失，任何强大的刺激都不能唤醒，是最严重的意识障碍。

1）浅昏迷　意识大部分丧失，强刺激也不能唤醒，但对疼痛刺激有痛苦表情及躲避反应。角膜反射、瞳孔对光反射、吞咽反射、眼球运动等都存在。

2）深昏迷　意识全部丧失。对疼痛等各种刺激均无反应，全身肌肉松弛，角膜反射、瞳孔对光反射均消失，眼球固定，可出现病理反射。

3. 心理－社会支持状况　评估家属对疾病的认知度和心理反应，对患者的关心、支持状况，对患者疾病的治疗及预后的了解和期望程度。

4. 辅助检查

（1）实验室检查　血常规、尿常规、血糖、尿素、肌酐、血气分析、血氨、血电解质等。

（2）脑脊液检查　对了解颅内压力变化、有无颅内感染及出血有非常重要的意义。正常脑脊液为无色透明，均匀一致的，血性脑脊液见于脑出血或蛛网膜下隙出血，脑脊液浑浊见于细菌性脑膜炎。

（3）其他相关检查　包括肝功能、肾功能等血液生化检查及脑电图、脑血流图、头部 CT、磁共振等检查。数字减影血管造影（DSA）有助于蛛网膜下隙出血的病因诊断及静脉系统血栓的诊断。

（二）护理诊断/问题

1. 急性意识障碍　与脑出血、脑水肿所致大脑功能受损有关。

2. 清理呼吸道无效　与肺部感染有关。

3. 有受伤的危险　与患者昏迷意识障碍有关。

4. 潜在并发症　脑疝、感染、吸入性肺炎等。

三、救治与护理

（一）救治原则

意识障碍患者的处理原则，主要是维持基本生命体征，避免脏器功能的进一步损害，积极寻找和治疗病因。

（二）护理措施

1. 即刻护理　①维持呼吸道畅通，保证充足氧气供应；维持循环功能，抗休克。②维持水、电解质和酸碱平衡，对颅内高压者，迅速给予脱水治疗，每日补液量1500～2000ml。③补充葡萄糖，减轻脑水肿，纠正低血糖用法是：每次50%葡萄糖溶液60～100ml静脉推注，每4～6小时一次，但疑为高渗性非酮症糖尿病昏迷者，最好等血糖结果回报后再给予葡萄糖。④对症处理，防治感染，控制高热和抽搐，注意补充营养。⑤积极寻找和治疗病因。

2. 基础护理 口腔护理，皮肤护理重点是防止压疮，与长期卧床有关；各引流管的护理；昏迷患者需长期留置尿管防止尿失禁，尿道感染；引流管根据不同部位观察引流液的颜色、质、量并记录，确保引流管的妥善固定、密闭、通畅；发现异常及时汇报并处理。长期昏迷的患者末梢循环不好，冬季时手脚冰凉，在用热水袋给患者取暖时，一定要注意温度不可过高，一般低于50℃，以免发生烫伤。

3. 管道护理 ①动静脉置管的护理，昏迷患者需长期留置外周静脉或深静脉管输液，每日消毒更换敷贴。②防止脉管炎发生。③各种管道均应按规定贴有标识，昏迷患者需佩戴腕带，并注明床号、姓名、性别、年龄等信息。

4. 躁动不安的患者应加床档 必要时使用保护带，防止患者坠床、摔伤；对眼睛不能闭合者，可给患者涂用抗生素眼膏并加盖湿纱布，以防结膜炎、角膜炎发生。

5. 生命体征的监测 ①严密观察体温的监测。②心率、心律的监测是反映心脏功能状态的重要指标。③呼吸监测：呼吸过快一般提示脑缺氧及颅内压增高。在机体代偿状态下，呼吸过慢产生二氧化碳蓄积，在失代偿状态下可产生呼吸性酸中毒。④血压的监测：可作为有效循环状态的重要指标。

6. 瞳孔的观察 正常瞳孔双侧等大等圆，位居中，边缘整齐，在自然光下直径为 $2 \sim 5mm$。瞳孔直径小于 $2mm$ 为瞳孔缩小；小于 $1mm$ 为针尖样瞳孔。双侧瞳孔缩小常见于有机磷农药中毒、氯丙嗪、吗啡中毒；单侧瞳孔缩小提示脑疝早期。瞳孔大于 $5mm$ 为瞳孔散大，双侧瞳孔散大见于颅内压增高、颅脑损伤等，单侧瞳孔增大提示同侧颅内病变所致脑疝发生。

7. 呼吸道的管理 由于昏迷患者的咳嗽及吞咽反射减弱或消失，口腔及呼吸道分泌物、呕吐物坠积于肺部，可引起坠积性肺炎，故保持呼吸道的通畅，维持良好的气体交换极为重要。①及时清除口腔及呼吸道分泌物、呕吐物、凝血块等，每 2 小时吸痰一次，必要时酌情增减，吸痰管应区分口、鼻腔或气管插管或气管切开处；②采取侧卧，以利于呼吸道分泌物排出，防止呕吐物误吸，引起吸入性肺炎，一般每 2 小时翻身一次，翻身时叩背使痰松动，有利于痰液排出；③舌后坠影响呼吸者，可采取侧卧并托起下颌，必要时放置口咽通气管；④周围性气道梗阻者，可放置口咽通气管或气管切开；⑤中枢性呼吸障碍者，应行气管插管辅助呼吸。

8. 营养管理 由于患者意识不清，不能主动进食，尤其是当机体处于应激状态下对能量的需要有所增加，故营养管理对于其生存至关重要。①日摄入量：急性期主要依靠静脉输液，每日摄入量一般为 2500ml；②除消化道出血者可经鼻饲供给营养物质，但应注意适量缓给，使患者逐渐适应；③也可经胃肠道灌注要素饮食；④发生应激性溃疡或消化道出血者不能经胃肠道摄入营养时，则需实施胃肠外营养。

第七节　高血糖症与低血糖症

一、高血糖症

糖尿病（diabetes mellitus）是由多种病因引起以慢性高血糖为特征的代谢紊乱，其基本病理生理为绝对或相对性胰岛素分泌不足所引起的糖代谢紊乱，严重时常导致酸碱平衡失常。特征性的病理改变包括高血糖、高酮血症及代谢性酸中毒，发展到严重时可发生酮症酸中毒昏迷和高渗性非酮症性昏迷。高血糖危象指的是糖尿病昏迷。

（一）糖尿病酮症酸中毒

糖尿病酮症酸中毒（diabeticketoacidosis，DKA）是糖尿病的急性并发症，也是内科常见急症之一，一旦发生，应积极治疗。DKA 是指糖尿病患者在应激状态下，由于体内胰岛素缺乏，胰岛素拮抗激素（如胰高血糖素、儿茶酚胺、皮质激素等）增加，引起糖和脂肪代谢紊乱，以高血糖、高酮血症和代谢性酸中毒为主要改变的临床综合征。

1. 病因 1 型糖尿病患者有自发 DKA 倾向，2 型糖尿病患者在一定诱因作用下也可发生 DKA，常见的诱因有感染、胰岛素治疗中断或不适当减量、饮食不当、创伤、手术、妊娠和分娩，有时可无明显诱因。糖尿病酮症酸中毒发病的基本环节是由于胰岛素缺乏和胰岛素拮抗激素增加，导致糖代谢障碍，血糖不能正常利用，结果血糖增高；脂肪的动员和分解加速，生成大量酮体，当酮体生成超过组织利用和排泄的速度时，将发展至酮症以至酮症酸中毒。主要病理生理改变包括酸中毒、严重失水、电解质平衡紊乱、携氧系统失常、周围循环衰竭和肾功能障碍以及中枢神经系统功能障碍。

2. 病情评估

（1）临床表现 多数患者在发生意识障碍前数天有多尿、烦渴多饮和乏力等表现，随后出现食欲减退、恶心、呕吐，常伴头痛、嗜睡、烦躁、呼吸深快，呼气中有烂苹果味（丙酮）。随着病情进一步发展，出现严重失水、尿量减少、皮肤弹性差、眼球下陷、脉细速、血压下降，至晚期各种反射迟钝甚至消失，嗜睡以至昏迷。感染等诱因引起的临床表现可被 DKA 所掩盖。少数患者表现为腹痛，酷似急腹症，易误诊，应予注意。部分患者以 DKA 为首发表现就医，易误诊。

（2）辅助检查 ①尿：尿糖、尿酮体强阳性。②血：血糖明显升高，多数为 16.7 ~ 33.3mmol/L，有时可达 55.5mmol/L；血酮体升高，>4.8mmol/L。血气分析示 pH 下降，代谢性酸中毒，二氧化碳结合力降低。血钾早期可正常或偏低，少尿时可升高。

对昏迷、酸中毒、失水、休克患者均应考虑 DKA 的可能性，尤其对原因不明衰竭障碍、呼气有酮味、血压低而尿量仍多者，应及时做有关化验以争取早期诊断，及时治疗。

3. 救治与护理

（1）严密观察病情 ①严密观察患者生命体征和神志变化，低血钾患者应做心电图监测，为病情判断和观察治疗反应提供客观依据。②及时采血、留尿，送检尿糖、尿酮、血糖、血酮、电解质及血气等。③准确记录 24 小时出入量。④补液时监测肺水肿发生情况。

（2）补液 是抢救 DKA 首要的、极其关键的措施。补液可以迅速纠正失水，以改善循环血容量与肾功能。通常使用 0.9% 氯化钠溶液。一般补液应遵循以下原则：①若血压正常或偏低，血钠小于 150mmol/L，静脉输入 0.9% 氯化钠溶液。发生休克者，还应间断输入血浆或全血。②若血压正常，血钠高于或等于 150mmol/L 或伴有高渗状态，可开始就用低渗液。③血糖降至 13.9mmol/L 以下，改用 5% 葡萄糖液，补充的量及速度须视失水程度而定。补液速度按先快后慢的原则，头 4 个小时补充总量的 1/4 ~ 1/3，头 8 ~ 12 小时补充总量的 2/3，其余的量在 24 ~ 48 小时内补足。补液途径以静脉为主，辅以胃肠内补液（清醒者可直接饮水，昏迷者用鼻饲）。

（3）应用胰岛素 多采用小剂量胰岛素治疗，此法简单易行，安全有效，较少发生低血钾、脑水肿及后期低血糖等严重不良反应。每小时胰岛素用量 0.1U/kg（可用 50U RI 加入 500ml 生理盐水中以 1ml/min 的速度持续静脉滴注）。给药途径以静脉滴注和静脉推注为首选。

（4）纠正电解质及酸碱失衡 轻症患者经补液及胰岛素治疗后，酸中毒可逐渐得到纠正，不必补碱。重症酸中毒，二氧化碳结合力 <8.92mmol/L，pH <7.1，应根据血 pH 和二氧化碳结合力变化，给予适量碳酸氢钠溶液静脉输入。酸中毒时细胞内缺钾，治疗前血钾水平不能真实反映体内缺钾程度，治疗后 4 ~ 6 小时血钾常明显下降，故在静脉输入胰岛素及补液同时应补钾，最好在心电监护下，结合尿量和血钾水平，调整补钾量和速度。在使用胰岛素 4 小时后，只要有尿排出（ >30ml/h），则应当补钾。

（5）处理诱因和并发症 针对休克、严重感染、心力衰竭、心律失常、肾衰竭、脑水肿等进行处理，加强护理，注意口腔、皮肤的护理，预防压疮和继发性感染。昏迷患者应加强生活护理。

（二）糖尿病高渗性非酮症昏迷

糖尿病高渗性非酮症昏迷（hyperosmolar nonketotic diabetic coma）是糖尿病急性代谢紊乱的另一临床类型，也称高渗性昏迷，多见于老年人。约2/3患者于发病前无糖尿病史，或仅有轻度症状。

1. 病因 常见诱因有感染、急性胃肠炎、胰腺炎、脑血管意外、严重肾疾患、血液或腹膜透析、静脉内高营养、不合理限制水分，以及某些药物如糖皮质激素、免疫抑制剂、噻嗪类利尿药和β受体阻断药等。有时在病程早期因误诊而输入葡萄糖溶液，或因口渴而大量饮用含糖饮料等诱发或促使病情恶化。发病机制复杂，尚未完全阐明。某些诱因可加重高血钠，使血浆渗透压升高，脑细胞脱水，从而导致典型的神经精神症状。缺乏酮症的原因尚无满意解释，推测患者体内尚有一定量的胰岛素抑制脂肪分解。此外，高血糖和高渗透压本身也可能抑制酮体生成。

2. 病情评估

（1）临床表现 起病时常有多尿、多饮，但多食不明显，或反而食欲减退。失水随病程进展逐渐加重，出现神经精神症状，表现为嗜睡、幻觉、定向障碍、偏盲、上肢拍击样粗震颤、癫痫样抽搐（多为局限性发作或单瘫、偏瘫）等。最后陷入昏迷。来诊时常已有显著失水甚至休克，无酸中毒样大呼吸。

（2）辅助检查 尿糖强阳性，但无酮体或较轻，血尿素氮及肌酐升高，突出表现为血糖多在33.3mmol/L以上；一般达33.3 ~ 66.6mmol/L；血钠可达155mmol/L；血浆渗透压显著增高达330 ~ 460mmol/L，一般在350mmol/L以上。

3. 救治与护理

（1）严密观察病情 与糖尿病酮症酸中毒病情的观察类似，此外尚需注意以下情况。迅速大量输液不当时，可发生肺水肿等并发症。补充大量低渗溶液，有发生溶血、脑水肿及低血容量休克的危险。故应随时观察患者的呼吸、脉搏、血压和神志变化，观察尿色和尿量，如发现患者咳嗽、呼吸困难、烦躁不安、脉搏加快，特别是在昏迷好转过程中出现上述表现，提示输液过量之可能，应立即减慢输液速度并及时处理。尿色变粉红提示发生溶血，应停止输入低渗溶液并对症处理。

（2）补液 与DKA相近，但因患者失水更严重，应更积极补液。迅速补液以恢复血容量，纠正高渗和脱水。早期静脉输入等渗盐水，以便较快扩张微循环而补充血容量，迅速纠正血压。若血液循环稳定血压正常后，可酌情以低渗盐水（0.45% ~ 0.6%氯化钠液）缓慢静脉滴注。血糖降至13.9mmol/L后，改用5%葡萄糖溶液静脉滴注。根据失水程度补充，一般比糖尿病酮症酸中毒要多一些，通常按患者体重（g）的12%估计输液量（ml）。静脉和胃肠内补液可以同时进行，以静脉输液为主。

（3）纠正电解质紊乱 主要是补充钾盐（同DKA治疗，但应更积极、谨慎）。若有低血钙、低血镁或低血磷时，可酌情给予葡萄糖酸钙、硫酸镁或磷酸钾缓冲液。

（4）应用胰岛素 一般用普通胰岛素，剂量为3 ~ 5U/h。需要量相对酮症酸中毒昏迷为少。血糖降至13.9mmol/L时停止注射胰岛素，防止因血糖下降太快、太低而发生脑水肿。亦可一开始采用上述小剂量胰岛素治疗的方法，每2 ~ 4小时测定血糖。

（5）积极治疗诱因及伴随症 患者死亡与潜在疾病和诱发因素密切相关，故应仔细辨别原发疾病，包括控制感染，纠正休克，防止心力衰竭、肾功能衰竭、脑水肿的发生等。另一并发症是由于脱水、血液浓缩和高血液黏滞度引起的血管栓塞。动脉和静脉栓塞可发生于脑部、肺部、肠系膜或门脉血管系统，应密切观察。

二、低血糖症

低血糖危象（hypoglycemia）是指当某些病理和生理原因使血糖降低（低于 8mmol/L）时，引起交感神经兴奋和中枢神经异常的症状及体征。正常情况下，通过神经内分泌等调节，糖的分解代谢与合成代谢保持动态平衡，血糖浓度亦相对稳定。正常人血糖虽受进食、饥饿、劳动、运动、精神、生长发育等因素影响，但波动范围较窄，一般血糖浓度饱餐后很少超过 8.96mmol/L，饥饿时很少低于 3.36mmol/L，此为血糖内环境的稳定性。

（一）病因

引起低血糖的病因很多，根据低血糖发作的特点可分为空腹低血糖、餐后低血糖、药物引起的低血糖。

1. 空腹低血糖

（1）内分泌性　胰岛素或胰岛素样物质过多，如胰岛素瘤、胰外肿瘤；对抗胰岛素的内分泌激素不足，如垂体功能减退、肾上腺皮质功能低下、甲状腺功能减退。

（2）肝源性　肝炎、肝硬化、肝淤血、先天性糖原代谢酶缺乏。

（3）营养障碍　尿毒症、严重营养不良。

2. 餐后低血糖

（1）胃切除术后饮食性反应性低血糖　与胃排空加速，葡萄糖迅速吸收，刺激胰岛素过量分泌有关。

（2）功能性餐后低血糖　多在餐后 2~4 小时发作，特点是低血糖症状不经治疗可自行恢复。临床多见于伴有神经质的中年女性患者，这些人体内肾上腺素分泌较多或肾上腺的餐后反应异常，特别是含糖饮食会刺激交感神经引起过强反应。

（3）晚期或迟发性餐后低血糖　为糖尿病早期表现之一，由于进食后引起迟发胰岛素释放所致。

3. 药物引起的低血糖

（1）胰岛素　糖尿病患者因胰岛素应用不当而致低血糖是临床最常见的原因，如延迟进餐、剧烈运动、胰岛素用量过大等。

（2）口服降糖药　如对初用降糖药的老年人，若用量不当容易发生低血糖，由于格列本脲代谢产物仍有部分活性，特别是当患者有肝、肾功能不良时，格列本脲引起的低血糖严重而持久，临床医师应特别注意。另外如磺丙由于其半衰期长达 36 小时，容易累积而引起低血糖。

（3）其他药物　如乙醇、水杨酸、磺胺类、阻滞剂等药物使用不当也可引起低血糖。

（二）病情评估

1. 健康史　询问患者有无内分泌系疾病及家族史、进食情况、用药史，特别是否使用胰岛素、口服其他降糖药或水杨酸、磺胺类、β 受体阻滞剂等。

2. 症状与体征　血糖过低对机体的影响以神经系统为主，有两大类：一类是交感神经兴奋的表现，患者心动过速、心悸、烦躁、震颤、面色苍白、出冷汗、饥饿等；另一类是中枢神经功能障碍的表现，患者表现为意识模糊、头晕、头痛、焦虑、精神不安以致错乱、癫痫发作，甚至昏迷、休克而死亡。这些症状的严重性与低血糖的程度、持续时间以及血糖下降速度有关。

3. 辅助检查　常规血糖测定，必要时可行血常规、肝肾功能、电解质、垂体激素检查、血浆胰岛素测定、B 超、心电图等。

4. 社会心理状况　患者低血糖危象发生时，情绪紧张，有焦虑、恐惧感，唯恐病情恶化影响预后。

5. 病情判断

根据患者表现为：低血糖危象发作的临床表现；即刻血糖低于 2.8mmol/L；给予葡萄糖后低血糖症状迅速缓解，简称 Whipple 三联征，即可诊断为低血糖危象。轻度低血糖 < 2.8mmol/L，中度低血糖 < 2.2mmol/L，重度低血糖 < 1.11mmol/L。

6. 常见护理诊断/问题

（1）营养失调：低于机体需要量　与血中葡萄糖浓度过低有关。

（2）焦虑、恐惧　与担心疾病预后有关。

（3）有受伤的危险　与低血糖引起的意识障碍、无力、视力模糊有关。

（4）知识缺乏　与对疾病的认识有关。

（三）救治与护理

对高度怀疑为低血糖发作的患者，应立即监测血糖浓度，并根据病情采取相应措施升高血糖，积极防治脑水肿及其他并发症，加强护理并积极寻找病因。

1. 急救措施

（1）血糖测定　凡怀疑低血糖危象的患者，应立即做血糖测定，并在治疗过程中动态观察血糖水平。

（2）升高血糖　如患者尚清醒，有吞咽运动时，可喂服糖水；如患者昏迷或抽搐时，立即静脉注射 50% 葡萄糖溶液 50ml，并继以 10% 葡萄糖溶液 500～1000ml 静脉滴注，视病情调整滴速和输入液量，患者清醒后，应尽早进食果汁及食物。若血糖未达到正常水平或患者神志不清，必要时可给地塞米松 10mg，肾上腺素 0.25～0.5mg 和（或）肌内注射胰高血糖素 0.5～1mg。

2. 严密观察病情　密切观察患者生命体征、神志、大小便、治疗前后的病情变化及 24 小时出入液量的变化。

3. 一般护理

（1）饮食护理　低血糖危象时，可喂服糖水，如患者昏迷或抽搐时，立即静脉注射 50% 葡萄糖溶液 50ml；病情稳定后按糖尿病饮食护理。

（2）对症、对因治疗与护理　当明确病因后，应积极对因治疗，如胰岛 B 细胞瘤应尽早手术治疗，肝脏疾病所致者亦应积极治疗肝脏疾病。当患者出现其他症状时，根据其症状做好相应护理，如昏迷患者按昏迷常规护理，意识恢复后应注意观察是否有出汗、意识等再度低血糖状态，以便及时处理；抽搐者除补糖外，可酌情应用适量镇静剂，并注意保护患者，防止外伤。

4. 心理护理　安慰患者，积极配合抢救治疗，迅速纠正低血糖，稳定患者情绪。

5. 健康指导　教会糖尿病患者自我监测血糖、尿糖，按时应用降糖药，不可随便增加药物剂量，每次用胰岛素均应仔细核对。按时进食，生活规律，一旦发生心悸、冷汗、饥饿感等低血糖现象时，应及时处理，如自服糖水或进食含糖食物；及时就医，提高血糖，缓解病情；定期门诊随访。

❤ **护爱生命**

急诊科是救治生命的前沿阵地，是医院的窗口，人文关怀在急诊中的应用使得现代急救观念在强调救治生命的同时兼顾心理、社会及情感等全方位需求。通过人文关怀，加强了患者及家属对医护人员的理解，提高了抢救成功率，使护患关系更加和谐，提升了医院的形象。护士在实施人文护理过程中通过不断提高自己的专业水平和职业素养，使自身价值得以更好的体现，实现了护患的双赢。

目标检测

答案解析

单项选择题

1. 下列不属于肺源性呼吸困难原因的是
   A. 一氧化碳中毒　　B. COPD　　　C. 大叶性肺炎　　D. 肺癌　　　　E. 气管异物

2. 抢救大咯血窒息患者最关键的措施是
   A. 进行人工呼吸　　　　　　　　　　B. 给氧
   C. 使用中枢兴奋剂　　　　　　　　　D. 输血或输液
   E. 解除呼吸道梗阻

3. 对于咯血患者的护理以下哪项是错误的
   A. 安慰患者，消除紧张　　　　　　　B. 静卧休息，尽量少翻动
   C. 嘱患者屏气而减少失血　　　　　　D. 注意观察出血量
   E. 依医嘱给镇咳药

4. "清理呼吸道无效"的护理措施包括
   A. 环境清洁，室温 22～24℃，湿度 50%～60%
   B. 减少饮水以免痰液生成过多
   C. 教患者进行有效的咳嗽
   D. 咯血后患者做肺部叩击以利气道通畅
   E. 进行雾化吸入

5. 急性左心衰患者出现呼吸困难的主要原因是
   A. 痰液堵塞气道　　　　　　　　　　B. 支气管痉挛
   C. 左肺受到扩大的心脏压迫　　　　　D. 肺循环淤血
   E. 神经反应

6. 最常见的咯血原因是
   A. 支气管扩张　　　　　　　　　　　B. 慢性支气管炎
   C. 肺结核　　　　　　　　　　　　　D. 支气管肺癌
   E. 风心病二尖瓣狭窄

7. 哮喘持续状态患者显著呼吸困难时出现哪种情况提示病情严重
   A. 大汗淋漓，张口呼吸　　　　　　　B. 精神烦躁，发绀
   C. 两肺布满哮鸣音　　　　　　　　　D. 肺部听诊哮鸣音减弱或消失
   E. 诉说胸部压迫窒息感

8. 患者，男，52 岁，有冠心病史 2 年多，近 1 周因工作忙、加班后出现胸前区压榨样疼痛，其原因可能是
   A. 物理刺激　　　　B. 心理因素　　　C. 化学刺激　　D. 病理改变　　　E. 环境因素

9. 上消化道出血伴休克时首要的护理措施为
   A. 准备急救用品和药物　　　　　　　B. 迅速配血备用
   C. 去枕平卧，头偏向一侧　　　　　　D. 遵医嘱应用止血药
   E. 开放静脉

10. 心绞痛发作时最重要的缓解方法是
   A. 立即到医院就诊
   B. 立即含服硝酸甘油
   C. 减少饮食摄入量
   D. 吸氧
   E. 静脉注射止痛剂

（陈之能）

书网融合……

重点回顾

微课

习题

第八章 创 伤

学习目标

知识目标：

1. **掌握** 创伤的分类及病情评估。

2. **熟悉** 创伤的救治与护理。

3. **了解** 创伤的心理反应、心理评估及心理干预。

技能目标：

能运用本章所学知识，为创伤的患者进行紧急处置及心理护理。

素质目标：

具有冷静果断的行事作风、良好的沟通能力及关爱生命的意识。

导学情景

情景描述： 患者，男，45岁，半个小时前因受重物挤压致腹部、腰部、臀部剧痛入院。查体：T 35.9℃，P 120次/分，R 26次/分，BP 78/48mmHg，神志清楚，结膜苍白，两肺呼吸音清而对称，腹稍膨隆，全腹肌紧张，压痛明显，留置导尿可见血尿。

情景分析： 结合病史及临床表现，初步诊断为多发伤、失血性休克、腹部闭合伤和尿道断裂。

讨论： 请问应该怎样实施抢救及护理？

学前导语： 创伤患者病情紧急、危重，救治困难，医务人员应沉着准确地进行现场评估及分类，熟练实施止血、包扎、固定、搬运等救护措施，为患者提供心理援助。

第一节 概 述 e微课

PPT

从医学的角度讲，创伤的含义分为广义和狭义两种。广义的也称为损伤，是指人体受外界某些物理性（如机械、高热、电击等）、化学性（如强酸、强碱、农药和毒剂等）或生物性（如虫、蛇、犬等动物咬蛰）致伤因素作用后所出现的组织结构的破坏和（或）功能障碍；狭义的是指机械性致伤因素作用于机体造成的肢体残疾的创伤。严重创伤是指危及生命或肢体的创伤，常为多部位、多器官的多发伤，病情危重，伤情变化迅速，死亡率高。

创伤救护具有突发性强，工作强度大，环境复杂恶劣，急救技术要求高，需要多专业、多学科协调，工作连贯性、继承性强的特点。创伤的死亡有3个高峰时间：第一个死亡高峰为伤后数分钟，约占死亡人数的50%，死因主要是严重的脑或脑干损伤、大出血等；第二个死亡高峰为伤后6~8小时内，约占死亡人数的30%，死因主要是颅脑血肿、血气胸、肝脾破裂、骨盆骨折伴大出血等；第三个死亡高峰在伤后数天至数周，约占死亡人数的20%，死因主要是严重感染和多器官功能不全。由此可见，抢救成功率在第一死亡高峰受时间、现场抢救条件等限制，很难改善；第三个死亡高峰受整体医疗水平和前期治疗的影响；第二个死亡高峰受院前急救和院内救治的影响较大，因此，这一时间段的救治质量和速度将直接关系到患者的生死存亡，如抢救及时正确，大部分可免于死亡。因此，London

等提出伤后1小时是挽救生命，减少致残的"黄金时间"。近年来，又提出"新黄金时间"是指把重度创伤患者从院外转至急诊科，到出现生理极限之前的一段时间，其终结目标是缩短创伤手术时间或被送到ICU的时间，实现"早期确定性治疗"。因此，充分发挥急救医学服务体系的作用尤为重要。创伤结局除取决于创伤的严重程度外，还与院前复苏效果、院内手术时机与方式的选择和后续治疗是否恰当等密切相关。

一、创伤的分类

（一）按损伤部位分类

1. 颅脑损伤　面部以外的头部损伤，常见颅骨骨折、脑震荡、脑挫伤等。

2. 颌面、颈部损伤　包括面部、上下颌面部和颈部。颈部内有气管、食管、甲状腺、大血管、和神经肌肉等器官组织，较严重的颈部损伤可不同程度地影响呼吸、语言、进食和内分泌功能。

3. 胸部损伤　胸部上连颈部，下连腹部，其间膈肌将胸腔与腹腔分开。胸腔内有心脏、大血管、肺等重要器官，严重的胸部创伤可造成心脏、大血管和肺破裂，形成气胸、血胸、心包积血，若抢救不及时，可导致死亡。

4. 腹部损伤　腹部上连胸部，下连骨盆，内有许多实质性脏器（肝、脾、肾）、空腔脏器（胃肠、胆囊、膀胱）和大血管（腹主动脉、下腔静脉）。若发生创伤时，轻者则造成腹壁软组织挫伤或内脏斑点状出血，重者则可出现脏器破裂、腹膜炎和休克。

5. 骨盆部损伤　骨盆上连腹部，下连双下肢（外阴部和会阴部也包括在内）。内有泌尿生殖系统脏器和消化道末端，发生骨盆骨折时常容易引起盆腔脏器损伤。

6. 脊柱、脊髓损伤　人的头颅下直到骨盆处，有一条由许多椎骨连成的脊柱，内有脊髓与颅脑相连。脊柱损伤伴有脊髓损伤时，可发生不同程度的运动知觉功能障碍，重者可造成截瘫或终身残疾，急救时必须让患者躺在平板床上，以免骨折错位加重损伤程度。

7. 四肢损伤　常见的有骨折和神经血管损伤，若治疗及时多数可恢复。

（二）按损伤组织分类

可分为软组织、骨骼或内脏器官损伤等。

（三）按皮肤完整性分类

1. 闭合性损伤　伤后皮肤保持完整，表面无伤口。

（1）挫伤　最为常见，由钝器直接作用于人体软组织而发生的。主要表现为：伤部肿胀、皮下淤血、局部压痛。

（2）扭伤　因旋转、牵拉或肌肉猛烈而不协调的收缩等间接暴力，使关节发生超过正常范围的活动，造成肌肉、肌腱、韧带、筋膜、关节囊等组织撕断裂或移位等。表现为局部肿胀、青紫或活动障碍等，严重者可造成肌肉、肌腱和关节软组织损伤。

（3）挤压伤　人体肌肉丰富的部位，如四肢、躯干，长时间受重物造成的损伤。压力解除后即可出现广泛出血、血栓形成、组织坏死或严重的炎性反应。挤压伤与挫伤较相似，但挤压伤致伤物体与表面接触面积更大，受力亦更大，压迫时间较长。

（4）震荡伤　又称冲击伤，头部受钝力打击所致或碰撞所致暂时性意识丧失，无明显或仅有轻微的脑组织形态变化。

（5）关节脱位　又称脱臼，是指由暴力因素所致构成关节的上下两个骨端失去了正常的位置，发生错位，以肩、肘、下颌及手指关节最易发生。

（6）闭合性骨折　强暴力作用于骨组织所产生的骨断裂。因受力方向和大小不同，骨折可表现为不同形态。

（7）闭合性内脏伤　强暴力传入体内后所造成的内脏伤。

2. 开放性损伤　损伤部位皮肤或黏膜有破损。

（1）擦伤　皮肤与表面较粗糙的物体快速摩擦造成的损伤。

（2）刺伤　多由尖锐物体所致，易伤及深部组织和脏器，容易发生感染，尤其是厌氧菌感染。

（3）切割伤　皮肤、皮下组织或深层组织受到玻璃碎片、刀刃锐器划割而发生的破损裂伤，可造成血管、神经和肌腱等深部组织损伤。

（4）撕裂伤　由于急剧的牵拉或扭转导致浅表和深部组织的撕脱断裂，伤口多不规则。

（四）按伤情轻重分类

1. 轻度　伤及局部软组织，只需局部处理或小手术治疗；大多不影响生活、工作和学习。

2. 中度　广泛软组织损伤、四肢长骨骨折及一般腹腔脏器损伤等，需手术治疗，但一般无生命危险。

3. 重度　危及生命或治愈后留有严重残疾者。

二、病情评估

（一）临床表现

创伤因原因、部位、程度等不同，临床表现各异。本章仅介绍常见创伤的共同表现。

1. 局部表现

（1）疼痛　疼痛的程度与创伤程度、部位、性质、范围、炎症反应强弱及个人耐受力有关。疼痛在活动时加剧，制动后减轻，常在受伤 2～3 日后逐渐缓解。若疼痛持续或加重，提示可能并发感染，但严重损伤并发休克时，患者常不诉疼痛；内脏损伤所致的疼痛常定位不明确。

（2）肿胀　因局部出血和创伤性炎症反应所致，常伴有皮肤发红、青紫、瘀斑、血肿或肿胀。严重肿胀可致局部或远端肢体血供障碍。

（3）功能障碍　因局部组织结构破坏、疼痛、肿胀或神经系统损伤等原因所致。神经或运动系统损伤所致的功能障碍有定位诊断价值。

（4）伤口和出血　是开放性损伤特有的征象。因创伤原因不同，伤口特点不同，如擦伤的伤口多较浅，刺伤的伤口小而深，切割伤的伤口较整齐，撕裂伤的伤口多不规则。受伤程度和部位不同，出血量不同。若有小动脉破裂，可出现喷射性出血。

2. 全身表现

（1）体温升高　创伤出血、组织坏死分解或创伤产生的致热因子均可引发吸收热。创伤性炎症反应所致的发热，体温一般不超过 38.5℃，脑损伤致中枢性高热体温可达 40℃。

（2）全身炎症反应综合征　创伤释放的炎性介质、疼痛、精神紧张和血容量减少等可引起体温、心血管、呼吸和血细胞等方面的异常。主要表现为：体温 >38℃ 或 <36℃，心率 >90 次/分，呼吸 >20 次/分或 $PaCO_2$ <32mmHg，血白细胞计数 >12×10^9/L 或 <4×10^9/L，或未成熟细胞 >0.1%。

（3）其他　因失血、失液，患者可有口渴、尿少、疲倦、失眠等症状。

（二）常见并发症

1. 局部并发症　伤口出血、伤口感染、伤口裂开。

2. 全身并发症　创伤后大量失血、失液，强烈的神经刺激和并发严重感染等均可引发全身性并发症，主要有休克、急性肾衰竭、呼吸功能衰竭。

（三）辅助检查

1. 实验室检查　血常规和血细胞比容可判断失血或感染情况，尿常规有助于判断有无泌尿系统损伤和糖尿病，电解质检查和血气分析有助于了解有无水、电解质及酸碱平衡紊乱。对疑有肾损伤患者，可进行肾功能检查。血、尿淀粉酶有助于判断是否有损伤胰腺的诊断。

2. 影像学检查　X 线检查可了解有无骨折、脱位，胸腹腔有无积气、伤处异物情况等。超声、CT 和 MRI 检查有助于实质性器官损伤及脊髓、颅底、骨盆底部等处损伤的诊断。

3. 诊断性穿刺　一般胸腔穿刺可明确血胸或气胸；腹腔穿刺或灌洗可明确有无内脏破裂、出血；心包穿刺可证实心包积液或积血。放置导尿管或灌洗可诊断尿道或膀胱的损伤，留置中心静脉导管可监测中心静脉压，辅助判断血容量和心功能。

（四）评分系统

创伤评分是将生理指标、解剖指标和诊断名称等作为参数予以量化和权重处理，用计算机计算出分值以显示患者全面伤情的严重程度的方法。它可以用量化标准来判断患者损伤的严重程度，指导创伤救护，预测创伤结局以及评估救护质量。目前已建立的创伤评分系统按使用场合，可分为院前评分、院内评分和 ICU 评分。

1. 院前评分　是指在受伤现场或到达医院之前，医务人员根据所得数据（包括损伤部位、损伤类型、循环状态、呼吸状态和中枢神经状态，并结合解剖和生理因素）对伤情迅速做出判断，决定该伤员是否送创伤中心、一般医疗机构或大医院处理。院前评分对院前重症伤员的抢救成功率有着重要意义。其特点是参数均为不费时费事的直观定量指标，评判简便易行，容易掌握，有一定的敏感性，适合急救特点。当患者人数较多时，急救人员可据此将伤员分类、转运、收治，保证危重患者得到及时的紧急救治；其缺点是不够精确，不能作为研究和判断预后之用。

目前常用的院前评分方法有院前指数、创伤记分、修正的创伤记分（RTS）（表 8 – 1）、CRAMS 评分和病 ~ 伤严重度指数等。RTS 是目前较常用而简便的院前评分，是用以权重处理的收缩压、呼吸频率和意识状态（GCS）3 项指标作为评分参数，每项记 0 ~ 4 分。RST 值为 3 项相加，评分越低伤情越重。总分为 0 ~ 12 分。总分 >11 分为轻伤，总分 <11 分为重伤，总分 <12 分应送到创伤中心。

表 8 – 1　修正的创伤记分

生理指标	分值（分）				
	4	3	2	1	0
意识状态 GCS（E）	13 ~ 15	9 ~ 12	6 ~ 8	4 ~ 5	3
呼吸次数（次/分）（A）	>30	10 ~ 29	6 ~ 9	1 ~ 5	0
收缩压（mmHg）（C）	>90	76 ~ 89	50 ~ 75	14 ~ 49	0

注：RST = E + A + C

练一练

修正的创伤记分（RST）包括以下哪几个指标（　　）

A. 呼吸次数　　　B. 体温　　C. 收缩压

D. 舒张压　　　E. 意识状态（GCS）

答案解析

2. 院内评分　是指患者到达医院后，在急诊室、ICU 或病房内，根据损伤类型及其严重程度对伤情进行定量评估的方法。它主要用于预测预后及比较各医疗机构救治水平。常见的创伤院内评分是

AIS ~ ISS 系统和 APACHE 系统。

（1）简明创伤分级法（AIS） 是全球通用的以解剖学为基础，对器官、组织损伤进行量化的损伤严重度评分法，由诊断编码和损伤评分两部分组成。它已经由原来的仅适用于评定车祸伤而变为适用于各种创伤的一种创伤早期分级评定标准。该法按人体分区进行诊断编码，按损伤程度进行伤情分级。在 AIS 编码手册中，每一个伤员的伤情都可用一个 7 位数字表示，记为"xxxxxx. x"小数形式。小数点前的 6 位数为损伤的诊断编码，小数点后的 1 位数为伤情评分（有效值 1 ~ 6 分）。左起第一位数字表示损伤部位代号，共分 9 个身体区域，分别用 1 ~ 9 代表头部（颅和脑）、面部（眼和耳），颈部、胸部，腹部及盆腔脏器，脊柱（颈、胸、腰），上肢，下肢、骨盆和臀部，体表（皮肤）和热损伤及其他损伤。左起第 2 位数代表解剖类型，用 1 ~ 6 分别代表全区域，血管，神经，器官（肌肉和韧带），骨骼及头，意识丧失。左起第 3、4 位数代表具体受伤器官代码，该区各个器官按照英文名词的第一个字母排序，序号为 02 ~ 99。左起第 5、6 位数表示具体的损伤类型、性质或程度（按轻重顺序），从 02 开始，用两位数字表示具体的损伤，同一器官或部位，数字越大代表伤势越重。左起第 7 位（即小数点后面一位）表示伤情严重性的代码，共分为六级，即 AIS1 为轻度伤；AIS2 为中度伤；AIS3 为较严重伤；AIS4 为严重伤；AIS5 为危重伤；AIS6 为极重伤。器官/部位不明确或资料不详的损伤编码为 AIS9。研究发现，AIS 评分仅适用于单个损伤的评定，对多发伤很难进行评定和比较，故在此基础上有人提出了损伤严重评分（ISS）。

（2）损伤严重评分（ISS） 是以 AIS 为基础发展而来的应用最广泛的院内创伤评分法，也是以解剖损伤为基础的相对客观和容易计算的方法。适用于多部位、多发伤和复合伤的伤情评估。其评分方法是把人体分为 6 个区域（表 8 - 2），并进行编码，选择其中损伤最严重的 3 个区域，计算出每一区域内最高 AIS 值的平方，其值相加即为 ISS 值。ISS 的有效范围为 1 ~ 75 分，ISS 分值越高，创伤越严重，死亡率越高。一般将 ISS 为

表 8 - 2　ISS 的区域编码

编码	区域
1	头部或颈：脑、颈髓、颅骨、颈椎骨、耳
2	面部：口、眼、鼻和颌面骨骼
3	胸部：内脏、膈、胸廓、胸椎
4	腹部或盆腔内脏器、腰椎
5	肢体或骨盆、肩胛带
6	体表

注：ISS 所分区域不必与 AIS 的区域相一致

16 作为重伤的标准，其死亡率约 10%；ISS ＜ 16 分为轻伤，死亡率较低；≥16 分为重伤；≥25 分为严重伤。但 ISS 无法反映患者的生理变化、年龄、伤前健康状况对损伤程度和预后的影响；对身体同一区域严重多发伤权重不足。

3. ICU 评分 急性生理学既往健康评分（APACHE）是目前常用的 ICU 危重创伤患者定量评估病情的方法，也是对患者病情严重程度和预测预后较为科学的评估体系，它不仅能客观评价危重患者面临死亡或严重并发症的危险，还广泛用于评价治疗措施、抢救质量、病愈后生活质量、残疾状况和医护工作质量等。该系统由 Knaus 等建立，先后有 APACHE Ⅰ ~ Ⅳ4 个版本，最常用的是 APACHE Ⅱ。

APACHE Ⅱ是由反映急性疾病严重程度的急性生理评分（APS）、年龄评分（B）及患病前的慢性健康评分（CPS）三部分组成（表 8 - 3、表 8 - 4）。APS 分（A）为入 ICU 后第 1 个 24 小时内最差的 12 项生理参数评分，每项为 0 ~ 4 分，总分为 0 ~ 60 分；年龄（B）分 0 ~ 6 分；CPS（C）分 2 ~ 5 分。APACHE Ⅱ评分分值为 A、B、C 三部分得分之和，总分为 0 ~ 71 分。其总分与病情严重程度密切相关，分值越大，伤情越重，死亡危险性越大。当 APACHE Ⅱ ≥20 分时，院内预测死亡率≥50%，所以 20 分为重症点；＜10 分，医院死亡的可能性小；≥35 分时病死率高达 84%；而实际上 55 分以上者基本没有。临床证实 APACHE Ⅱ对病死率的预测和病情严重程度的评价有较好的准确度。

表8-3 APACHE II APS 部分评分（A）

生理参数	分值								
	+4	+3	+2	+1	0	+1	+2	+3	+4
肛温（℃）	≥41	≥39~40.9		38.5~38.9	36~38.4	34~35.9	32~33.9	30~31.9	≤29.9
平均动脉压（mmHg）	≥60	130~159	110~129		70~109		55~69		≤49
心率（次/分）	≥180	140~179	110~129		70~109		55~69	40~54	≤39
呼吸（次/分）	≥50	35~49		25~34	12~24	10~11	6~9		≤5
AaDO₂（mmHg）	≥500	350~499	200~349		<200				
PaO₂（mmHg）					>70	61~70		55~60	<55
Na⁺（mmol/L）	≥180	160~179	155~159	150~154	130~149		120~129	111~119	<110
K⁺（mmol/L）	≥7	6~6.9		5.5~5.9	3.5~5.4	3~3.4	2.5~2.9		<2.5
肌酐（mil/L）	≥309	169~308	133~168		53~132		<53		
血细胞比容	≥0.60		0.50~0.599	0.46~0.499	0.30~0.459		0.20~0.299		<0.20
WBC（×10⁹/L）	≥40		20~39.9	15~19.9	3~14.9		1~2.9		<1

注：若伴有肾衰竭，肌酐加倍计分

表8-4 APACHE II 年龄分（B）和慢性疾病分（C）

年龄（岁）	分值	慢性疾病	分值
≤44	0		
45~54	2	择期手术	2
55~64	3		
65~74	5	非手术或急诊手术后	5
≥75	6		

三、救治与护理

本节仅介绍创伤救治的一般原则和措施。

（一）救治要点

1. 现场急救 对于各种类型的创伤，现场妥善救护是挽救生命的重要保证。包括循环和呼吸功能的支持，伤口的止血、包扎、固定等。优先解决危及问题，并将患者迅速运送至医院。

2. 进一步救治 患者经现场急救被送到医院后，应立即对病情进行再次评估、判断采取针对性的措施进行救治。

（1）全身处理

1）维持呼吸和循环功能 保持呼吸道通畅，给氧，必要时行气管切开，机械辅助通气。输液、输血，尽快恢复有效循环血容量。

2）镇静止痛 正确包扎、固定及适当制动有助于减轻疼痛。因剧烈疼痛可诱发或加重休克，可在不影响病情观察的情况下合理使用镇静止痛药物。

3）防止感染　开放性创伤在伤后12小时内注射破伤风抗毒素，并应用抗菌药物。

4）支持治疗　包括维持水、电解质、酸碱平衡，保护重要器官功能，营养支持治疗。

5）心理支持　创伤后患者可出现恐惧、焦虑等甚至可发生创伤后压力心理障碍症，因此需注意对创伤后患者的心理支持。

（2）局部处理

1）闭合性损伤　单纯软组织损伤患者，予以局部制动，患肢抬高，局部冷敷，12小时后改用热敷或红外线治疗、服用云南白药等。闭合性骨折和脱位者，需进行复位、固定。

2）开放性损伤　大多数开放性损伤需要进行手术处理，以修复断裂的组织。根据伤口情况选择方法。①清洁伤口：可以直接缝合。②污染伤口：指有细菌污染但未构成感染的伤口。开放性创伤早期为污染伤口，采用清创术，对伤口进行清洗、扩创、缝合等处理，以将污染伤口变为清洁伤口，为组织愈合创造良好的条件。清创时间越早越好，伤后6~8小时是最佳时间，此时清创一般可达到一期缝合。若伤口污染较重或超过8~12小时后再处理，清创后伤口放置引流条并行延期缝合。③感染伤口：开放性伤口污染严重或较长时间未得到处理，已发生感染，此时应先引流，再行更换敷料，又称换药，是处理感染伤口的基本措施。其目的是清除伤口的分泌物、坏死组织和脓液，保持引流通畅，控制感染；改善肉芽组织的状态，减少瘢痕形成。

（二）护理

1. 护理评估

（1）健康史　了解患者受伤的原因、时间、地点、部位以及伤后表现，有无危及生命的损伤、现场救治及转运途中伤情变化等。患者伤前是否饮酒、是否合并高血压、糖尿病、心脏病等慢性疾病；是否长期使用糖皮质激素及细胞毒性类药物；有无药物过敏史等。

（2）身体状况　了解受伤部位，检查受伤处有无伤口、出血；有无血肿、异物、青紫、瘀斑、肿胀、疼痛及功能障碍；有无合并伤及其他脏器损伤等。观察患者意识、生命体征等变化，有无休克及其他并发症发生。了解各项辅助检查有无异常。

（3）心理-社会状况　评估患者及其家属对突发创伤打击的心理承受程度以及心理变化，有无紧张、恐惧或焦虑等。同时了解患者对创伤的认知程度及对治疗的信心。

2. 常见护理诊断/问题

（1）体液不足　与伤后失血、失液有关。

（2）疼痛　与创伤、局部炎症反应或伤口感染有关。

（3）组织完整性受损　与组织器官受损伤、结构破坏有关。

（4）潜在并发症　休克、感染、挤压综合征等。

3. 护理目标

（1）患者有效血容量恢复、生命体征平稳。

（2）患者自诉疼痛逐渐减轻。

（3）患者的伤口得以妥善处理，受损组织逐渐修复。

（4）患者无并发症发生或并发症能被及时发现和处理。

4. 护理措施

（1）急救处理

1）抢救生命　在现场经简单的评估，找出危及患者生命的紧迫问题，优先救护。必须优先抢救的急症主要包括心跳和（或）呼吸骤停、窒息、大出血和休克等。其措施主要包括：①保持呼吸道通畅：立即解开患者衣领，清理呼吸道、给氧等。②心肺复苏：一经确诊为心跳、呼吸骤停，立即采取胸外心脏按压，口对口人工呼吸。③止血及封闭伤口：采用手指压迫、加压包扎、扎止血带等方法止血，胸部开放性伤口要立即封闭。④恢复循环血流：有条件时，现场建立静脉通道，快速补液。⑤监测生命体征：现场救护中，应时刻注意患者生命体征、意识的变化。

2）包扎　目的是保护伤口、减少污染、压迫止血、固定骨折、减轻疼痛，用无菌敷料或清洁布料包扎，如有腹腔内脏脱出，应先用干净器皿保护后再还纳，以防污染。

3）固定　肢体骨折或脱位可使用夹板、就地取材或利用自身肢体加以固定，以减轻疼痛、防止再损伤，方便搬运。较重的软组织损伤也应局部固定。

4）迅速、安全、平稳地转运伤员。

（2）维持有效循环血量

1）密切监测患者意识、生命体征、中心静脉压等，并认真做好记录。

2）有效止血后，迅速建立2~3条静脉通道，给予输血或应用血管活性药物等，以尽快恢复有效血量并维持循环的稳定。

（3）缓解疼痛　肢体受伤时可用绷带、夹板、石膏、支架等维持有效固定姿势，避免因活动而加重疼痛。疼痛严重者可遵医嘱使用镇静、止痛药物。

（4）妥善护理伤口

1）开放性伤口清创术后护理　伤肢抬高制动，注意观察伤口有无出血征象、引流是否通畅、肢端循环情况；定时更换敷料。遵医嘱使用破伤风抗毒素及抗菌药物。

2）闭合性损伤患者的护理　软组织损伤，抬高或平放受伤肢体；12小时内局部冷敷和加压包扎，以减少局部组织的出血和肿胀。伤后12小时后给予热敷、理疗、药物外敷等，以促进血肿和炎症的吸收。注意观察皮下血肿情况；伤情稳定后指导患者进行功能锻炼。

（5）并发症的观察和护理　观察受伤部位的出血、疼痛、伤口修复等情况；肢体肿胀严重者，应定时测量肢体周径，注意末梢循环、肤色和温度。尤其是闭合性伤，需要严密观察有无休克及创伤后各种并发症的发生。

1）感染　开放性损伤患者，如果污染较重，没有及时处理，很容易发生感染，进行清创术后，需使用抗菌药物和破伤风抗毒素。若伤口已发生感染，及时引流、换药处理。

2）挤压综合征　凡四肢或躯干肌肉丰富的部位受到重物长时间挤压致肌肉缺血性坏死，继而引起肌红蛋白血症、肌红蛋白尿、高血钾和急性肾衰竭为特点的全身性改变，称为挤压综合征，又称为By-waters综合征。当压力解除后，出现肢体肿胀、压痛、肢体主动活动及被动牵拉活动引起疼痛、皮温下降、感觉异常、弹性减弱，在24小时内出现茶褐色尿或血尿等改变时提示可能发生了挤压综合征，应及时报告医生并配合处理。早期患肢禁止抬高、按摩；协助医生切开引流减压，清除坏死组织；遵医嘱应用碳酸氢钠及利尿剂，防止蛋白阻塞肾小管；对行腹膜透析或血液透析治疗的肾衰竭患者做好相应的护理。

（6）健康教育

1）普及健康知识，加强安全防护意识，避免受伤。一旦受伤，无论是开放性还是闭合性创伤，都要及时到医院就诊，接受正确的处理，以免延误抢救。

2）伤后恢复期加强功能锻炼，促进机体功能恢复，防止肌肉萎缩和关节僵硬等并发症的发生。

5. 护理评价　通过治疗和护理，患者是否生命体征平稳；疼痛得到有效的控制；伤口愈合；并发症得以预防或被及时发现和处理。

PPT

第二节 多发伤及复合伤

一、多发伤

(一) 概述

多发伤又称多发性创伤，是指在同一致伤因素作用下，人体同时或相继有两个以上的解剖部位或器官受到创伤，且其中至少有一处是可以危及生命的严重创伤，或并发创伤性休克者。多发伤需与多处伤相区别，多处伤是指同一解剖位置或脏器发生两处或两处以上的创伤，如一个脏器有三处的裂伤，一个肢体有两处骨折。

(二) 病因与临床特点

多发伤的病因多种多样，平时多发伤以交通事故最常见，其次是高处坠落，还有挤压伤、刀伤、塌方等，发生率占全部创伤的 1%～1.8%，战时多发伤的发生率为 4.8%～18%，有时甚至高达 70%。

多发伤不是各部位创伤的简单叠加，而是伤情彼此掩盖、有相互作用的症候群。其主要临床特点如下。

1. 伤情重且死亡率高 多发伤由于损伤范围广，涉及多部位、多脏器，每一部位的伤情重，创伤反应强烈持久，生理紊乱严重，甚至很快出现多器官功能不全或衰竭，因此，创伤早期病死率高。受伤的器官越多，其死亡率越高，伴有颅脑伤的多发伤死亡率可达 77.1%。

2. 休克发生率高 因多发伤损伤范围广，往往失血量大，休克发生率高且出现早，以低血量性休克（失血性、创伤性）最常见，尤其是胸腹联合伤，后期常为感染性休克。通常多发伤休克发生率不低于 50%，且多为中、重度休克。有时低血容量性休克与心源性休克同时存在（由严重心、胸外伤所致）。

3. 低氧血症发生率高 多发伤早期低氧血症发生率可高达 90%，尤其是颅脑伤、胸部伤伴有休克或昏迷者，PaO_2 可降至 30～40mmHg。严重创伤可直接导致或继发急性肺损伤，甚至急性呼吸窘迫综合征（ARDS）。低氧血症可加重组织器官损伤和多系统器官功能障碍。部分患者缺氧表现不明显，仅有烦躁不安，容易漏诊，如此时给予强镇痛剂，则很容易导致患者呼吸停止。

4. 感染发生率高且严重 开放性损伤、消化道破裂或呼吸道等闭合性损伤一般都有污染，如污染严重，处理不及时或不当，加上免疫抑制，很容易发生局部感染和肺部感染，严重者迅速扩散为脓毒症等全身感染。广泛软组织损伤且污染较重者，还应注意合并厌氧菌感染的可能性。近年来，创伤后感染致死者可占到后期死亡的 3/4 以上，这可能与各种侵入性导管等有关。

5. 容易发生漏诊和误诊 多发伤受伤部位多，如果未能按抢救常规进行伤情判断和分类很容易造成漏诊。多发伤患者常是闭合伤和开放伤同时存在，一些经验不足的救护人员易将注意力集中在开放性外伤或易于察觉的伤情上，而将隐蔽和深在的甚至更严重的创伤漏诊；多部位多系统创伤的患者，有些因耐受力很强、有意识障碍或某些损伤的早期症状不明显而被忽视，从而发生漏诊和误诊。漏诊率可达 12%～15%，漏诊最多的是骨关节损伤。

6. 多器官功能障碍发生率高 多发伤时各部位损伤严重，多伴有组织严重损伤，存在大量的坏死组织，可造成机体严重而持续的炎症反应，加之休克、应激、免疫功能紊乱及全身因素作用，极易引起急性肾衰竭、ARSD、心力衰竭，甚至是多器官功能衰竭等多种严重并发症。衰竭的脏器越多，死亡率越高。据统计，1 个、2 个、3 个脏器衰竭病死率分别为 25%、50%、75%，4 个以上脏器衰竭几乎无一生还。

7. 伤情复杂处理困难 因多发伤所累及的脏器或深部组织的严重程度不同，有时两个部位的创伤都很严重，均需立即处理，就会出现确定救治顺序的困难，如处理不当，则会造成病情加重甚至死亡。

8. 并发症发生率高 应激性溃疡、凝血功能障碍和脂肪栓塞综合征等并发症发生率也明显增高。

9. 应激反应严重 由于神经－内分泌反应，机体处于高代谢、高动力循环、高血糖、负氮平衡状态，内环境严重紊乱。

（三）病情评估

对于严重多发伤的早期病情评估与判断首先要注意患者的神志、面色、出血和生命体征等，以判断有无上呼吸道阻塞、张力性气胸、出血性休克、脑疝、心包填塞等致命伤。多发伤的病情可按以下程序评估与判断。

1. 初级评估 初级评估是指快速有序的检查患者，以确认是否存在致命性损伤并加以处理，认定明确潜在的伤害，判定处理患者的优先顺序，并根据以上评估实施恰当的救护程序，以降低死亡率及伤残率，改善预后。分首阶段和次阶段评估执行。首阶段包括复苏（如有需要）和快速有序地进行体格检查，确认有无可致命的危重情况，并及时实施干预；次阶段评估是指尝试找出全部伤情并采取相应治疗和护理措施。整个评估过程可以用以下 ABCDEFGHI 口诀协助记忆。

（1）首阶段评估 一般要求在 2 分钟内快速有序地完成检查，限处理危及患者生命的问题，除处理气道阻塞或进行心肺复苏外，不能因处理其他损伤而停止检查。

1）A（airway）－气道 检查气道是否通畅，同时检查颈椎。①保持患者气道的通畅：首先测试患者能否发声及观察有无气道不畅或阻塞，如口腔内有无舌头阻塞、呕吐物、血液、食物或脱落的牙齿等，若有则立即清除；如患者昏迷，用托下颌法或抬颌法打开气道；为防止舌后坠和便于吸引，可插入口咽或鼻咽通气管，必要时做气管插管或环甲膜切开。如已行气管插管，检查位置是否正确，如插管已移位则需立即重新插管，以维持气道通畅。②保护颈椎：检查前，必须注意保护颈椎，保持身体轴向稳定，并固定颈椎位置，严禁患者自行活动。如发现颈椎损伤需立即置颈托（如没有使用者）或检查已有的颈托是否妥帖，对疑有颈椎损伤的患者应立即予以制动，以免造成瘫痪。

2）B（breathing）－呼吸 确保有效呼吸。①暴露患者胸部，观察有无自主呼吸、呼吸频率、有无通气不良、呼吸困难及胸壁的完整性、胸廓运动是否对称、呼吸音强弱等。特别要注意有无张力性气胸、开放性气胸及连枷胸。②有效的呼吸支持，纠正和改善呼吸功能障碍，若发现无效呼吸，马上用简易呼吸器控制呼吸并准备气管插管或气管切开，并予机械通气。

3）C（circulation）－循环 了解出血情况，通过集中检查和观察大动脉搏动、血压、皮肤颜色、毛细血管再充盈时间来判断循环状态。①若检查结果正常，建立有效的静脉通道，首选等渗液进行输液。②若已休克，需立即建立两条静脉通道，输入等渗溶液，必要时输血或血浆代用品，维持一定的收缩压；如无法建立静脉通道时，可采取骨内穿刺输液和给药。③若无脉搏，考虑心搏和呼吸骤停，立即予心肺复苏术，并尽快查找病因，必要时协助开胸复苏；若复苏无效，应协助商讨何时停止抢救。若发现心脏压塞，协助进行心包穿刺。④若情况允许，应抽血做常规检查和配血。

4）D（disability）－能力丧失 主要评价患者的神经系统情况，如意识、瞳孔、有无偏瘫或截瘫等。①用 AVPU 法快速判断患者清醒程度，即 A（清醒）、V（对语言刺激有反应）、P（对疼痛刺激有反应）、U（全无反应）。②评估瞳孔的大小、形状及对光反射。③检查手指和脚趾有无感觉和活动。④用格拉斯哥昏迷评分表（GCS）以评价颅脑损伤。

5）E（exposure）－暴露 小心安全地将患者完全暴露以便无遗漏全面检查伤情，特别是主要伤情，注意保护患者隐私和保暖。切记所有衣物将可能作为司法证据，需妥善保存。

（2）次阶段评估 首阶段评估及其重要的干预措施完成后，可开始次阶段评估。目的在于找出所有损伤和收集任何其他信息，作为复苏和救护的依据。

1）F（follow）－配合　①监测患者生命体征及其变化。②密切配合医生进行诊断性操作，如心电图、抽血化验、配血等；必要时可置尿管和胃管以预防呕吐。③允许家属陪同患者。

2）G（give comfort）－关怀措施　无论患者是否清醒，护士均应主动对患者进行语言安慰，以减轻其痛苦和不安情绪。①恰当处理疼痛，应注意昏迷患者仍可能感到疼痛，使用适宜的疼痛测量工具来评估疼痛程度。控制疼痛的技巧有转移引起疼痛的物品、遵医嘱用药、心理安慰等。②照顾好患者的情绪，避免加深痛楚。要时刻注意患者的体征、面部表情、流泪情况等。

3）H（history）－病史　对清醒或目击者追问主诉、受伤史、既往病史及过敏史等，注意关注与发病或受伤有关的细节。

4）I（inspect）－检查　最后为患者做全面而详细的体格检查，以防漏诊。值得注意的是评估创伤患者前，救护人员需采取标准预防措施。如遇病情恶化，需重复按ABCDEFGHI进行创伤再评估，以查找原因并施以干预。每次检查和进行护理后，必须做好监护记录。

2. 重点评估　完成初级评估后及相应的干预措施后，可基本掌握患者的伤情，但在采取其他确定性治疗措施前，就要进行重点评估，更详细地检查已受伤的身体部位或系统，以决定后续的治疗方案和先后次序。在进行重点评估时，若病情和条件允许，应全面积极考虑使用各种各样的辅助检查或措施以达到较准确的诊断。各系统重点评估如下。

（1）颅脑外伤　多发伤中颅脑损伤的发生率可达66%～75%，休克发生率高达26%～68%。多发伤时对颅脑损伤评估，最主要的是检查患者意识水平、生命体征、瞳孔、肢体运动情况及头面部体征。

（2）颈部外伤　观察颈部外形与活动，有无损伤、活动性出血和血肿，触摸颈动脉的强弱和节律，注意有无颈动脉、颈椎损伤，有无颈项强直，观察气管是否居中。

（3）胸部外伤　发生率仅次于四肢和颅脑损伤，约占50%。胸部外伤早期评估主要依靠体检、胸部X线、CT检查和胸腔穿刺等。

（4）腹部外伤　其发生率占29%～63.9%。评估的关键是确定有无腹内脏器损伤，决定是否需要剖腹探查，其次才是具体哪个脏器损伤，凡是有腹膜炎表现的一般均需剖腹探查。

（5）泌尿系损伤　以男性尿道损伤最多见，肾、膀胱次之。大多是腹、腰部或骨盆严重创伤的合并症，主要表现为出血、排尿困难和尿外渗。

（6）骨盆骨折　占40%～60%，常有强大暴力外伤史，主要表现为骨盆变形、骨盆分离实验及骨盆挤压征阳性，X线检查可确诊，CT扫描诊断更为明确。骨盆骨折常伴有严重合并症，后者常较骨折本身更为严重。应注意骨盆骨折本身易致失血性休克，伴有腹内脏器和膀胱、尿道、直肠损伤等时更易加重休克。

（7）脊柱骨折与脊髓损伤　脊柱骨折常有严重外伤病史，如高空坠落、重物撞击腰背部等。评估关键是注意有无脊髓损伤，怀疑或确定有脊柱损伤时，嘱患者不能随意改变体位，切不可盲目搬动患者，保持其身体中轴稳定，以免发生继发性脊髓损伤。

（8）四肢损伤的评估　多发伤中最多见的合并伤，占60%～90%。大多数骨折一般只引起局部症状，股骨骨折和多发性骨折可导致休克等全身反应。

3. 确定诊断　凡因同一致伤因素而导致下列两条以上伤情者即定为多发伤。

（1）颅脑损伤　颅骨骨折，伴有昏迷的颅内血肿、脑挫伤、颌面部骨折。

（2）颈部损伤　颈部外伤伴有大血管损伤、血肿、颈椎损伤。

（3）胸部损伤　多发性肋骨骨折、血气胸、肺挫伤，纵隔、心、大血管和气管损伤。

（4）腹部损伤　腹内出血、内脏损伤、腹膜后大血肿。

（5）泌尿生殖系统损伤 肾、膀胱破裂、尿道断裂，阴道、子宫破裂。

（6）骨盆骨折伴休克。

（7）脊椎骨折伴有神经系统损伤。

（8）上肢肩胛骨、长骨干骨折。

（9）下肢长骨干骨折。

（10）四肢广泛撕脱伤。

4. 持续评估 评价患者对所做治疗的反应和初步治疗后的病情变化，对此进行持续性评估。通过严密监测与病情相关的各项生化指标或体征、患者的情绪和心理状态，协助了解患者实时动态，并采取或调整相对应的治疗与护理对策。如遇病情恶化，需重复进行创伤评估，找到原因和采取处理措施，并做详细记录。

（四）急救与护理

1. 急救原则和程序

（1）原则 多发伤一般都比较危重，其处理是否及时正确直接关系到患者的生命安全和功能恢复。因此，必须十分重视创伤的处理，特别是早期的急救和护理，应优先解决危及患者生命的情况，使患者得到初步控制，然后再进行后续处理。

（2）程序 先按初级评估之首阶段评估 ABCDE 步骤进行伤情评估与判断，同时或然后按 VIPCO 程序进行抢救，再按次阶段 FGHI 步骤评估外，主要是进行重点评估与判断，以决定急救室救护或后续确定性治疗。

👁 看一看

VIPCO 抢救程序

V（ventilation） 保持呼吸道通畅、通气和充分给氧。

I（infusion） 迅速建立 2～3 条静脉通道，保证输液、输血通畅及抗休克治疗。

P（pulsation） 通过心电监测和血压监测，及早发现和处理心跳、呼吸骤停和休克。

C（control bleeding） 控制出血。对于体表的活动性出血，最有效而暂时的止血方法是敷料加压包扎；对于大血管经压迫止血后应迅速进行手术止血；一旦明确胸或腹腔内存在活动性出血，应尽早手术探查止血。

O（operation） 急诊手术治疗。手术处理是严重多发伤治疗中的决定性措施，而且手术控制出血是最有效的复苏措施。危重患者是不允许做过多的检查，应抢在伤后的黄金时间（伤后 1 小时）内尽快进行手术治疗。

2. 救护措施 对于多发伤的抢救应遵循"先救命，后治伤"的原则，必须做到迅速、准确、有效。

（1）现场救护 原则是先抢救生命，后保护功能；先重后轻；先急后缓。一般来说，必须优先抢救或首先进行现场抢救的急症主要包括：心跳、呼吸骤停、窒息，大出血，张力性气胸和休克等。

1）尽快脱离危险环境 救护人员到达现场后，将患者迅速安全地脱离危险环境，排除可能造成继发损伤的因素。如将患者从倒塌的建筑物或火场中抢救出来，转移到通风、安全、保暖、避雨的地方进行急救；搬运患者时动作必须轻、稳，防止再度损伤或继发性损伤；对疑有脊椎损伤患者应立即予以制动。在不影响急救的前提下，急救人员应协助患者取安全舒适体位。

2）现场心肺复苏（CPR） 严重创伤引起的心跳呼吸骤停，现场正确的 CPR 是挽救生命最关键的措施。

3）解除呼吸道梗阻　是急救过程中最基础、最主要的措施。呼吸道梗阻或窒息是患者死亡的主要原因，可在很短的时间内使患者窒息死亡，故抢救时必须果断地以最简单、最迅速有效的方式解除各种阻塞原因。

4）处理活动性出血　大出血可使患者迅速陷入休克，甚至死亡，所以必须及时有效地止血，而出血处加压包扎法是其最有效的紧急止血法。

5）处理创伤性血气胸　对张力性气胸应尽快于伤侧锁骨中线第2肋间插入带有活瓣的穿刺针排气减压，能迅速改善危象；对开放性气胸要尽快用无菌敷料垫封闭开放伤口；对血气胸要行胸腔闭式引流；对胸壁软化伴有反常呼吸者应固定浮动胸壁。在上述紧急处理过程中应同时进行抗休克综合性治疗。

6）保存好离断肢体　患者离断的肢体可采用干燥冷藏法保存，即将离断肢体用无菌或清洁敷料包裹，置入塑料袋中密封，再放入加盖的容器内，外周放入冰块低温（0~4℃）保存。切忌将离断肢体浸泡在任何液体中。离断肢体应陪同患者一起送往医院，以备再植手术。

7）伤口处理　主要是进行伤口包扎，其目的是保护伤口、压迫止血、减少污染、骨折处固定并止痛。操作中应注意：①伤口内异物或血凝块不要随意去除，以免发生再次大出血。②创面中有外露的骨折断端、肌肉及内脏，严禁随意将其回纳入伤口，以免加重损伤或将污染带入伤口。③有骨折者需临时固定。④脑组织溢出时，应先在伤口周围加垫圈保护脑组织，不可加压包扎。

8）抗休克　尽快恢复有效循环血量也是成功抢救的关键措施。

9）现场观察　了解伤因、暴力情况、受伤的详细时间、受伤时体位、神志、出血量及已经采取的救护措施等，以便向接收人员提供伤情记录，以便诊疗。

❓ **想一想**

在创伤救治中，创伤气道的建立属于困难气道处理的范围。即使气道通畅，仍需保护颈椎，并同时要确保干预措施不会阻碍患者的呼吸道。若气道已出现局部或完全阻塞，我们应该怎么办呢？

答案解析

（2）转运和途中监护　对患者初步救护后，必须迅速转运送到医院做进一步检查和确定性治疗。

（3）院内救治　患者到达急诊科后，应尽快对患者进行进一步判断，并迅速采取针对性措施进行救治。

1）维持呼吸支持　保持呼吸道通畅，视病情给予或维持气管插管、机械通气、确保足够有效的氧供。

2）继续循环支持　主要有抗休克，建立并维持静脉通路通畅，补充有效循环血容量，按医嘱给予输液，必要时输血。

3）控制出血　根据情况可在原包扎的伤口外面再用厚敷料加压包扎，并抬高出血肢体；对较大活动性出血应迅速清创止血；对内脏大出血应立即进行手术处理。

4）对症支持治疗　对剧烈疼痛者可在不影响病情观察的情况下按医嘱给予镇静、止痛药物；防治感染，遵医嘱使用有效抗生素，开放性创伤常规加用破伤风抗毒素；维持水、电解质和酸碱平衡；营养支持。

5）专科处理　对颅脑损伤、泌尿系统损伤、四肢骨折等情况，给予急诊处理后，送专科或监护病房救治。

二、复合伤

（一）概述

复合伤是指两种以上的致伤因素同时或相继作用于人体所造成的损伤。

（二）分类与伤情特点

通常分为放射性复合伤和非放射性复合伤（烧伤复合伤、化学复合伤）两大类。

1. 放射性复合伤 是指人体遭受放射损伤的同时或相继又受到一种或几种非放射性损伤（如创伤、烧伤、冲击伤等）。放射性复合伤以放射损伤为主，多发生在核武器爆炸时。其伤情特点如下。

（1）伤情轻重主要取决于辐射剂量 受照射剂量越大，伤情越严重、死亡率越高、存活时间越短。

（2）病程经过具有初期（休克期）、假愈期（假缓期）、极期和恢复期分期的明显放射病。

（3）放射损伤与烧伤、冲击伤的复合效应。

（4）创面伤口（包括骨折）愈合延迟，创面易并发感染，出血、组织坏死更严重，甚至发生创面溃烂。

2. 非放射性复合伤 包括烧伤复合伤和化学复合伤。

（1）烧伤复合伤 是指人体在遭受热能（如热辐射、热蒸汽、火焰等）损伤的同时或相继遭受到其他创伤所致达到复合伤。较常见的是烧伤合并冲击伤。其伤情特点如下。

1）整体损伤加重 严重烧伤引起体表损伤，合并冲击伤时引起多种内脏损伤，两伤合并出现相互加重效应，使休克、感染发生率高、出现早、程度重，持续时间长。

2）心肺功能障碍明显 心脏损伤早期表现为心动过缓，以后为心动过速，并可出现心律失常，甚至心功能不全。

3）肝、肾功能损伤 严重者可发生肝、肾衰竭。

4）造血功能损伤 表现为骨髓抑制性反应，外周血三系均减少。

5）合并其他器官功能障碍 如复合听力损伤、肺冲击伤、颅脑损伤等。

（2）化学复合伤 是指机体遭受暴力作用的同时，又合并化学毒剂中毒或伤口直接染毒者。多见于战时使用军用毒剂，平时也可见于民用化学致伤因素，非战时最常见的是农药、强酸强碱、工业有害气体与溶剂。其伤情特点如下。

1）伤情取决于创伤的严重程度、化学毒剂的毒性和对靶器官的损害。

2）化学毒剂可经不同途径进入人体，引起人群中毒甚至死亡。毒剂经伤口进入机体，吸收会更快，中毒程度也明显加重，往往有复合效应。

3）毒剂种类不同，临床表现也各不相同。如神经性毒剂污染伤口后，不久伤口局部就会出现持续性肌颤，全身吸收中毒时则出现恶心、呕吐、流涎、胸闷、腹痛及惊厥，甚至昏迷等。

（三）救护措施

1. 全面、迅速、正确地确定复合伤的类型、程度，仔细观察患者的伤情，立即移至安全地方，迅速建立静脉通道，快速、正确地采取各种抢救措施。

2. 首先检查可危及患者生命的一些情况，优先处理危及生命重要器官的损害，如心脏骤停、窒息、大出血、休克、张力性气胸、内脏及颅脑损伤或影响肢体存活的重要血管损伤。

3. 保持呼吸道通畅，对因吸入性损伤致呼吸困难、窒息者，立即插入口咽通气导管或气管切开，给予人工呼吸。

4. 密切监测患者的呼吸、心律、心率的变化，严防心衰、肺水肿的发生。

5. 各种复合伤的特殊救护

（1）放射性复合伤

1）迅速去除致伤因素　彻底清除粉尘和异物，保持呼吸道通畅；遮挡暴露的皮肤。

2）早期抗辐射处理　对患者进行清洗消毒，清洗消毒的污水、污物用深坑掩埋，以防放射性污染扩散。胃肠道污染者可采取催吐、洗胃、缓泻等方法进行抗辐射处理。

3）创面、伤口的处理　首先去除患者体表的污染，如衣服、体表和孔道的粉尘和剃光头发；有伤口者最好先进行放射性测定，去除毛发，用漂白粉液（禁用乙醇）或等渗盐水彻底清洗，然后进行清创，伤口通常延期缝合。手术应在早期进行（如伤后 24 ~ 48 小时），争取创面、伤口在极期前愈合，极期内一般禁止手术。

（2）烧伤复合伤　继续保持呼吸道通畅，补液、抗休克；合理使用抗生素和预防注射破伤风抗毒素；配合手术处理创面；积极防治肺损伤。

（3）化学性损伤

1）严密监测　生命体征、意识、瞳孔及皮肤色泽的变化。

2）首先处理危及生命的创伤，再处理毒物中毒；明确毒物种类后立即应用有效拮抗剂实施对症处理。

3）清除毒物，保护重要器官功能，尤其是肺功能和心肌功能。

4）防治并发症　中毒性休克伴肺水肿者，禁输血和等渗盐水；疑发生肺水肿者，应掌握好输液速度和量。

6. 心理护理　加强心理护理，缓解患者及家属对疾病的焦虑和恐惧。

7. 健康教育　加强安全防护教育，避免和减少各种复合伤的发生；宣传和培训自救、互救知识。

第三节　创伤心理反应和干预

PPT

一、常见心理反应及心理问题

创伤在损伤身体生理的同时，也引起心理应激并造成心理创伤，引起一系列心理行为改变，可以直接或间接影响患者的生理、心理、社会康复及其生存质量。严重创伤患者突然遭受巨大的生理、心理打击，超过患者心理承受的极限或心理反应过于强烈，易发生一系列与应激有关的心理、生理、行为上的变化，主要是指意识清醒患者的心理反应。

（一）负性心理反应

严重创伤可导致患者普遍出现多种身心反应，且因个人人格特征、创伤严重程度、可利用资源等不同而表现各异。

1. 情绪反应　患者普遍存在不同程度的焦虑，一些患者在醒来后首先感到的是恐惧。体验到死亡的患者常表现出惊慌和恐惧，而后出现孤独和无助感，极易产生忧郁，甚至自杀。有些患者会产生激动、愤怒，甚至情绪失控或情绪休克。还有患者表现为自卑和自责、悲痛、失眠、噩梦等。

2. 认知反应　有些创伤患者经抢救，病情好转后出现心理否认反应。一些患者因机体伤残而产生失能评价，如出现拒绝治疗、攻击甚至自杀。并可有羞辱感、注意力难以集中、思维混乱、敏感猜疑、定向力和记忆障碍等表现。

3. 行为反应　创伤急性期易出现社会性退缩或隔离、过分依赖等消极行为，以及坐立不安、举止不协调、口味改变等。

（二）积极心理反应

有些创伤患者会出现积极地寻找支持并加强和他人联系的积极心理。

（三）病理性心理问题

1. 急性应激障碍（ASD） 是指因极其严重的心理或躯体应激因素而引起的短暂性精神障碍。在受刺激后几分钟至几小时发病，主要表现为侵袭、警觉性提高、回避和易激惹等，若处理不当，可有20% ~50%的患者转为创伤后应激障碍。

2. 创伤后应激障碍（PTSD） 是指由突发性、威胁性或灾难性生活事件，导致个体延迟出现和长期持续存在的精神或心理障碍，是一种经历严重身心创伤后所产生的焦虑性疾病，属于心理失衡状态。其三大核心症状为：创伤性体验的反复重现；持续性回避；持续性焦虑和警觉水平增高。护士应准确识别此类患者，及时转诊，请心理治疗师或精神科医生治疗。

3. 病态性依赖心理 是指患者对家属过分依赖，情感脆弱，甚至带有幼稚色彩。主要表现为愿意听从指导，接受帮助，不做主观努力；当失去周围人的支持时，患者会表现忧郁、自怜、疑心重重。这种心理可能会导致或者功能恢复及适应过程延长。

二、心理评估

护士可采用观察法、访谈法或心理测验等方法对创伤患者心理进行全面评估。

（一）心理健康水平评估

评估个体对创伤事件的认知评价结果及应对特点；评估患者有无认知功能损害，如感觉创伤后应激障碍评估减退或增强、错误或幻觉、思维迟钝、注意力减退或转移、健忘、环境或自我定向力障碍等症状；评估患者有无出现情感障碍，如容易激惹、情感爆发、焦虑、抑郁等症状；评估患者有无出现主动性、进取性减低等意志减弱表现。

（二）社会资源评估

评估患者的社会角色功能、生活自理能力、人际交往意向社会支持水平和来源。

（三）流行病学

证据表明有5% ~12%的人在遭受创伤性事件后可能发展为PTSD，PTSD通常在创伤事件发生3个月后出现，但也可能在事发后数个月至数年见延迟发作，对经历创伤事件的个体或人群进行准确评估，有助于对PTSD的早期识别和治疗，有利于患者的预后和社会功能的恢复。

国际上目前临床可使用的PTSD筛查和诊断量表较多，主要包括自评量表、半结构式、结构式访谈表等。研究证实，绝大多数量表具有较好的信、效度，筛查和诊断的准确率较为理想。目前国内应用较多的是中南大学湘雅二医院翻译修订的《临床用PTSD量表》中文版。

三、心理危机干预

创伤后心理危机是指严重创伤患者因创伤刺激导致的自杀及自伤行为。护士应有心理危机干预意识，及时识别危机，协助心理医生尽早干预危机，帮助患者渡过心理危机。心理危机干预原则为：快速性、就近性、预测性、简易性、有效性、实用性。危机干预可遵循以下六部法。

1. 明确问题了，从患者角度确定心理危机，明确引发危机的焦点问题和诱因。

2. 确保患者安全，尽可能将生理心理危险程度降到最低，作为干预的首要目标，并明确其解决方法。

3. 给予支持，强调与患者的沟通，使其建立信心，接受外来的帮助。

4. 提出并验证可变通的应对方式。

5. 制定患者可理解和执行的计划，以克服其情绪失衡状态。

6. 获得患者诚心的承诺，以便实施危机干预措施。

严重创伤后心理反应可分为危重期、急性期和康复期，各期的心理反应具有一定的共性和患者个体差异，故干预也要遵循个体化原则。当评估发现存在急性应激障碍及创伤后应激障碍时，应寻求心理或精神科医生的诊治。对创伤后应激障碍患者可应用暴露疗法、认知疗法和小组疗法等特殊的心理治疗方法。

♥ 护爱生命

创伤后伴发心理适应障碍已经成为危及患者及其家庭、社会的一大健康隐患。医务人员在为患者提供生理护理的同时，必须关注其心理变化，采用科学的心理护理措施，减少心理创伤，使患者恢复身心平衡，促进创伤早日康复。

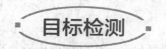

答案解析

单项选择题

1. 下面属于闭合性损伤的是哪一个
   A. 切割伤　　　　　B. 刺伤　　　　　C. 撕脱伤　　　　　D. 震荡伤　　　　　E. 擦伤

2. 下列哪一项是多发伤的临床特点
   A. 较少发生休克　　　　　　　　　　　　　B. 多发伤等同于多处伤
   C. 低氧血症发生率高　　　　　　　　　　　D. 不易发生漏诊和误诊
   E. 创伤后全身反应较轻，死亡率不高

3. 创伤的死亡3个高峰时间中受院前急救和院内救治的影响较大的是
   A. 第1死亡高峰　　　　　　　　　　　　　B. 第2死亡高峰
   C. 第3死亡高峰　　　　　　　　　　　　　D. 第1、2死亡高峰
   E. 第2、3死亡高峰

4. 下列哪项是多发伤初级评估的目的
   A. 明确诊断　　　　　　　　　　　　　　　B. 判断处理患者的优先次序
   C. 确认是否需要手术　　　　　　　　　　　D. 明确收治的科室
   E. 决定后续的治疗方案及优先次序

5. 有关 ISS 评分方法描述正确的是
   A. 把人体分为9个区域
   B. ISS 分值越低，则创伤越严重，死亡率越高
   C. 损伤严重的3个区域之最高 AIS 值之和的平方
   D. 损伤严重的4个区域之最高 AIS 值之和的平方和
   E. 适用于多部位、多发伤和复合伤的伤情评估

6. 多发伤患者出现下列情况，应首先抢救的是
   A. 开放性气胸　　　　　　　　　　　　　　B. 休克

C. 四肢开放性骨折

D. 昏迷

E. 大出血的颌面部严重创伤

7. 患者离断的肢体采用什么方法进行保存

A. 干燥冷藏法

B. 潮湿冷藏法

C. 冰水中浸泡保存

D. 冷水中浸泡保存

E. 以上均不对

8. 心理危机干预的原则不包括哪一项

A. 快速性　　　　B. 就近性　　　　C. 预测性　　　　D. 简便性　　　　E. 实用性

9. 患者，女，40岁，因汽车撞伤10分钟后入院，昏迷，面色苍白，血压测不到，呼吸慢，心跳微弱，诊断：腹腔内出血、骨盆骨折、阴道流血，请判断他属于

A. 多处伤　　　　B. 联合伤　　　　C. 复合伤　　　　D. 多发伤　　　　E. 单发伤

10. 患者，男，23岁，左胸刺伤2小时，创口与胸腔相通，患者极度呼吸困难，首要的急救措施是

A. 迅速封闭胸壁伤口

B. 立即手术

C. 输血、输液

D. 胸腔闭式引流

E. 给氧、气管插管

（田　清）

书网融合……

　　重点回顾　　　　　　微课　　　　　　习题

第九章　灾难救援

学习目标

知识目标：
1. **掌握**　灾难现场检伤分类的原则和方法以及灾难现场的救护要点。
2. **熟悉**　各种不同灾难类型的特点和灾难伤员的转送原则。
3. **了解**　灾难医学的定义和灾难护理的概念；灾难现场检伤分类标志。

技能目标：
能运用本章所学知识，根据患者实际情况，实施急危重症护理技术。

素质目标：
培养良好的团队合作和沟通能力，树立以人为本、生命至上的理念，具有良好的职业道德，重视护理伦理，保护患者隐私，珍视生命，关爱患者，减轻患者痛苦，维护健康。

第一节　概　述

PPT

📖 导学情景

情景描述：某高速公路上两辆汽车相撞致 18 人受伤，"120" 接到报警电话后派出急救团队到现场急救。急救人员在现场发现：1 人股骨开放性骨折，1 人疑有颈椎损伤，1 人张力性气胸，1 人右手掌离断伤，1 人肠管脱出，12 人皮肤擦伤及裂伤，1 人死亡。

情景分析：结合所有伤员病史及临床表现，诊断为车祸群发伤。

讨论：应该如何对这些伤员进行检伤分类与标识？如何实施现场救护？

学前导语：作为灾难医疗救援队伍中的主力军，护士应掌握灾难医学救援的知识和技能，尽快对所有受伤患者进行检伤分类，并根据不同伤情的优先次序进行现场救护，最大程度降低死亡率。同时利用自身医学优势向患者及家属做好灾难心理危机干预。

各种类型灾难的频繁发生，造成了大量的人员伤亡和财产损失，灾难是除自然死亡以外人类生命与健康的第一杀手。我国是世界上灾难损失最严重的国家之一。护士作为灾难医疗救援队伍中的主力军，掌握灾难医学救援的知识和技术，是灾难救援成功、减少灾难所致人员伤亡的重要保证之一。

一、概念

2002 年，世界卫生组织（WHO）将灾难（disaster）定义为"一个对社区或社会功能的严重损害，包括人员、物资、经济或环境的损失和影响，这些影响超过了受灾社区或社会应用本身资源应对的能力"。由此可见，只要破坏的严重性超过了发生地区资源所能应对的限度，需要外部援助来应对的突发事件均属于灾难。

二、原因与分类

根据发生原因的分类方法，可将灾难分类如下。

1. 自然灾害　包括地震、火山活动、海啸、滑坡、风暴、龙卷风、水灾、旱灾、沙尘暴等。

2. 人为灾难　包括火灾、爆炸、交通事故、工伤事故等所致灾难，矿山灾难、卫生灾难、科技事故灾难，以及战争及恐怖袭击所致灾难等。

另外，按发生的顺序可以分为原生灾难、次生灾难和衍生灾难；按发生方式可以分为突发灾难和渐变灾难。

第二节　灾难现场的医学救援

灾难救护，是研究在各种灾难所造成的损害条件下实施的紧急医学救援护理、疾病防治和卫生保健。有效的灾难救护能拯救受灾人民生命，最大限度地降低死亡率和残疾率，尽早恢复伤员的工作和生活能力，控制灾后疾病的发生和流行。

一、灾难现场的检伤分类

1. 检伤分类的目的　在灾难救护现场，多采用大规模伤员分类，其目的是在资源有限的情况下分配急救优先权和确定需转送的伤员，让尽可能多的伤员获得最佳的治疗效果，是分级救治的基础。

2. 检伤分类的原则　检伤分类时应遵循简单快速、分类分级、救命优先、自主决策、重复检伤、公平有效等原则，同时，兼顾公平性和有效性是救护现场检伤分类的基本伦理原则。

3. 检伤分类的种类

（1）收容分类　快速识别需救护的伤病员，同时帮助其到安全的区域接受进一步检查和治疗。

（2）救治分类　评估伤病员的伤情，将轻、中、重度伤病员分开，确定救治实施顺序及相应的救护措施。

（3）后送分类　结合伤病员伤情及救护现场资源，确定伤病员转运到医疗机构的顺序。

4. 检伤分类的标志　灾难救护现场通常用红、黄、绿、黑四种颜色的标签区分伤病员。

（1）红色　即刻优先（第一优先），表示患者生命体征不稳定，伤情危及生命，需立即给予基本生命支持，并在1小时内转运到确定性医疗单位救治。

（2）黄色　紧急优先（第二优先），表示患者生命体征稳定，有潜在生命危险，救护后应优先后送，并在4～6小时内得到有效治疗。

（3）绿色　延期优先（第三优先），表示不紧急，较小的损伤，能自主活动的伤病员，不需要立即入院治疗。代表轻伤。

（4）黑色　零优先，指没有生还可能、已经死亡的伤病员。

练一练

在灾难现场，应该首先抢救的伤员是（　　）

A. 红色分拣标签患者

B. 黄色分拣标签患者

C. 蓝色分拣标签患者

D. 绿色分拣标签患者

E. 黑色分拣标签患者

答案解析

二、灾难现场的救护

（一）伤病员的现场救护

1. 灾难现场救护的原则　应充分利用现场资源，紧急救治危及生命的伤情，使其稳定或好转，为转送创造条件，尽最大可能确保伤病员的生命安全。

2. 现场救护的范围

（1）对心搏骤停者，立即开放气道，行心肺复苏术。

（2）对昏迷者，应取侧卧位，防止窒息，保持呼吸道畅通。

（3）对张力性气胸者，在锁骨中线第二、三肋间用带有单向引流管的粗针头穿刺排气。

（4）对有活动性出血者，采取有效止血措施。

（5）对有伤口者行有效包扎，对肠管脱出、脑膨出者行保护性包扎，对开放性气胸者做封闭包扎。

（6）对骨折者，可用夹板固定，也可就地取材，做临时性固定或借助躯干、健肢固定。

（7）对休克或有休克先兆者行抗休克治疗。

（8）对大面积烧伤者，给予创面保护。

（9）对有明显疼痛者，给予止痛药；伤口污染严重者，给予抗菌药物，防治感染中毒者，及时注射解毒药或给予排毒处理。

（二）伤病员的转送护理

1. 转送指征

（1）符合下列条件之一者可转送　伤情需要，现场不能提供确定治疗或处理后出现并发症者；现场救治已完成，并且评估确认伤病员不会因搬动和转送使伤情恶化甚至危及生命。

（2）有下列情况之一者应暂缓转送　休克未纠正，病情不稳定者；颅脑外伤疑有颅内高压，有发生脑疝可能者；颈髓损伤有呼吸功能障碍者；胸、腹部损伤后病情不稳定者；骨折固定不确定或未经妥善处理者；被转送人员或家属依从性差。

2. 转送注意事项

（1）转送顺序　危及生命需立即治疗的严重创伤者 > 需急诊救治可能有生命危险者 > 需要医学观察的非急性损伤者 > 不需要医疗帮助或现场已死亡者。

（2）保持通信畅通　转送方及接收方保持联系，及时沟通转送及接收要求与注意事项。

（3）转送安全性评估　转送前再次全面评估并记录气道、呼吸、心率、脉搏、氧饱和度和血压以及神经系统检查结果等，确保转送安全。

（4）知情同意　向患者及其家属交代病情，告知转送的必要性和途中可能出现的风险，征得同意并签字后实施转送。

3. 转送途中护理要点

（1）担架转送伤病员的护理　①安置合理体位：一般取平卧位，如有特殊情况，可根据病情采取不同体位。②防止坠床：妥善系好固定带，行进过程中担架平稳，防止颠簸；上下坡时担架保持水平状态。③注意舒适护理：注意保暖、防雨、防暑；2 小时翻身一次。④加强病情观察：使伤病员的头部向后、足部在前，方便观察病情，发现异常，及时处理。

（2）卫生车辆转送伤病员的护理　①准备车辆和器材：对汽车或列车车厢统一编号，备好各种物资、器械、药材、护理用具和医疗文件等。②伤病员的准备：根据病情及有无晕车史等，遵医嘱给予止痛、止血、镇静、防晕车等药物。③妥善安排登车：将出血、骨折、截瘫、昏迷等重伤员安排在下铺，每台车或每节车厢安排 1~2 名轻伤员，协助观察和照顾重伤员。④安置合理体位，防坠床。⑤加强病情观察，保证途中治疗。⑥下车时的护理：安排危重伤病员先下车，清点伤员总数，做好交接。

（3）卫生船转送伤病员的护理　①防晕船：晕船者预先服药。②防窒息：有昏迷、晕船呕吐者头转向一侧，随时清除呕吐物。③妥善固定：使用固定带将伤病员固定于舱位上。④保持自身平稳，妥善实施护理操作。⑤病情观察及其他护理措施：同陆路转送的护理。

（4）空运伤病员的护理　①合理安放伤病员的位置：大型运输机可横放两排，中间留出过道，休克者应头部朝向机尾。若为直升机，应从上至下逐层安置担架，重伤员应安置在最下层。②加强呼吸道护理：空中温度和湿度均较低，应加强气道湿化，对使用气管插管者，应减少气囊中注入的空气量，或者改用盐水充填，以免在高空中气囊过度膨胀压迫气管黏膜造成缺血性坏死。③特殊伤情的护理：外伤致脑脊液漏者，因气压低漏出量会增加，需用多层无菌纱布保护，及时更换敷料，防止逆行感染。中等以上气胸或开放性气胸者，空运前应反复抽气，或做好胸腔闭式引流，使气体减少至最低限度。④其他护理工作同陆路转送的护理。

第三节　常见灾难的特点与救护 微课

PPT

一、交通事故的救护

交通事故伤是指交通事故时机械力作用于机体造成的组织损伤和功能障碍。交通事故一般分为机动车事故、自行车事故和行人事故等类型。全球每年因交通事故死亡人数逐年上升，公路交通事故已成为全球意外伤害中最常见的事件。

（一）危害特点

1. 发生频率高　受路况、车况以及自然、人为因素的影响，公路交通事故随时随地都可能发生。根据有关数据显示，我国现在每年发生交通事故 20 多万起。

2. 人员伤亡大　公路上发生的交通事故，往往造成数辆汽车首尾相撞，直接导致驾驶员和乘客伤亡。若翻车堕入江河或者悬崖，则加大了群死群伤的可能性，直接造成严重的交通事故。

3. 伤情复杂　交通事故损伤往往可以造成多发性创伤、复合伤，伤情复杂、救治困难。

（二）救援要点

交通事故伤可造成多种损伤类型，如撞击伤、烧伤、碾压伤、切割伤、跌落伤、撕裂伤、骨折等，以头面部及四肢损伤比例最高，其次为胸腹部和脊柱伤。

1. 快速检伤分类　救援人员到达现场后应快速评估现场环境，评估伤员的数量和严重程度，正确判断伤情，及时抢救。如出现大量患者时，必须进行伤情分类，分清轻重缓急，有计划、有组织地进行抢救。

2. 现场救护

（1）创伤出血　外出血时对伤口进行加压包扎止血，如果伤口内有碎骨片、玻璃碎片或插入异物、腹腔脏器脱出等情况，则包扎时可不加压；四肢出血可使用止血带临时止血，注意醒目标识止血带的应用时间及放松时间；深部组织出血，可采用敷料填塞加压包扎止血；喷射状出血可采用钳夹止血。内出血时，应迅速建立静脉通道，立即送往附近医院手术止血。

（2）损伤性窒息　患者取半卧位，头偏向一侧，松解颈部衣扣，清除口腔异物及分泌物；舌后坠影响呼吸时，设法将舌牵拉至口外固定，必要时可行环甲膜穿刺或气管切开。

（3）头部损伤　注意观察有无颅内出血及颅骨骨折等情况。

（4）胸腹损伤　胸骨损伤时，可因肋骨骨折刺破胸膜或肺脏引起气胸、血胸，多发性肋骨骨折可引起反常呼吸运动，不要用力搬运；有张力性气胸时可放置单向引流，解除胸腔内压力；开放性气胸者，用厚敷料在伤员呼气末将伤口暂时封闭，并做加压包扎；腹部脏器脱出时可用洁净敷料覆盖固定于腹壁上，不可把已脱出脏器送回腹腔，以免加重污染；多发性损伤时，创伤范围大，要注意对隐蔽严重的创伤，在损伤部位不明确之前，不使用止痛剂，尽快建立静脉通路，以维持基本生命体征。

（5）骨折　四肢骨、关节伤可采用夹板固定，也可利用躯干或健肢固定，固定时不要过分牵拉伤肢，不要求断端准确复位；如有肢体离断，止血包扎残端，离断肢体用无菌纱布包裹并低温保存，迅速随伤员一起送往医院；如脊柱损伤时需妥善固定，尽量不使脊柱扭曲或用力，采取轴线搬运，防止继发性损伤。

3. 转送护理　根据伤员的检伤分类情况，对伤员实施正确及时的搬运与转送。

二、地震灾难的救护

地震灾害是指地震造成的人员伤亡、财产损失、环境和社会功能的破坏，具有突发性、不可预测性、频度较高、次生灾害严重和社会影响大等特点。我国是地震灾害严重的国家之一，20 世纪死亡人数在 20 万人以上的两次特大地震均发生在我国。

（一）危害特点

1. 突发性　由于地震预报还处于研究阶段，绝大多数地震还不能做出临震预报，地震的发生往往出乎预料。地震的突发性使人们毫无思想准备和防护措施，造成的人员伤亡非常惨重。

2. 瞬时性　地震在瞬间发生，地震作用的时间很短，最短十几秒，最长两三分钟就造成山崩地裂、房倒屋塌，使人猝不及防、措手不及。地震爆发的当时人们无法在短时间内组织有效的抗御行动。

3. 伤亡惨重　我国以前的房屋抗震能力差，人口密集。统计表明，约百分之六十的死亡是抗震能力差的砖石房屋倒塌造成的，尤其一些地震发生在人们熟睡的夜间。

4. 次生灾害多　地震次生灾害是指强烈地震发生后，自然以及社会原有的状态被破坏，造成的山崩、滑坡、泥石流、地裂、海啸、瘟疫、火灾、爆炸、毒气泄漏等一系列因地震引起的各类灾害。

5. 地域性和周期性　地震的发生呈现一定的地域性分布和周期性。

（二）救援要点

1. 检伤分类　由经验丰富的医护人员按照程序迅速对所有伤员进行检伤，分清轻重缓急。根据分类结果将伤员安置到不同区域以便快速处置，注意对伤员的动态评估和再检伤。

2. 现场救护

（1）对埋在瓦砾中的幸存者，应先建立通风孔道，以防窒息。

（2）挖出后应立即清除口鼻异物和压在伤者头面部、胸腹部的泥土。蒙上双眼，避免强光刺激。

（3）从缝隙中将伤员救出时，应保持脊柱呈中立位，以免伤及脊髓。

（4）救出患者后，及时检查伤情，判断意识、呼吸、循环体征等。遇神志不清、大出血等危重急症者优先救护。外伤、出血给予包扎、止血、予以固定，脊柱骨折要正确搬运。

（5）要避免伤员情绪过于激动，给予必要的心理援助。

（6）挤压综合征的伤员要迅速建立静脉通道，尽早补充液体，注意在解除挤压前尽快进行扩容治疗；如不能立即静脉补液，可口服补充含碳酸氢钠的液体，必要时在局部进行止血带短期结扎直至给予静脉补液；监测血压、尿量和受压局部情况。

（7）危重患者如呼吸心跳停止者，在现场立即行心肺复苏；休克伤员取平卧位，对伴有颅脑、胸腹外伤者，要迅速护送转至医疗单位；对严重的开放性污染的创伤面，要除去泥土秽物，用无菌敷料或其他干净物覆盖包扎。

？想一想

简述地震中挤压综合征患者的救护要点？

答案解析

3. **转送护理** 根据伤员的情况选择转送的方式，医护人员做好转送途中的监护。

三、火灾的救护

火灾是一种不受时间、空间限制，发生频率最高的灾害。火灾严重威胁人们生命财产安全，影响经济发展和社会稳定。全球每年发生火灾约 600 万起，造成数万人死亡和数以亿计的经济损失。发生火灾必备三个条件：可燃物、助燃物、引火源。

（一）危害特点

1. **火场烟雾蔓延迅速** 火灾发生后，火场烟雾的蔓延速度是火的 5~6 倍，烟气流动的方向就是火势蔓延的途径。

2. **通气不畅** 火灾现场由于大量的高温热烟，人的视线受到很大影响，污染的空气夹带着有毒物质，给逃生和救援都带来极大的困难。

3. **逃生困难** 火灾往往突然发生，难以预料，人们在惊慌之下，现场秩序混乱拥挤，甚至造成踩踏损伤。加上由于浓烟烈火，严重影响人们的视线，使人看不清逃离的方向而陷入困境。因此，火灾事故现场常常造成群死群伤情况的发生。

（二）救援要点

1. **检伤分类** 初步估计烧伤面积和深度判断伤情，注意有无吸入性损伤、窒息、骨折、中毒等情况。

2. **现场救护**

（1）火焰烧伤 伤员迅速脱离火场，脱去燃烧的衣服，用水喷洒着火的衣服；保持呼吸道通畅，给氧；对烧伤的创面现场不做特殊处理，保护好创面；给予镇痛剂，口服淡盐水；化学性烧伤者，立即脱掉污染的衣裤，用清水持续冲洗创面 30 分钟以上。

（2）中毒 迅速将伤员转移至通风处，清除口鼻分泌物和炭粒，保持呼吸道通畅，给氧；呼吸、心跳停止者，立即开放气道，行心肺复苏术，并送往医院进一步救治。

（3）机械性损伤 对于砸伤、刺伤或者高处坠落伤的患者可能合并多发性创伤，按照相应医疗救援程序予以处理。

3. **转送护理** 对于现场急救处理后的伤员，应尽早转送至医院接受治疗。转送途中做好病情观察，尤其关注大面积烧伤的患者，防止发生低血容量性休克。

四、水灾的救护

水灾是指一个流域内因集中大暴雨或长时间降雨，导致该流域的水量迅猛增加，水位急剧上涨，超过其泄洪能力而造成堤坝漫溢或溃决，出现洪水泛滥的自然灾害。据联合国统计，全球因水灾造成的人员伤亡和经济损失，占自然灾害的首位。

（一）危害特点

1. **受灾面积大** 我国受洪涝灾害威胁的地区总面积达 73.8 万平方千米，长江、黄河、淮河、海河、珠江、松花江、嫩江、辽河等八大江河的周边地区均受洪涝灾害的严重威胁。

2. 水灾人员伤亡重大 洪涝灾害往往造成江、河、水库堤坝溃决，造成遍地汪洋。堤坝溃决时，水量大，水势凶猛，往往导致大量城乡居民因无法及时逃生而遇难。

3. 经济损失大 水灾造成粮食大量减产，甚至绝收；冲塌房屋，吞没财产；工矿企业单位被淹，被迫停产停业；毁坏铁路、公路和城镇基础设施；破坏水利设施等。

4. 道路桥梁损坏 水灾灾害造成铁路、公路以及桥梁等毁坏，使地面交通基本陷于瘫痪，直接影响政治、经济以及人民的正常生活秩序。

5. 引发次生灾害 洪涝灾害还常常伴随泥石流、滑坡、山崩以及化工设施毁坏后所发生的化学事故和灾后出现的瘟疫、饥荒等次生灾害，使灾情趋于复杂化、扩大化。

6. 救援困难 由于洪涝灾害涉及地域广、受灾人数多、灾害周期长，道路交通、通信中断等，给救援工作带来了极大困难。

（二）救援要点

1. 检伤分类 在较宽敞的场所进行伤情评估，快速识别需紧急救治的伤员，现场进行生命支持的干预并组织转送。注意对可疑传染病伤员的防护与隔离。

2. 现场救护 针对水灾中出现的各种伤员，实施有效的救治。如淹溺者，从水中救出后，迅速清除其口鼻内的污泥、杂草，保持呼吸道通畅，有呼吸心跳停止者立刻实施心肺复苏，注意保暖，去除湿衣物；遇电击伤的伤员，应迅速关闭电源，将伤员平卧，解开衣扣，保持呼吸道通畅，若心跳停止者立刻实施心肺复苏；遇到毒蛇咬伤的伤员，立即用绷带在伤口近心端5cm处缚扎，包扎时以能放入一个手指为宜，以减少毒素扩散与吸收，再用清水、双氧水冲洗伤口，口服和外敷一些蛇药片，尽早应用抗蛇毒血清；为预防传染性疾病暴发，对传染源、传播途径以及易感人群实施防控措施。

3. 转送护理 水灾害险情变化较大，应尽早把伤员转送到安全地区的医院治疗。水灾伤员的转送原则是尽早、尽快、就近。

五、矿难的救护

矿难是指在采矿过程中发生的事故，常见的矿难有瓦斯爆炸、煤尘爆炸、透水事故、矿井失火、板顶坍塌等。全球每年至少有数千人死于矿难，而我国作为一个产煤大国，矿难更为严重。

（一）危害特点

目前，煤矿事故具有突发性、破坏性、灾难性和继发性的特点，对矿区作业人员造成极大的生命威胁，同时造成较大的经济损失。煤矿事故的危害性之所以这么大，与事故发生后应急能力不足、救援不及时有关。

1. 影响范围大 我国的煤矿均为瓦斯矿井，瓦斯爆炸是矿山最严重、破坏性最强的群体伤亡事故。一旦发生瓦斯爆炸，产生的瞬间温度可以高达几千摄氏度，爆炸会产生巨大的冲击波和反射冲击波，也会产生大量有毒的气体，对井下作业的工人都是致命性的损伤。

2. 救援条件有限 这是煤矿重大灾害事故不同于其他行业事故的最明显特征。矿工在矿区作业时人员分布广泛，互相之间有一定的距离间隔。而且当重大事故发生时，井下的生产系统会遭到破坏，巷道被堵，搜寻与运送至地面比较困难，而被困人员在无新鲜风流或其他供给的条件下存活时间较短。

3. 伤员伤势重 矿难发生时，工人多会因为矿山的冒顶、塌方等导致砸伤、挤压伤、坠落伤等；也可能因为瓦斯爆炸引起爆炸伤、烧伤，还有窒息和中毒的危险；也有一部分透水事故而导致淹溺。

（二）救援要点

1. 检伤分类 按检伤分类的原则对伤员进行快速评估和分类处置。

2. 现场救护

（1）爆炸伤/烧伤　保持患者呼吸道通畅，给氧；包扎止血、保护创面、固定骨折部位；镇痛、补液、抗休克治疗及防治感染。

（2）窒息、中毒　立即将患者转运至通风良好处，保持呼吸道通畅，给氧；根据中毒情况采取相应救护措施。

（3）淹溺、机械性损伤　按照相应医疗救援程序实施救护。

3. 分流转送　根据伤员的数量和严重程度进行分流转送至医院，进行进一步的救治。

六、突发公共卫生事件救护

突发公共卫生事件是指对公众健康造成或者可能造成重大损失的传染病疫情、不明原因的群体性疾病，还有重大食物中毒和职业中毒，以及其他危害公共健康的突发公共事件。

（一）危害特点

1. 成因的多样性　许多公共卫生事件与自然灾害有关，如地震过后会引发大的疫情。也有的公共卫生事件跟环境的污染、生态的破坏等有关。社会安全事件也是形成公共卫生事件的一个重要原因，如生物恐怖等。另外，还有动物疫情，致病微生物、药品危险、食物中毒、职业危害等。

2. 分布的差异性　在时间分布上有差异性，不同季节传染病的发病率不同。如 SARS 往往发生在冬、春季节，肠道传染病则多发生在夏季。分布差异性还表现在空间分布差异上，传染病的区域分布不一样，如我国南方和北方的传染病就不一样，此外还有人群的分布差异等。

3. 传播的广泛性　传染病一旦具备传染源、传播途径以及易感人群，就可能在毫无国界情况下广泛传播。

4. 危害的复杂性　重大卫生事件不仅对人的健康有影响，对环境、经济乃至政治都有影响。如 2020 年的新型冠状病毒肺炎全球大流行。

5. 新发事件多　近些年公共卫生事件发生率越来越频繁，与忽视生态保护、有毒有害物质滥用，公共卫生事业建设投入经费不足和管理不善都有关系，导致新发事件不断发生，如艾滋病发病率越来越高、非典肺炎疫情、禽流感疫情、手足口病、新冠肺炎疫情等都威胁着人类的健康。

（二）救援要点

1. 及时上报　突发公共卫生事件情况紧急，必须及时向上级领导汇报。由有关部门成立突发事件应急处理指挥部，实行统一领导、统一指挥。

2. 做好应急预案　包括对突发事件的监测和预警；突发事件信息的收集、分析、报告与通报制度事件的分级、应急工作方案；现场控制、应急设施、设备、救治药品和医疗器械等储备和调度。

3. 现场处理原则　突发公共卫生事件情况紧急，应及时将传染病患者和中毒患者送往有条件的专科医院就诊，或采取就地隔离、就地观察、就地治疗的措施，减少危险因素的扩散。

4. 现场调查　开展流行病学调查，主要对突发公共卫生事件的发病情况、分布特征等进行调查分析，以便于提出有针对性的预防控制措施。同时要根据疫情的线索对传染病患者、疑似患者及其密切接触者进行追踪调查，以期查明事件发生的原因，确定性质。

5. 现场预防　对健康人群进行健康教育和卫生防病知识宣传，提高公众自我保护意识和能力，采取应急接种和预防服药等措施，保护健康人群。

PPT

第四节 灾难心理危机干预

灾难的突然发生对人民群众的生命和财产安全造成了严重影响，更对经历过灾难的各类人员的精神、心理健康造成了严重威胁。每一名见证灾难发生的人员都会不同程度出现精神的痛苦与心理创伤，他们在情绪、认知及行为上有异常改变，甚至产生了意志失控、情感紊乱等心理危机状态。

一、灾难心理危机的表现

（一）心理危机的一般表现

1. 情绪反应 很多当事人经历过灾难的发生以后会出现焦虑、恐惧、抑郁、愤怒等情绪反应，其中焦虑是最常见的反应，可表现为出汗、双手震颤、脉搏增快、呼吸加深、血压升高等症状。

2. 认知反应 灾难见证人员在认知方面主要表现为感知混乱、思维迟钝、语言混乱、注意力不集中、自控力下降、决断力下降等特点。

3. 行为反应 个体在应激时所表现的行为反应具有差异性，可出现敌对与攻击、无助与自怜、冷漠、病态固执、逃避与回避及物质滥用。

（二）急性应激障碍

急性应激障碍（ASD）是一种因创伤性事件的刺激引发的一过性精神障碍，多数患者在受到刺激后数分钟至数小时内发病，表现为强烈恐惧体验的精神运动性兴奋，行为有一定的盲目性，或精神运动性抑制，甚至木僵。ASD 的主要临床表现为：①意识障碍，如定向力障碍、注意力下降、自言自语、表情紧张、恐怖，语言理解困难；②精神障碍，如激越、谵妄、癔症等。应激源消除后，这些症状一般在 24~48 小时后开始减轻，可在 1 周内恢复，预后良好。少数患者可因处理不当转为创伤后应激障碍。

（三）创伤后应激障碍

创伤后应激障碍（PTSD）又称延迟性心因性反应，是一种由于异乎寻常的威胁性或灾难性心理创伤，导致延迟出现和长久持续的心理障碍，PTSD 常于灾难发生后数月甚至数年后发生。经历创伤性应激事件是 PTSD 最直接的原因，但不是所有经历创伤性应激事件的人都会发生 PTSD，目前认为其发生与个体的一些心理社会易感因素有关。研究发现 PTSD 的发生与体内神经内分泌异常有关。PTSD 的主要临床表现为反复重现创伤体验、反复痛苦回想创伤经历，个体持续性回避对以往创伤经历的回忆，持续性的警觉性增高、失眠易惊醒，并最终导致个体社会功能受损。

二、灾难伤员的心理危机干预

灾难发生后，帮助幸存者获得生理心理上的安全感，缓解乃至稳定由危机引发的强烈的震惊、恐惧、悲伤的情绪，恢复心理的平衡状态，学会应对危机有效的策略与健康的行为。具体措施如下。

（一）接近与评估

干预者应及时、主动深入到灾难现场，密切接触幸存者，让对方感受到被尊重、被关爱。耐心地引导幸存者叙述，了解灾难发生的过程，询问其感受，评估幸存者的生理、心理、社会状态以及个体采取的应对方式等，确定幸存者心理危机问题所在、心理状态、严重程度等。

（二）制定干预方案

根据评估的情况制定符合幸存者实际情况的心理干预方案，设计可以解决目前危机或防止危机进一步恶化的方法，确定应提供的支持。

（三）实施干预

1. 认知干预　灾难发生后恐惧、焦虑、抑郁情绪反应等可严重地损害人的认知功能甚至造成认知功能障碍，幸存者感觉失去了生活的目标和生存的价值。应该及时纠正幸存者不合理思维，告知其类似灾后的反应和表现是正常的，绝大多数人都会出现，使其正确认识自身的心理应激反应，以提高应对生理、心理的应激能力。

2. 提供支持与信息　向幸存者提供持续的情感支持和理解，给予他们康复的希望，同时提供必要的现实支持，调动社会支持资源给予幸存者帮助，以减轻危机反应的强度。同时，幸存者对灾难信息的缺乏会加剧焦虑恐慌情绪，向其传递正确的灾难信息可以缓解其不良情绪。

3. 提供专业心理治疗　根据具体情况，必要时向幸存者提供专业化的心理治疗，治疗者通过暗示、剖析、鼓励、疏导等，稳定幸存者精神情绪，纠正其性格缺陷，促使他们了解自己心理矛盾所在，能正确地对待和解决这些心理矛盾。

4. 配合药物治疗　药物治疗是心理干预的辅助方法，当幸存者有出汗、心悸、失眠等躯体症状，甚至出现焦虑恐惧、抑郁反应时，适当地给予镇静、抗抑郁药以缓解焦虑、抑郁症状。

（四）评估干预的有效性

干预者通过观察、交谈及使用量表等方法对幸存者进行心理及危机评估，以了解干预效果，并及时调整干预方案。

三、灾难救援人员心理危机干预

灾难救援时，救援人员由于接触并处理大量的伤员，会出现短期和长期的精神紧张及心理应激。因此，有必要采取相关措施帮助救援人员妥善应对应激，减轻心理压力，从而度过心理危机，预防应激障碍的发生。具体措施有以下三种。

1. 合理认知　帮助救援人员合理的认知自己的工作，暗示自己告慰死者、慰藉生者的工作是正义和神圣的，这样可以降低他们在救援工作中碰到遗体、受伤者等情况时产生的紧张和恐惧程度。

2. 小组晤谈　适用于对较多救援人员的调控。选择合适的时间、地点，所有参与者尽情表达自己的参与救援的感受，尤其是对自己有深远影响的刺激性事件。同时，由一位专业心理学工作者分析其表达内容，帮助参与者形成正确的认知，帮助他们正视灾难后的恐惧。

3. 应用社会支持　救援人员能与身边人有效沟通，保持和谐的人际关系，可以帮助缓解应激。

❤ **护爱生命**

爱让生命生生不息

汶川大地震发生强震后的 3 天内，绵阳市中医院手术室护士长黄琼先后有 7 位亲人遇难。在晴天霹雳般的打击下，她擦干泪水，以坚韧的毅力，全身心地投入救治伤病员的工作。3 天里数十例手术，同事们看到的是坚持，没有人知道她心中藏着多么大的悲伤。

对看过太多生离死别的医护人员来说，更能理解生命的轻与重——他们也许难以拯救每一个被自然摧毁的肉体，却可以尽力拯救每一条可以存活的生命。对生命的理解正如黄琼那朴实的话语："亲人遇难，是不可挽回的事实，而救活更多的伤病员，让他们康复起来才是最重要的，才是对遇难亲人最好的安慰。"

答案解析

目标检测

单项选择题

1. 某车祸现场，一患者出现休克征象，如果给予检伤分类，应该是
   A. 黑色　　　　B. 红色　　　　C. 黄色　　　　D. 绿色　　　　E. 蓝色

2. 以下患者可以立即转送的是
   A. 腹腔内出血未控制　　　　　　　　B. 休克患者
   C. 大腿骨折未固定　　　　　　　　　D. 急性左心衰竭
   E. 肠膨出已行腹部包扎

3. 下列哪一类患者符合暂缓转送指征
   A. 休克纠正血流动力学稳定者
   B. 颅脑外伤轻伤者
   C. 现场不能提供确定治疗或处理后出现并发症者
   D. 胸腹部损伤后伤情稳定，没有生命危险者
   E. 颈髓损伤有呼吸功能障碍者

4. 交通事故后现场救护措施不包括
   A. 通气　　　　B. 止血　　　　C. 包扎　　　　D. 固定及转运　　　　E. 输血

5. 现场急救开放性气胸患者的首要措施是
   A. 吸氧，输液　　　　　　　　　　　B. 镇静、镇痛
   C. 清创缝合　　　　　　　　　　　　D. 封闭胸壁伤口
   E. 应用抗生素

6. 地震灾害主要伤情是
   A. 劳累性损伤　　　　　　　　　　　B. 失用性损伤
   C. 动物咬伤　　　　　　　　　　　　D. 火器伤
   E. 挤压综合征

7. 依据灾难现场检伤分类的要求，必须首先抢救处理的伤员的颜色标志为
   A. 黑色　　　　B. 红色　　　　C. 黄色　　　　D. 绿色　　　　E. 蓝色

8. 火灾现场施救错误的是
   A. 保持镇静，迅速脱去燃烧的衣服
   B. 用清水冷敷或浸泡创面
   C. 若化学烧伤，立即剥除污染的衣物，用清水反复冲洗创面
   D. 保护创面
   E. 口服大量白开水补液

9. 不属于突发公共卫生事件特点的是
   A. 成因的多样性　　　　　　　　　　B. 分布的差异性
   C. 传播的广泛性　　　　　　　　　　D. 危害的复杂性
   E. 局部性

10. 关于急性应激障碍的陈述，正确的是
    A. 一般在刺激后1天内发病

B. 以急剧、严重的精神打击为直接原因

C. 表现平静

D. 应激消除者症状历时 20 天左右

E. 通常 6 个月内症状缓解

（刘鸿业）

书网融合……

重点回顾　　　微课　　　习题

第十章　多器官功能障碍

学习目标

知识目标：

1. 掌握　全身炎症反应综合征和多器官功能障碍综合征的临床表现、护理措施。

2. 熟悉　全身炎症反应综合征和多器官功能障碍综合征的救治要点。

3. 了解　全身炎症反应综合征和多器官功能障碍综合征的病因及发病机制。

技能目标：

能运用本章所学知识，为全身炎症反应综合征和多器官功能障碍综合征的患者进行紧急处置及健康教育。

素质目标：

具有慎独精神、过硬的护理操作技能及良好的沟通能力。

导学情景

情景描述：患者，女，35岁，因右大腿恶性黑色素瘤术后3周第二次入院，体温36.8℃，脉搏82次/分，呼吸21次/分，血压121/72mmHg，入院后查胸片和心电图无化疗禁忌，行保肝治疗，于入院后第5天开始行静脉连续化疗，于化疗第3天出现恶心、呕吐，进食差，精神萎靡，抽血查电解质和肝功能，结果显示患者为急性药物肝、肾损害。

情景分析：结合病史及临床表现，初步诊断为多器官功能障碍综合征。

讨论：请问应该怎样实施抢救及护理？

学前导语：多器官功能障碍综合征是一个连续的、动态的演变过程，其恶化的结局是多器官功能衰竭，且病死率随衰竭器官数量的增加而上升，医务人员应及时准确评估患者病情，并进行专业的救护，降低病死率。

第一节　全身炎症反应综合征

PPT

全身炎症反应综合征（systemic inflammatory response syndrome，SIRS）是指致病因素作用于机体，导致炎性细胞过度活化、各种炎症介质过量释放所导致的一种全身炎症损伤的临床综合征。

一、病因与发病机制

（一）病因

1. 非感染因素　大手术、烧伤、创伤、休克、中毒、缺血-再灌注损伤、缺氧、免疫介导的器官损伤等。

2. 感染因素　引发感染的病原微生物有真菌、病毒、细菌、寄生虫等。

（二）发病机制

SIRS 是机体对各种致病因子反应的失控，是机体内炎症反应和抗炎症反应的失衡。机体在遭受创伤、感染、休克后，人体固有的防御反应刺激中性粒细胞、单核－巨噬细胞、血小板和内皮细胞等炎性细胞，释放肿瘤坏死因子（TNF－α）、白介素－1β（IL－1β）等促炎症介质参与机体的防御反应，这些促炎症介质诱导其他细胞释放血小板激活因子（PAF）、一氧化氮（NO）、白介素－6（IL－6）、白介素－8（IL－8）等炎症介质，新产生的炎症介质又可诱导产生下一级的炎症介质，同时可反过来刺激单核－巨噬细胞等炎性细胞产生 TNF－α、IL－1β，炎症介质相互作用，形成炎症网络体系，过度炎症反应可引起免疫功能的紊乱，引起促炎症介质/抗炎介质失衡，机体呈免疫抑制状态，形成代偿性抗炎反应综合征（compensatory anti－infammatory response syndrome，CARS），免疫麻痹感染扩散。SIRS/CARS 失衡导致炎症反应失控，最终导致多器官功能障碍综合征的发生。

二、病情评估

（一）健康史

评估患者有无大手术、烧伤、创伤、休克、中毒、缺血－再灌注损伤、缺氧、免疫介导的器官损伤等病史。

（二）临床表现

SIRS 主要临床特征是继发于各种严厉打击后所出现的过度炎症反应、高动力循环状态及持续的高代谢。根据 1991 年 ACCP/SCCM 在芝加哥会议上指定的 SIRS 诊断标准，提出凡是符合以下 2 项或 2 项以上者即可诊断为 SIRS：①体温 >38℃ 或 <36℃；②呼吸 >20 次/分，或动脉二氧化碳分压（$PaCO_2$）<32mmHg；③心率 >90 次/分；④白细胞计数 <4×10^9/L 或 >12×10^9/L，或未成熟粒细胞 >10%。

三、救治与护理

（一）救治要点

1. 治疗原发病清除体内感染灶，合理使用抗生素；纠正休克、缺氧等。
2. 拮抗或清除炎症介质，如对感染性休克患者实施血液净化技术。
3. 器官功能支持，如进行呼吸支持、循环支持和营养支持等。

（二）护理措施

1. 即刻护理 行静脉穿刺，保证液体和药物能及时、准确输入体内，必要时协助医生行动静脉穿刺置管，进行血流动力学监测；对体温不升者加强保暖，对高热患者进行物理降温；保持气道通畅，吸氧，改善低氧血症，必要时建立人工气道，行机械通气。

2. 常规护理 ①保持病房适宜的温、湿度，经常通风。②遵医嘱给药。③保持各种留置管道的通畅，并妥善固定，预防脱落和感染等的发生。④根据病情选择合适的体位。⑤根据患者情况提供合适的营养支持。⑥在躁狂患者床旁加固床档，并进行约束；加强昏迷患者的基础护理，预防压疮、感染的发生。⑦准确记录出入量。⑧加强患者的心理护理，与患者进行沟通，消除其紧张、焦虑等不良情绪。

3. 器官功能监测与支持 按各系统监测常规，严密监测中枢神经系统、呼吸系统、循环系统和泌尿系统等功能，及时发现各系统器官功能的改变，并及时进行护理和支持，减少并发症的发生。

4. 病情观察 严密观察 SIRS 的症状和体征，监测各器官功能状态和辅助检查结果，预防脓毒症、脓毒症休克和多器官功能障碍综合征的发生。

第二节　多器官功能障碍综合征 _e 微课

多器官功能障碍综合征（multiple organ dysfunction syndrome，MODS）是指在严重感染、创伤、烧伤等多种急性致病因素所致机体原发病变的基础上，相继引发2个或2个以上器官同时或序贯出现的可逆性功能障碍，器官功能障碍是一个连续的、动态的演变过程，其恶化的结局是多器官功能衰竭（multiple organ failure，MOF）。总病死率约为40%，且病死率随衰竭器官数量的增加而上升。目前认为，MODS的发病基础是全身性炎症反应综合征，MODS可以理解为全身性炎症反应综合征＋多个器官功能障碍。

MODS区别于其他疾病致器官功能障碍的表现：①常见诱因有创伤、感染、休克、急性脑功能障碍等；②发病前器官功能基本正常，或器官功能受损但处于相对稳定的生理状态；③衰竭的器官往往不是原发致病因素直接损伤的器官；④从最初打击到远隔器官功能障碍有一定间隔时间，一般超过24小时；⑤器官功能障碍的发生呈序贯性，最先受累的器官常见于肺和消化器官；⑥MODS功能障碍和病理损伤程度不相一致，病理变化也缺乏特异性；⑦MODS病情发展迅速，一般抗感染、抗休克或对症治疗难以起效，病死率很高；⑧急性致病因素作用下引发的病理损害和器官功能障碍都是可逆的，治愈后器官功能可望恢复到病前状态，不复发，不遗留并发症。

一、病因与发病机制

（一）病因

MODS的病因是复合的，易引起MODS的因素为高危因素，常见病因可分为感染性病因和非感染性病因两大类，严重感染及其引起的脓毒症是MODS的主要原因；非感染性病因有严重的组织创伤、外科大手术、休克、低氧血症、心脏骤停、妊娠中毒症、急性坏死性胰腺炎、绞窄性肠梗阻、营养不良、高龄（年龄≥55岁）等。

（二）发病机制

MODS的发病机制复杂，目前认为，MODS与原发病直接损伤相关之外，更与机体应对原发病的免疫炎症反应失控有关。可能与下列学说有关：①全身炎症反应失控；②肠道屏障功能破坏；③细菌毒素；④组织缺血－再灌注损伤；⑤二次打击或双相预激；⑥基因调控等。

1. 全身炎症反应失控　炎症反应学说被认为是MODS发病的基石，各种致病因素通过激活单核－巨噬细胞等炎性细胞，使其释放肿瘤坏死因子（TNF－α）、白介素－1β（IL－1β）等促炎症介质，并诱导内皮细胞和白细胞产生释放一氧化氮（NO）、白介素－6（L－6）、血小板激活因子（PAF）等炎症介质，新产生的炎症介质又可诱导产生下级炎症介质，炎症介质反过来刺激单核－巨噬细胞等炎性细胞释放促炎症介质，形成炎症介质网络体系，导致恶性循环，造成组织器官的严重损伤。当抗炎反应占优势时，导致免疫功能抑制，增加对感染的易感性，表现为免疫麻痹或代偿性抗炎反应综合征（CARS），从而加剧MODS和脓毒症；当促炎反应占优势时，免疫亢进或全身性炎症反应综合征（SIRS），导致细胞死亡和器官功能障碍。CARS和SIRS均反映了机体炎症反应的失控状态，可能是诱发MODS的根本原因。

2. 肠道细菌/毒素移位　正常情况下肠黏膜及淋巴组织有屏障功能，肠腔细菌及毒素不能透过肠黏膜屏障进入血液循环，但机体遭受创伤、感染、休克等时，肠黏膜机械屏障结构或功能受损，大量细菌和内毒素吸收、迁移至血液循环和淋巴系统，介导引发全身炎症反应，导致MODS。

3. 缺血再灌注、自由基损伤　各种损伤导致休克和复苏引起的生命器官微循环缺血和再灌注恢复时产生的大量氧自由基损伤细胞，是 MODS 发生的基本环节，导致器官功能损害。

4. 二次打击学说　创伤、感染、烧伤、休克等早期致伤因素可作为第一次打击，激活了机体免疫系统，使炎性细胞处于预激活状态。若再次出现严重感染、脓毒症等致伤因素，则构成第二次打击。使已处于预激活状态的机体免疫系统呈暴发性激活，大量炎症介质释放，炎症反应失控，导致组织器官损害。

5. 基因调控　遗传学机制的差异性是许多疾病发生、发展的内因和基础。基因多态性（即基因组序列上的变异）是决定人体对应激打击的耐受性、易感性、临床表现多样性及对治疗反应差异性的重要因素。

二、病情评估

（一）健康史

评估患者是否存在严重感染、严重创伤、外科大手术、休克、低氧血症、心脏骤停、妊娠中毒症、急性坏死性胰腺炎、绞窄性肠梗阻、营养不良、高龄（年龄≥55 岁）等引起 MODS 的病因。

（二）临床表现

1. MODS 分类　MODS 分为原发性 MODS 和继发性 MODS，原发性 MODS 是严重创伤等明确的生理打击直接作用的结果，损伤早期出现多个器官功能障碍，SIRS 未起主导作用；继发性 MODS 是机体异常反应的结果，并非原发损伤的直接后果，原发性损伤引发的 SIRS 是器官功能损害的基础，可造成远隔器官功能障碍，多并发脓毒症。

2. MODS 分型　根据临床特征可把 MODS 分为单相速发型、双相速发型和反复型三种。

3. MODS 临床分期　MODS 的临床表现复杂，缺乏特异性，病程一般为 14 ~ 21 天，经历休克、复苏、高分解代谢状态和器官功能衰竭 4 个阶段（表 10 – 1）。

表 10 – 1　MODS 的临床分期和临床表现

临床表现	1 期	2 期	3 期	4 期
一般表现	轻度烦躁或正常	烦躁，急性病态	一般情况差	濒死感
中枢神经系统	意识模糊	嗜睡	昏迷	昏迷
呼吸系统	轻度呼碱	呼碱，呼吸急促，低氧血症	严重低氧血症，ARDS	呼酸，高碳气压伤，酸血症
循环系统	需补充容量	容量依赖性高动力学	休克，CO↓，水肿	水肿，依赖血管活性药物维持血压，SvO_2↑
血液系统	轻度异常或正常	血小板↓，白细胞↓或↑	凝血功能异常	不能纠正的凝血功能障碍
胃肠道	胃肠道胀气	不能耐受食物	应激性溃疡，肠梗阻	缺血性肠炎、腹泻
肝脏	轻度胆汁淤积或正常	PT 延长，高胆红素血症	临床黄疸	重度黄疸，转氨酶↑
肾脏	少尿，利尿剂有效	轻度氮质血症，肌酐清除率↓	氮质血症，有血液透析指征	透析时循环不稳定，少尿
代谢	胰岛素需求↑，高血糖	高分解代谢	代酸，血糖↑	乳酸酸中毒，骨骼肌萎缩

 练一练

下列不是 MODS 的经历阶段的是（　　）

A. 休克　　　　　　　　　B. 复苏

C. 高分解代谢状态　　　　D. 器官功能衰竭

E. 死亡

答案解析

4. MODS 诊断标准 具有严重感染、创伤、休克等诱因，存在脓毒症或 SIRS 的临床表现，发生 2 个或者 2 个以上器官序贯功能障碍应考虑 MODS，目前多参照 Fry – MODS 的诊断标准（表 10 – 2）。

表 10 – 2 MODS 的诊断标准

器官或系统	诊断标准
中枢神经系统	格拉斯哥昏迷评分 < 7 分
呼吸系统	起病急，$PaO_2/FiO_2 \leqslant 200$（已用或未用 PEEP），X 线胸片可见双肺浸润，PCWP < 18mmHg，或无左房压升高的表现
循环系统	SBP < 90mmHg 持续 1 小时以上，或需要药物支持维持稳定
血液系统	出现 DIC，或血小板计数减少 25% 或 $< 50 \times 10^9/L$
胃肠道	消化道坏死或穿孔，或不能耐受食物，或上消化道出血（24 小时出血量 > 400ml）
肝脏	肝性脑病，或血清总胆红素 > 34.2μmol/L，血清转氨酶在正常值上限的 2 倍以上
肾脏	需进行血液透析，或血 Cr 浓度 > 177μmol/L 伴少尿或多尿
代谢	骨骼肌萎缩、无力；不能为机体供能，糖耐量降低，需用胰岛素

？ 想一想

如何用格拉斯哥昏迷评分判断患者的昏迷程度？

答案解析

三、救治与护理

（一）救治要点

MODS 病因复杂、缺乏特效的治疗方法，应遵循以下原则。

1. 积极治疗原发病 控制原发病是 MODS 治疗的关键。严重感染的患者，及时清除感染灶和应用有效抗生素；创伤患者积极清创，预防感染的发生；休克患者应进行快速和充分的液体复苏，缩短休克时间；胃肠道胀气的患者，进行胃肠减压和恢复胃肠道功能。

2. 合理使用抗生素 危重患者一般需要联合用药；在经验性初治时尽快明确病原菌转为目标治疗；采用降阶梯治疗，防止菌群失调和真菌感染。

3. 改善氧代谢 氧代谢障碍是 MODS 的重要特征之一，所以要维持循环和呼吸功能的稳定，改善组织缺氧。措施包括降低氧耗、提高氧供给、改善组织细胞利用氧的能力。

4. 代谢支持与调理 MODS 患者呈高代谢、高分解的代谢紊乱状态，处于高度应激状态，需按高代谢特点补充营养。增加能量供给；考虑器官代谢的需求，避免因底物供给过多加重器官负担；降低代谢率促进蛋白质的合成，应用某些药物干预代谢。

5. 免疫调节 免疫调节的目的是恢复 SIRS/CARS 的平衡，近年来针对各种炎症介质采取了多种治疗对策，如应用 TNF – α 抗体、各种类毒素抗体等，但未取得满意疗效，仍需进一步完善。

6. 其他 包括易受损器官的保护、连续性肾脏代替治疗、中医中药治疗等。

◉ 看一看

连续性肾脏替代治疗

连续性肾脏替代治疗（CRRT）有连续静脉 – 静脉血液滤过（CVVH）和连续动 – 静脉血液滤过（CAVH）等方法。CRRT 能精确调控液体平衡，保持血流动力学稳定及机体内环境稳定，对心血管功能影响小，便于积极营养和支持治疗，可直接清除致病炎症介质及肺间质水肿，有利于肺部感染的控制和通气功能的改善，改善实体细胞摄氧能力和微循环，提高组织氧的利用。已广泛应用于 MODS 中，但其临床效果有待进一步评价。

（二）护理措施

1. 即刻护理　按照人体各器官功能改变时的紧急抢救流程、抢救药物的用法用量、抢救注意事项和各种抢救设备的操作方法，配合医生进行抢救护理。如让左心衰患者立即半卧位，给予吸氧，遵医嘱给予强心、利尿等药物；要保持呼吸功能障碍患者的气道通畅，必要时协助医生进行气管插管呼吸机支持通气。

2. 重症患者的常规护理　参见本章第一节。

3. 器官功能监测与支持　严密监测各器官功能，遵医嘱及时给予各器官功能的支持和护理，并及时进行评估，及时发现各器官功能的变化并配合处理，减少器官功能的损害，降低病死率。

4. 预防感染与护理　MODS 患者免疫功能低下，机体抵抗力差，极易在院内发生感染。应加强皮肤护理、口腔护理、尿路护理、气道护理、导管护理等；最好将 MODS 患者安置在隔离病房，定时消毒，保持空气流通，严格遵守无菌操作技术，防止交叉感染；医护人员注意加强手部卫生、探视等防止院内感染；早期正确采集血、尿等标本进行细菌培养和药物敏感试验，为治疗提供依据；监测各实验室检查指标的变化，及时报告医生，尽早合理使用足量抗生素控制感染，如发现脓胸或脓肿应立即穿刺或切开排脓。

5. 营养与代谢支持　MODS 患者治疗过程中应进行营养支持，满足机体脏器代谢需求，即代谢支持，在具备胃肠功能的条件下，尽可能通过胃肠道摄入营养，以保护胃肠道黏膜屏障功能，肠外营养可作为肠内营养的补充。

6. 病情观察　MODS 的临床表现缺乏特异性，病情复杂，应早期识别 MODS。护理人员应掌握 MODS 各器官功能的临床变化特点，熟悉其发病的病因和发生发展过程，做好监测，减少器官损害的数量和程度，预防器官功能的衰竭。

7. 心理护理　MODS 患者因病情原因会存在恐惧、焦虑等不良情绪，护理人员应加强与患者及其家属的沟通，消除其不良情绪，配合治疗。

♥ 护爱生命

"慎独"精神

多器官功能障碍综合征会出现 2 个或 2 个以上器官可逆性功能障碍，涉及多学科的知识，往往需要监护才可康复。作为一个护生，在监护过程中要有"慎独"精神要求，"慎独"的操作可以使患者得到精心、舒适而又符合医疗原则的护理；给别人留以良好印象，与之配合工作时能让人放心，增加同事之间的信任度、默契；也可防止差错事故的发生。

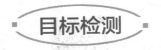

答案解析

单项选择题

1. 引起 SIRS 的非感染病因不包括

　　A. 大手术　　　　　B. 创伤　　　　　C. 中毒　　　　　D. 缺血－再灌注损伤　　　E. 细菌

2. 引起 SIRS 的感染病因不包括

    A. 真菌   B. 病毒   C. 细菌   D. 中毒   E. 寄生虫

3. 引起 SIRS 的感染病因是

    A. 大手术   B. 创伤

    C. 真菌   D. 缺血－再灌注损伤

    E. 休克

4. SIRS 发病过程中的促炎症介质是

    A. 血小板激活因子   B. 一氧化氮

    C. 白介素 –6   D. 白介素 –8

    E. 肿瘤坏死因子

5. SIRS 诊断标准不包括

    A. 体温 >38℃ 或 <36℃

    B. 呼吸 >20 次/分或动脉二氧化碳分压（$PaCO_2$） <32mmHg

    C. 心率 >90 次/分

    D. 白细胞计数 <4×10^9/L 或 >12×10^9/L

    E. 未成熟粒细胞 <10%

6. MODS 救治要点不包括

    A. 积极治疗原发病   B. 合理使用抗生素

    C. 代谢支持与调理   D. 免疫调节

    E. 病情观察

7. MODS 的主要感染病因是

    A. 外科大手术   B. 严重感染及其引起的脓毒症

    C. 休克   D. 低氧血症

    E. 妊娠中毒症

8. MODS 的临床分期为

    A. 4 期   B. 5 期   C. 3 期   D. 7 期   E. 6 期

9. MODS 的诊断标准不包括

    A. 格拉斯哥昏迷评分大于 7 分

    B. 出现 DIC，或血小板计数减少 25% 或 <50×10^9

    C. 需进行血液透析，或血 Cr 浓度 >177μmol/L 伴少尿或多尿

    D. 收缩压 <90mmHg 持续 1 小时以上，或需要药物支持维持稳定

    E. 骨骼肌萎缩、无力；不能为机体供能，糖耐量降低，需用胰岛素

（于秀霞）

书网融合……

🔖 重点回顾

e 微课

🔖 习题

第十一章 急性中毒

📖 **导学情景**

情景描述：患者，女，28 岁，半个小时前因与家人争吵，自服农药 1 瓶，腹痛、恶心，并呕吐 3 次，吐出物有大蒜味，120 急送来诊，神志不清，皮肤湿冷，肌肉颤动，瞳孔针尖样，对光反射迟钝，口腔流涎，两肺散在湿啰音，血胆碱酯酶活力为 20%。

情景分析：结合病史及临床表现，初步诊断为急性有机磷杀虫药中毒。

讨论：请问应该怎样实施抢救及护理？

学前导语：急性中毒是临床常见的急症之一，由于毒物起效快、症状重，医务人员应能够迅速准确判断中毒类型，如有机磷杀虫剂中毒、一氧化碳中毒、镇静催眠药中毒、急性酒精中毒等，并沉着熟练地进行现场救护，同时引导社会民众正确认识农药的危害，妥善处理生活矛盾。

第一节　概　述

PPT

　　某些物质接触或进入人体达到一定量后，与体液、组织相互作用，进而损害组织、破坏神经及体液的调节功能，引起一系列临床症状和体征，称为中毒（poisoning）。引起中毒的物质称为毒物。中毒分为急性中毒和慢性中毒两大类。急性中毒（acute poisoning）是指机体接触大量或毒性较剧的毒物后，在短时间内迅速引起症状甚至危及生命。特点是发病急、症状重、发展变化迅速，如不及时救治，可危及生命。

一、病因与中毒机制

（一）病因

1. 职业性中毒　在密切接触有毒原料、中间产物或成品的工作过程中，由于不注意劳动保护或不遵守安全防护制度导致的中毒。

2. 生活性中毒　由于误食或意外接触有毒物质，用药过量、自杀或故意投毒谋害等原因使毒物进入人体引起的中毒。

（二）毒物的体内过程

1. 毒物进入人体的途径　毒物主要经消化道、呼吸道、皮肤黏膜、血管等途径进入人体。

（1）消化道　是生活性中毒的常见途径，如有机磷杀虫药、毒蕈、乙醇、安眠药等。胃和小肠是消化道吸收的主要部位。胃肠道内 pH 值、毒物的脂溶性及其电离的难易程度是影响吸收的主要因素，另外，胃内容物的量、胃排空时间、肠蠕动等也影响其吸收。

（2）呼吸道　气态、烟雾态和气溶胶态的物质大多经呼吸道进入人体，如一氧化碳、硫化氢等。这是毒物进入人体方便迅速起作用最快的一种途径。随呼吸道进入人体的毒物很容易被迅速吸收而直接进入血液循环，作用于各组织器官，从而使毒性作用发挥得早而严重。

（3）皮肤黏膜　多数毒物不能经健康的皮肤吸收，经皮肤吸收的毒物很少，且吸收速度也很慢。如有机磷、苯类可穿透皮肤的脂质层吸收；强酸、强碱可造成皮肤直接损伤。

（4）血管　如经静脉注射毒品。

2. 毒物的代谢、排泄　毒物被吸收后进入血液，分布于全身。主要在肝脏进行氧化、还原、水解和结合等代谢。大多数毒物经代谢后毒性降低，但也有少数毒物在代谢后毒性反而增加，如对硫磷（1605）氧化成对氧磷，其毒性可增加数百倍。毒物经代谢大部分由肾脏和肠道排出，一部分以原形由呼吸道排出，还有少数毒物可经汗腺、唾液腺、乳腺等排出。

（三）中毒机制

毒物的种类繁多，中毒机制并不完全一致。

1. 局部刺激和腐蚀　强酸、强碱等可吸收组织中的水分，并与蛋白质或脂肪结合，引起局部组织刺激、腐蚀、变质、坏死。

2. 组织缺氧　窒息性毒物如一氧化碳、硫化氢、氰化物等可阻碍氧的吸收、转运和利用。刺激性气体（如氯气）可引起肺炎或肺水肿，影响肺泡内气体交换而导致缺氧。

3. 抑制神经　强亲脂性毒物如有机溶剂、吸入性麻醉剂等可通过类脂含量较高的血－脑屏障，进入脑内，抑制脑功能。

4. 抑制酶的活力　通过毒物本身或代谢产物，抑制酶的活力，破坏细胞内酶系统引起中毒。如有机磷杀虫药可抑制胆碱酯酶活力，氰化物可抑制细胞色素氧化酶活力，重金属可抑制含巯基的酶的活力。

5. 干扰细胞生理功能　如四氯化碳在体内经代谢产生自由基使细胞膜中的脂肪酸发生过氧化，从而导致线粒体、内质网变性，细胞死亡。

6. 竞争受体　如阿托品可阻断毒蕈碱受体。

二、病情评估

（一）毒物接触史

毒物接触史对于中毒的诊断非常重要，可为尽快明确毒物的性质、进入机体的时间以及应采取的急救措施提供依据。重点询问接触毒物的名称、时间、途径、量及环境等。神志清楚者可询问患者本人，神志不清或企图自杀者应向患者的家属、同事、亲友或现场目击者了解情况。对生活性中毒，如怀疑有服毒的可能性时，要了解患者的生活情况、精神状态、长期服用药物的种类及发病时身边有无药瓶、药袋、家中药物有无缺少等，并估计服药时间和剂量。怀疑职业性中毒患者，应询问职业史，包括工种、工龄、接触毒物的种类和时间、防护条件等。如怀疑食物中毒者，应询问进餐情况、进餐时间和同时进餐者有无同样症状，并注意搜集剩余食物、呕吐物或胃内食物送检。总之，对任何中毒都要了解发病现场情况，查明接触毒物证据。

（二）临床表现

各种中毒的症状和体征取决于毒物的毒理作用、进入机体的途径、剂量和机体的反应性。

1. 皮肤黏膜

（1）皮肤灼伤　主要见于强酸、强碱等引起的腐蚀性损害，如糜烂、溃疡、痂皮等。

（2）皮肤颜色　发绀见于亚硝酸盐、苯类、麻醉药等中毒；樱桃红色见于一氧化碳、氰化物中毒。

（3）大汗　见于有机磷农药中毒、吗啡中毒。

2. 眼部

（1）瞳孔　缩小见于有机磷、巴比妥类、吗啡等中毒；扩大见于阿托品、氰化物等中毒。

（2）视力障碍　甲醇、有机磷、苯丙胺中毒可引起视力障碍，严重者可失明。

（3）辨色异常　黄绿视，见于洋地黄中毒。

3. 呼吸系统

（1）呼吸气味　有机溶剂挥发性强，常伴特殊气味，如乙醇有酒味，有机磷杀虫药有大蒜味，氢化物有苦杏仁味。

（2）呼吸频率　加快见于水杨酸、甲醇中毒；减慢见于镇静催眠药、吗啡等中毒；呼吸中枢过度抑制可致呼吸麻痹。

（3）呼吸道刺激症状　表现为咳嗽、胸痛、呼吸困难，重者可出现喉痉挛、肺水肿，甚至呼吸衰竭，见于强酸雾、甲醛等中毒。

4. 循环系统

（1）血压异常　升高见于有机磷农药、麻黄碱、拟肾上腺素类药物中毒；降低见于亚硝酸盐、强酸、强碱、砷类中毒。

（2）心率异常　心动过速见于阿托品、亚硝酸盐、麻黄碱中毒；过缓见于吗啡、洋地黄中毒。

（3）心律失常　见于洋地黄、乌头、拟肾上腺素类、氨茶碱等中毒。

（4）休克　如奎宁、奎尼丁等可引起血管源性休克，某些化学毒物可致低血容量性休克，青霉素引起过敏性休克。

5. 消化系统

（1）腹痛、呕吐、腹泻　见于有机磷、毒蕈、强酸、强碱、食物中毒。

（2）呕吐物的颜色和气味　如高锰酸钾呈红或紫色，硫酸或硝酸呈黑或咖啡色，有机磷中毒有大蒜味等。

（3）口干　见于阿托品、麻黄碱中毒。

（4）流涎　见于有机磷、毒蕈中毒。

（5）肝脏损伤　四氯化碳、毒蕈中毒可损害肝脏，引起黄疸、转氨酶升高、腹腔积液等。

6. 神经系统

（1）周围神经症状　如砷中毒所致的多发性神经炎。

（2）中毒性脑病　表现为头晕、头疼、抽搐、谵妄、昏迷等，见于有机磷杀虫药、一氧化碳等中毒。

7. 泌尿系统

（1）血尿　见于毒蕈、酚中毒。

（2）尿色异常　黄色见于四氯化碳、三氯甲烷、重金属中毒；棕红色或黑色见于苯、亚硝酸盐中毒。

8. 血液系统

（1）贫血　见于砷化氢、氯霉素、抗肿瘤药、硝基苯等中毒。

（2）出血　见于氯霉素、氢氯噻嗪、阿司匹林、肝素等中毒。

（三）辅助检查

1. 毒物检测　有助于确定中毒物质和评估中毒的严重程度。应采集患者的血液、尿液、大便、呕吐物、剩余食物、首次抽吸的胃内容物、遗留毒物、药物和容器等送检。检验标本尽量不放防腐剂，并尽早送检。护士应尽可能广泛收集标本，以免遗漏。

2. 其他检查　包括血液学检测、血气分析、血清电解质、肝功、心电图、X线等检查。主要作用是鉴别诊断和判断病情轻重程度。

（四）病情判断

在进行诊断的同时，应对患者中毒的严重程度做出判断，以便指导治疗和评价预后。

1. 毒物的品种和剂量

2. 出现下列任何一种临床表现时，看作危重病例　①深度昏迷；②严重心律失常；③血压过高或过低；④肺水肿、呼吸衰竭；⑤高热或体温过低；⑥休克；⑦肝功能衰竭；⑧肾功能衰竭。

三、救治与护理 🄴微课

（一）救治要点

急性中毒的特点是发病急骤、来势凶猛、进展迅速且病情多变。因此，医护人员必须争分夺秒地进行有效救治。

1. 立即终止接触毒物

（1）吸入性中毒　迅速将患者搬离染毒区后，使其呼吸新鲜空气；松解患者衣扣，保持呼吸道通畅，及早吸氧；同时注意保暖，防止受凉。

（2）接触性中毒　立即除去被污染的衣物，用敷料除去肉眼可见的毒物，然后用大量清水或肥皂水冲洗体表，包括毛发、指甲、皮肤皱褶处。清洗时注意切忌用热水或用少量水擦洗，因为这两种方法均可能促进局部血液循环，导致毒物的加速吸收。皮肤接触腐蚀性毒物，冲洗时间应达到15~30分钟，并可选择相应的中和剂或解毒剂冲洗。

2. 急救处理　严重中毒导致心跳、呼吸骤停者，立即进行心肺复苏；休克患者，立即建立两条及以上静脉通路，遵医嘱给予输血、补液；呼吸衰竭者，立即开放气道，必要时进行机械通气，维持呼吸功能；肾衰竭者，控制水的摄入，控制高血钾、酸中毒，控制感染，进行透析；密切观察患者的生命体征。

3. 清除未吸收毒物　此项主要针对食入性中毒的患者，常用催吐、洗胃、导泻、灌肠和使用吸附剂等方法清除胃肠道尚未吸收的毒物，毒物清除越早越彻底，预后越好。

（1）催吐　适用于食入毒物4~6小时以内的意识清醒并愿意合作的患者。婴幼儿及昏迷者不易合作，有误吸造成窒息的危险，不宜采用。强酸、强碱中毒者因多有食道黏膜腐蚀性损伤，呕吐可以造成穿孔、破裂，也不宜采用。催吐方法：用压舌板或手指刺激咽后壁引起呕吐，毒物不易呕出时，饮温开水300~500ml后，然后再进行催吐。如此反复进行，直到吐出液体变清为止。效果不佳时可以服催吐剂，如吐根糖浆、阿扑吗啡等。小儿较少使用催吐剂。

（2）洗胃

1）适应证　除腐蚀性毒物中毒外所有服毒患者。一般在服毒后6小时内洗胃效果最好，但服毒量大或所服毒物吸收后可经胃排出，服毒 6 小时以上仍需洗胃。

2）禁忌证　腐蚀性毒物中毒者；正在抽搐、大量呕血者；有食管静脉曲张或上消化道大出血病史者。

3）洗胃液的选择　常用洗胃液为 1∶5000 高锰酸钾、2%～4% 碳酸氢钠；紧急情况下或毒物不明时，一般使用清水或 0.9% 氯化钠溶液；腐蚀性毒物中毒，早期用蛋清、米汤或牛奶等保护胃肠黏膜。活性炭是较强的吸附剂，可吸附多种毒物，一般在服毒 1 小时内给予；若已知毒物种类，可选用适宜的解毒剂，更利于解毒。

（3）导泻　导泻可减少肠道毒物的停留和吸收，消除活性炭的致便秘作用。一般催吐、洗胃后可用胃管灌入导泻药，清除肠道内的毒物。临床常用甘露醇、50% 硫酸镁或 50% 硫酸钠导泻。严重脱水、口服腐蚀性毒物中毒者禁止导泻。

（4）灌肠　采用全肠道灌洗，除腐蚀性毒物中毒外，适用于口服毒物超过 6 小时或导泻无效者，可在 4～6 小时内清空肠道，效果显著。

（5）吸附剂　吸附剂是指一类可吸附毒物以减少毒物吸收的物质，其主要作用为氧化、中和或沉淀毒物。常用活性炭（成人 50g 加入 200ml 温水中，儿童酌减），洗胃后口服或经胃管注入，之后再吸出，可反复多次。也可在洗胃后置 30g 于胃中。

练一练 11-1

急诊室接诊一位女性中毒患者，意识模糊，家属不知患者服用何种物质而致中毒，护士应选择的洗胃液是（　　）

A. 牛奶　　　　　　　　　　　　　B. 3% 过氧化氢

C. 2%～4% 碳酸氢钠　　　　　　　D. 1∶5000 高锰酸钾

E. 温开水或 0.9% 氯化钠溶液

答案解析

4. 促进吸收毒物排出　常用方法包括利尿、高压氧疗和血液净化（透析、血液灌流和血浆置换）疗法。

（1）利尿　对于经由肾脏排泄的毒物，加强利尿可促进毒物排出。措施包括：①补液，大剂量快速输入液体，液体以 5% 葡萄糖氯化钠溶液或 5% 葡萄糖溶液为宜；②使用利尿剂，静脉注射或滴注呋塞米等强利尿剂，或 20% 甘露醇等渗透性利尿剂，后者尤适用于伴有脑水肿或肺水肿的中毒患者；③碱化或酸化尿液：通过改变尿 pH 来促进中毒物的排出。利尿时应注意严密观察患者病情的变化，定时监测尿量。如有急性肾功能衰竭，则不宜应用利尿方法。

（2）高压氧疗　适用于各种中毒引起的严重缺氧。如一氧化碳中毒时，吸氧可促进碳氧血红蛋白解离，加速一氧化碳排出。高压氧治疗是一氧化碳中毒的特效疗法。

（3）血液净化

1）血液透析　适用于中毒量大、血中浓度高、常规治疗无效者。应尽早采用，一般来说 12 小时内透析效果最好，如时间过长，毒物与血浆蛋白结合后则不易分离。

2）血液灌流　是将中毒患者的血液流过装有活性炭或树脂的灌流柱，毒物被吸附后，血液再输回患者体内的方法。

3）血浆置换　是将患者的血液引入血浆交换装置，将含有有害物质的血浆弃去并补充相应的正常血浆或代用液。适用于与血浆蛋白结合度高的药物中毒，如蛇毒、砷、洋地黄中毒等。

👁 看一看

血液净化疗法

血液灌流是急性中毒时最常用、效果最好的血液净化技术，可以最大限度地降低血清中有机磷浓度，疗效与血液灌流治疗时选用的炭肾吸附制剂有关。在维持血流动力学稳定的前提下，应尽可能选用大制剂炭肾进行血液灌流，有助于提高疗效。在使用过程中，需要使用抗凝剂来防止血滤器和血液管路凝血，正确掌握抗凝剂的用量，既要保证血路正常运转，又要避免抗凝剂对全身的不良影响。

5. 应用解毒药 当毒物进入人体后，除了尽快排除毒物外，还必须用相应的解毒剂进行解毒，特效解毒药应用后会获得显著疗效，宜尽早使用。

（1）金属中毒解毒药 此类药物多属于螯合剂。依地酸钙钠最常用，用于铅中毒。二巯丙醇可用于砷、汞、金、锑中毒，有严重肝病者慎用。

（2）高铁血红蛋白症解毒药 小剂量亚甲蓝（美蓝）可使高铁血红蛋白还原为正常血红蛋白，用于亚硝酸盐、苯胺、硝基苯等中毒引起的高铁血红蛋白血症。

（3）氢化物中毒解毒药 一般采用亚硝酸盐-硫代硫酸钠疗法。

（4）有机磷杀虫药中毒解毒药 如阿托品、碘解磷定、氯解磷定、双复磷等。

（5）中枢神经抑制剂解毒药 ①纳洛酮：阿片类麻醉药的解毒药，对麻醉镇痛药引起的呼吸抑制有特异的拮抗作用；②氟马西尼：为苯二氮䓬类中毒的拮抗药。

6. 对症支持治疗 很多急性中毒并无特效解毒剂或解毒疗法。因此，对症治疗非常重要。其目的在于保护生命脏器，使其恢复功能，帮助患者渡过难关。严重中毒，出现昏迷、肺炎、肺水肿以及循环、呼吸、肾衰竭时，应积极采取相应有效措施，如心脏呼吸骤停者，应立即予以心肺复苏，注意保暖，维持水、电解质和酸碱平衡，积极防治感染和各种并发症等。

（二）护理措施

1. 即刻护理 及时清除呼吸道分泌物，保持呼吸道通畅，根据病情给予氧气吸入。

2. 洗胃护理

（1）洗胃方法 患者取左侧卧位，头稍低位。神志清醒者，说明目的，争取合作。早期严重中毒患者，可行切开洗胃术。

（2）胃管的选择 选择口径大且较硬的胃管，并可在头端多剪几个侧孔，以免堵塞及引流不畅。

（3）置入胃管注意点 插入长度大约为从鼻尖经耳垂至剑突的距离，为 50～55cm。插入胃管后，一定要先检查是否在胃内，证明在胃内后，先抽出胃内容物，再将灌洗液注入。

（4）洗胃液的温度 应控制在 35℃左右，不可过热或过冷。过热可促进局部血液循环，加快吸收；过冷可能加速胃蠕动，从而促进毒物排入肠腔。

（5）严格掌握洗胃原则 即"先出后入、快进快出、出入基本平衡"的原则。每次灌洗量为300～500ml，注入量不可过多、过猛，量少不易抽吸干净，过多则可能引起急性胃扩张，促使毒物进入肠道，甚至引起胃穿孔。直到洗出的胃液澄清为止，一般洗胃液总量为25000～50000ml。

（6）严密观察病情 首次抽吸物应留取标本做毒物鉴定。洗胃过程中防止误吸，有出血、窒息、抽搐及胃管堵塞时应立即停止洗胃，并查找原因。

（7）洗胃后的注意事项 洗胃完毕，胃管宜保留一定时间，不宜立即拔出，便于反复洗胃。

3. 病情观察 对中毒患者，精心护理是抢救成功的关键，维持及保护生命器官的功能，患者神志、瞳孔和生命体征的变化以及出入液量的变化是病情观察的要点。病情观察时应注意以下几方面。

（1）观察患者神志、呼吸、心率、脉搏、血压等生命体征的变化，详细记录出入量，注意观察呕吐物及排泄物的性状，必要时留标本送检。昏迷患者要做好皮肤护理，防止压疮发生；经常为患者做肢体的被动运动，防止肌肉僵直及静脉血栓形成；如有皮肤溃疡及破损应及时处理，预防感染。

（2）密切观察患者皮肤色泽、湿润度和弹性，如有皮肤溃疡、破损时及时处理，防治感染。

（3）做好心脏监护，以便及早发现心脏损害，及时进行处理。

（4）维持水及电解质平衡，护理人员要注意观察患者的尿量、每日进食量、口渴及皮肤弹性情况、呕吐、腹泻情况，并及时给予适量补液。严重呕吐、腹泻者应详细记录呕吐物的颜色和量。注意尿量以及血压与尿量的关系（血压正常而尿量减少提示失水；血压下降且尿量减少，提示缺水或缺乏胶体物质或两者均缺乏）。

4. 一般护理

（1）休息及饮食　急性中毒者应卧床休息，注意保暖。病情允许时，尽量鼓励患者进食，急性中毒患者饮食应为高蛋白、高碳水化合物、高维生素的无渣饮食，腐蚀性毒物中毒者应早期给乳类等流质饮食。

（2）口腔护理　吞服腐蚀性毒物者应特别注意口腔护理，密切观察口腔黏膜的变化。

（3）对症护理　昏迷者必须注意保持呼吸道通畅，维持呼吸循环功能，定时翻身；惊厥时应保护患者避免受伤，应用抗惊厥药物；高热者给予降温；尿潴留者给予导尿等。

（4）心理护理　细致评估患者的心理状况，尤其对服毒自杀者，要做好患者的心理护理，防范患者再次自杀。

5. 健康教育

（1）加强防毒宣传　在厂矿、农村、城市居民中结合实际情况，向群众介绍有关中毒的预防和急救知识。可因时、因地制宜地进行防毒宣传，如冬天农村或部分城镇居民多用煤火炉取暖，应宣传如何预防一氧化碳中毒；农村喷洒农药季节宣传防止农药中毒。

（2）预防生活中毒　主要是预防食用有毒或变质的食物。食用特殊的食品前，要注意了解有无毒性，如对于无法辨别有无毒性的蕈类，或怀疑为有机磷杀虫药毒死的家禽，不可食用。棉籽油含有棉酚，为工业用油，也不可食用。新鲜腌制咸菜或变质韭菜、菠菜等含较多硝酸盐，进入肠道被细菌还原为亚硝酸盐，吸收后使血红蛋白氧化为高铁血红蛋白，后者无携氧功能可致全身缺氧青紫，故新腌制咸菜、变质韭菜、菠菜、萝卜等蔬菜不可食用。

（3）加强管理

1）加强环境保护措施　预防大气和水资源污染，改善生产环境条件，做到有毒车间的化学毒物不发生跑、冒、滴、漏，并进行卫生监督，生产车间和岗位应加强通风，防止毒物聚积导致中毒，以预防职业中毒和地方病发生。

2）加强药物的管理　医院和家庭用药一定要严格管理，特别是麻醉药品、精神药品及其他毒物药品，以免误服（特别小儿）或过量使用而中毒。

3）加强毒物管理　对所有毒物，不管是贮存、运输或使用等过程均应严格按规定管理，以确保安全。农药中杀虫剂和杀鼠剂毒性很大，要加强保管，标记清楚，防止误食。

（廉　莹）

第二节　急性有机磷杀虫药中毒

PPT

有机磷农药是我国农业应用范围较广的杀虫剂，属于有机磷酸酯类或硫代膦酸酯类化合物。大都呈油状或结晶状，有大蒜样臭味，一般微溶或难溶于水，在外界或动物体内易被降解，在碱性条件下易分解失效（美曲膦酯除外）。根据动物的半数致死量（LD_{50}），将国产有机磷杀虫药分为四类（表11-1）。

表 11-1 有机磷杀虫药毒性分类

类别	代表性品种
剧毒类	甲拌磷（3911）、内吸磷（1059）、对硫磷（1065）
高毒类	敌敌畏、氧乐果、甲基对硫磷、甲胺磷
中毒类	乐果、美曲膦酯、乙硫磷
低毒类	马拉硫磷、辛硫磷

一、病因与中毒机制

（一）病因

1. 职业性中毒 生产过程中，操作者手套破损或衣服被污染；或因生产设备陈旧密封不严，或在事故抢修过程中，杀虫药污染手、皮肤或吸入呼吸道引起中毒；喷洒杀虫药时，施药人员防护措施不当致使药液污染皮肤由皮肤吸收，或吸入空气中杀虫药所致。

2. 生活性中毒 主要由于自服、误服或摄入被污染的水源、食物等；也有因误用有机磷杀虫药治疗皮肤病或驱虫、杀灭蚊蝇等引起中毒。

（二）中毒机制

有机磷杀虫药主要经过胃肠道、呼吸道、皮肤等途径吸收，分布于全身各脏器。中毒机制是与体内胆碱酯酶迅速结合，形成稳定的磷酰化胆碱酯酶，从而抑制了胆碱酯酶的活性，使其失去分解乙酰胆碱的能力，致体内乙酰胆碱大量蓄积，引起胆碱能神经出现先兴奋后抑制的一系列中毒症状。

二、病情评估

（一）毒物接触史

患者有毒物接触史，应了解种类、剂量、时间、途径和中毒经过，常由于自服或误食被有机磷杀虫药污染的蔬菜、水果及毒杀的家畜、家禽而导致中毒，也可因有机磷杀虫药在生产、配置、包装、运输、喷洒等过程中，使用不当而引起中毒。

（二）临床表现

1. 急性胆碱能危象 发病时间与毒物种类、剂量、侵入途径和机体状态等密切相关。口服中毒者在10分钟至2小时内发病；吸入中毒者可在30分钟内发病；皮肤吸收中毒者常在接触后2~6小时发病。

（1）毒蕈碱样症状 又称 M 样症状，出现最早，主要是由于副交感神经末梢过度兴奋，引起平滑肌痉挛和腺体分泌增加。表现为恶心、呕吐、腹痛、腹泻、多汗、流涎、流泪、流涕、尿频、大小便失禁、视物模糊、瞳孔缩小（严重时呈针尖样）、咳嗽、气促、呼吸困难、两肺有干性或湿性啰音，严重患者可出现肺水肿。

（2）烟碱样症状 又称 N 样症状，主要由于横纹肌神经肌肉接头处乙酰胆碱过度蓄积，持续刺激突触后膜上烟碱受体所致。临床表现为颜面、眼睑、舌、四肢和全身横纹肌发生肌纤维颤动，甚至强直性痉挛，后期可出现肌力减退或瘫痪，呼吸肌麻痹引起呼吸衰竭。

（3）中枢神经系统症状 系中枢神经系统受过多乙酰胆碱刺激所致，出现头晕、头痛、烦躁不安、谵妄、抽搐和昏迷等，晚期可发生呼吸中枢衰竭或脑水肿而死亡。

2. 中间型综合征 是指急性有机磷杀虫药中毒所引起的一组以肌无力为突出表现的综合征，因发生时间介于急性胆碱能危象症状缓解后和迟发性多发性神经病发生前，故被称为中间型综合征。主要表现为突然出现屈颈肌、四肢近段肌无力及第Ⅲ～Ⅶ对、第Ⅸ～Ⅻ对脑神经支配的肌肉无力，出现眼睑下垂、眼外展障碍和面瘫。病变累及呼吸肌时，常引起呼吸肌麻痹，并迅速进展为呼吸衰竭，如不及时救治可导致死亡。

3. 迟发性多发性神经病 重度中毒症状消失后2～3周，可出现迟发性神经损害，表现为肢体远端对称性感觉、运动功能障碍，严重者出现瘫痪，下肢较上肢明显。主要表现肢体末端烧灼、疼痛、麻木以及下肢无力、瘫痪、四肢肌肉萎缩等。

4. 局部损害 敌敌畏、美曲膦酯等接触皮肤后，可发生过敏性皮炎、皮肤水疱或剥脱性皮炎等损伤。

（三）辅助检查

1. 血胆碱酯酶（CHE）活力测定 是诊断有机磷杀虫药中毒的特异性实验指标，对中毒程度判断、疗效和预后的评估极为重要。正常人血CHE活力值为100%，急性有机磷杀虫药中毒时，CHE活力值下降，降至70%以下即有意义，但需要注意，CHE下降程度并不与病情轻重完全平行。

2. 尿中有机磷杀虫药代谢物测定 如对硫磷和甲基对硫磷在体内氧化分解为对硝基酚，美曲膦酯分解转化为三氯乙醇。检测尿中的对硝基酚或三氯乙醇有助于上述毒物中毒的诊断。

（四）病情判断

根据上述病情可将急性有机磷农药中毒分为轻、中、重三度（表11-2）。

表11-2 急性有机磷杀虫药中毒分度

程度	临床表现	血CHE活力值
轻度	仅有M样症状	70%～50%
中度	M样症状加重，出现N样症状	50%～30%
重度	M、N样症状，并出现肺水肿、抽搐、昏迷，呼吸肌麻痹和脑水肿等	30%以下

三、救治与护理

（一）救治要点

1. 迅速清除毒物 立即将患者撤离中毒现场，彻底清除未被机体吸收的毒物，迅速脱去污染的衣服，用肥皂水清洗污染的皮肤、毛发、外耳道和指甲等部位，然后用微温水冲洗干净。口服中毒者，用清水反复洗胃，直到洗出液澄清无味，然后用硫酸钠导泻。

2. 紧急复苏 急性有机磷杀虫药中毒常因肺水肿、呼吸肌麻痹、呼吸衰竭而死亡。一旦发生上述情况，须紧急采取复苏措施：清除呼吸道分泌物，保持呼吸道通畅并给氧，必要时行气管插管或气管切开术，应用机械通气，出现心搏骤停时，立即行心肺脑复苏等抢救措施。

3. 解毒药 解毒药应用原则：早期、足量、联合、重复。在清除毒物过程中，同时应用胆碱酯酶复能剂和胆碱受体拮抗药协同治疗，以取得更好效果。

（1）**胆碱酯酶复能剂** 能使被抑制的胆碱酯酶恢复活力，能有效解除烟碱样毒性作用，但对毒蕈碱样症状和中枢性呼吸抑制作用无明显影响。常用药物有氯解磷定、碘解磷定、双复磷。

（2）**胆碱受体拮抗药** 分M胆碱受体拮抗药和N胆碱受体拮抗药。

M胆碱受体拮抗药：阿托品和山莨菪碱等主要作用于外周M受体，能缓解M样症状，对N受体无明显作用。阿托品治疗时，应根据中毒轻重程度选用适当剂量、给药途径及间隔时间，同时严密观察患者神志、瞳孔、皮肤、心率和肺部啰音变化情况，及时调整用药，使患者尽快达到阿托品化并维持阿托品化，同时要避免发生阿托品中毒。

"阿托品化"表现包括：①瞳孔较前扩大；②颜面潮红；③口干及皮肤干燥；④心率加快；⑤肺湿啰音消失。在用药过程中，应密切观察阿托品化指标，并随时调整剂量，防止阿托品中毒。

练一练11-2

阿托品化的表现有（　　）

A. 瞳孔缩小　　　　　　　　　B. 颜面潮红
C. 皮肤干燥　　　　　　　　　D. 肺部湿啰音消失
E. 心率加快

答案解析

N胆碱受体拮抗药：东莨菪碱、苯那辛等对中枢M和N受体作用强，对外周M受体作用弱。盐酸戊乙奎醚（长托宁）是一种新型胆碱受体拮抗药，对外周M受体和中枢M、N受体均有作用，但对位于心脏的M_2受体无明显作用，因此对心率无明显影响，首次给药须与氯解磷定合用。

4. 对症支持治疗　重度有机磷杀虫药中毒患者常伴有多种并发症，如严重心律失常、休克、酸中毒、低钾血症等，应及时给予对症处理。

（二）护理措施

1. 即刻护理　保证患者气道通畅，及时有效地清除呼吸道分泌物，维护气管插管和气管切开护理，维持有效通气功能，正确应用机械通气。

2. 洗胃护理　口服中毒者，应立即催吐洗胃。

（1）洗胃要及早、彻底和反复进行，直至洗出液澄清无味为止。

（2）洗胃液可用微温的清水、2%碳酸氢钠溶液（美曲膦酯中毒者忌用）或1∶5000高锰酸钾溶液（对硫磷和乐果中毒者忌用）反复洗胃，即首次洗胃后保留胃管，间隔3~4小时重复洗胃，洗胃必须彻底，昏迷患者更应彻底洗胃。

（3）洗胃过程中要密切观察患者生命体征变化，一旦发生呼吸、心搏骤停，需立即停止洗胃并进行心肺复苏。

？ 想一想

哪些情况需要重复洗胃？

答案解析

3. 用药护理　迅速建立静脉通道，遵医嘱使用解毒药。

（1）胆碱酯酶复能剂用药护理　①早期用药，边洗胃边应用特效解毒药，首次足量给药。②轻度中毒可用复能剂，中度以上中毒必须复能剂与阿托品合用。两种解毒药合用时，阿托品剂量应减少，以防阿托品中毒。③复能剂应稀释后缓慢静脉注射或静脉滴注，以免发生中毒，抑制胆碱酯酶，发生呼吸抑制。④禁止复能剂与碱性药物配伍使用，以免水解成剧毒的氰化物。⑤由于碘解磷定药液刺激性强，漏于皮下可引起剧痛及麻木感，应确定针头在血管内方可进行注射给药，不宜肌内注射给药。

（2）抗胆碱药用药护理　代表药物为阿托品，在使用过程中需密切观察患者神志、瞳孔、皮肤、心率及肺部啰音的变化。由于阿托品化和阿托品中毒的剂量接近，因此要注意区分阿托品化和阿托品中毒（表11-3）。

表11-3 阿托品化和阿托品中毒的主要区别

观察项目	阿托品化	阿托品中毒
神经系统	意识清楚或模糊	谵妄、烦躁不安、幻觉、抽搐、昏迷
瞳孔	由小扩大后不再缩小	极度散大
皮肤	颜面潮红、皮肤干燥	紫红、干燥
体温	正常或轻度升高	高热
心率	≤120次/分，脉搏快而有力	心动过速，甚至出现室颤
处理	逐步减少阿托品用量	立即停用阿托品，酌情予毛果芸香碱对抗

4. 病情观察

（1）观察神志、瞳孔变化 严密观察患者神志、瞳孔的变化，有助于判断病情。多数患者中毒后即出现意识障碍，部分患者入院时神志清楚，但随着毒物被吸收，很快陷入昏迷。瞳孔缩小是有机磷杀虫药中毒的体征之一，而瞳孔扩大则是达到"阿托品化"的判断指标之一。严密观察神志、瞳孔的变化，有助于精准判断病情。

（2）生命体征监测 在抢救过程中应严密监测患者体温、脉搏、呼吸、心率、血压，在阿托品应用过程中，护士不能机械地执行医嘱，严密观察上述指标和肺部啰音变化，即使在"阿托品化"后也应继续观察相关指标。

（3）中毒后"反跳" 某些有机磷杀虫药如乐果和马拉硫磷口服中毒，经急救临床症状好转后，可在数日至1周后，病情突然急剧恶化，再次出现急性中毒症状，甚至发生肺水肿、昏迷或突然死亡，此为中毒后"反跳"现象。要密切观察病情，如出现胸闷、流涎、出汗、言语不清、吞咽困难等反跳先兆症状时，应立即通知医生进行紧急处理，立即静脉给予阿托品，并迅速达"阿托品化"。

5. 心理护理 对神志清醒的患者，应做好心理护理，温和地与其谈心，消除恐惧心理和紧张情绪。对于轻生自服有机磷农药的患者，了解患者本次中毒的原因后，根据不同的心理特点给予心理疏导，并做好家属的心理支持及援助工作。

6. 健康教育 对生产和使用有机磷杀虫药人员，要进行宣传及防治中毒常识，指导其在生产和加工有机磷杀虫药的过程中，要严格执行安全生产制度和操作规程；在搬运和应用农药时要做好安全防护。

💗 **护爱生命**

针对因为生活矛盾自服农药的患者，在抢救成功住院护理过程中，选择不同时机、不同方式进行心理疏导和健康教育。可以利用专业宣教的时刻，为患者及家属讲解有机磷杀虫药的危害及影响，传播个体生命在社会中活着的责任、意义及价值，也可以利用闲暇时间，引导带领患者及家属阅读一些护爱生命的文学美文作品，帮助患者树立"珍爱生命、永不言弃"的人生理念。

（秦召敏）

PPT

第三节 急性一氧化碳中毒

一氧化碳（CO）俗称煤气，为无色、无味、无刺激性的气体，几乎不溶于水。急性一氧化碳中毒是指人体经呼吸道吸入过量 CO 后，CO 通过肺泡进入血液与血红蛋白生成碳氧血红蛋白（COHb），导致机体发生急性缺氧，严重者可引起心、肺、脑等器官缺氧衰竭，甚至死亡。在我国北方农村是气体中毒致死的主要原因之一。

一、病因与中毒机制

（一）病因

1. 生活性中毒　一氧化碳中毒的主要病因是环境通风不良或防护不当，以致空气中 CO 浓度超过允许范围。家用煤炉产生的气体中 CO 浓度高达 6%～30%，若室内门窗紧闭，烟囱堵塞、漏气，以及在通风不良的浴室内使用煤气热水器都可发生 CO 中毒；失火现场空气中的 CO 浓度可高达 10%，也可发生急性中毒。

2. 职业性中毒　在炼钢、炼焦、烧窑等工业生产中，由于设备质量差、老化等问题出现关闭不严，导致煤气管道泄漏及煤矿瓦斯爆炸等均可产生大量 CO。化学工业合成氨、甲醛、丙酮等都要接触 CO。

（二）中毒机制

一氧化碳吸入人体，进入血液后，大部分与血红蛋白（Hb）结合形成碳氧血红蛋白（COHb），COHb 不能携带氧，进而导致组织缺氧。CO 与血红蛋白的亲和力比氧气与血红蛋白的亲和力大 240 倍，同时碳氧血红蛋白的解离速度较氧合血红蛋白的解离速度慢 3600 倍，易造成碳氧血红蛋白在体内的蓄积。而且 COHb 还使血红蛋白氧解离曲线左移，使氧不易释放到组织中，从而导致组织和细胞的缺氧。此外，一氧化碳还可与肌红蛋白结合，抑制细胞色素氧化酶的活性，加重组织、细胞缺氧。对缺氧最为敏感的脑组织和心脏常最先受到损害，出现以中枢神经系统损害为主伴不同并发症的症状与体征。主要表现为剧烈的头痛、头晕、四肢无力；短暂昏厥或不同程度的意识障碍，或深浅程度不同的昏迷。重者并发脑水肿、休克或严重的心肌损害、呼吸衰竭。CO 中毒可出现以锥体系或锥体外系异常为主要表现的神经精神后发症或迟发性脑病。

二、病情评估

（一）毒物接触史

患者有较高浓度 CO 吸入病史，特别注意中毒时所处环境，患者停留时间及同室人有无中毒情况。

（二）临床表现

1. 神经系统　①中毒性脑病：引起大脑弥漫性功能和器质性损害。不同程度的意识障碍、精神症状、抽搐、偏瘫等。②脑水肿：呕吐、颈抵抗、昏迷等。③脑疝：昏迷加深、呼吸不规则、瞳孔不等圆、对光反射消失。

2. 呼吸系统　可出现急性肺水肿和急性呼吸窘迫综合征（ARDS）的表现。

3. 循环系统　由于心肌供氧不足可发生休克、心律失常等。

4. 泌尿系统　由于呕吐、入液量不足、脱水、尿量减少和血压降低等因素可引起急性肾小管坏死和急性肾衰竭。

5. 急性一氧化碳中毒迟发脑病　指患者神志清醒后，经过一段看似正常的假愈期（为 2～60 天）后发生以痴呆、精神症状和锥体外系异常为主的神经系统疾病。表现为：①精神意识障碍，如幻视、幻听、烦躁等精神异常，甚至出现谵妄、痴呆或呈现去大脑皮质状态；②大脑皮质局灶性功能障碍，如失语、失明、不能站立及继发性癫痫等；③锥体外系神经障碍，出现震颤麻痹综合征；④锥体系神经损害，如偏瘫、病理反射阳性或大小便失禁等。

（三）辅助检查

1. 血液 COHb 测定 是诊断 CO 中毒的特异性指标。抽取静脉血做 COHb 定量或定性的检测。其中定量检测可信度高。

2. 动脉血气分析 抽动脉血做血气分析，急性 CO 中毒患者 PaO_2 和 SaO_2 降低，中毒时间较长者常呈代谢性酸中毒，血 pH 和剩余碱降低。

3. 脑电图检查 可见弥漫性低波幅慢波。

4. 头部 CT 脑水肿时显示病理性密度减低区。

（四）病情判断

1. 轻度中毒 血液 COHb 浓度 10%～30%。患者可有头痛、头晕、心悸、恶心、呕吐、乏力、意识模糊、嗜睡、谵妄、幻觉、抽搐等。脱离中毒环境并吸入新鲜空气或氧气后，症状很快可以消失。

2. 中度中毒 血液 COHb 浓度 30%～50%。除上述症状加重外，可出现口唇黏膜呈"樱桃红色"、多汗，血压、脉搏异常，甚至出现幻觉、意识模糊或浅昏迷。若能及时脱离中毒环境，积极抢救，可恢复正常且无明显并发症。

3. 重度中毒 血液 COHb 浓度 50% 以上。患者出现深昏迷、抽搐、呼吸困难、脉搏微弱、血压下降、四肢湿冷、全身大汗。长时间昏迷者常有心律失常、肺炎、肺水肿等并发症，最后可因脑水肿、呼吸循环衰竭而危及生命。死亡率高，抢救能成活者可留有神经系统后遗症。

三、救治与护理

（一）救治要点

1. 氧疗 氧疗是一氧化碳中毒最有效的治疗方法，包括常规氧疗和高压氧治疗。迅速给予高浓度（>60%）高流量（8～10L/min）氧，可选用鼻导管或面罩吸氧。高压氧治疗能有效纠正组织缺氧，减轻组织水肿，还可以减少神经、精神后遗症和降低病死率。

2. 防治脑水肿 重度中毒后可出现脑水肿，常 24～48 小时达高峰。应及早进行脱水、激素治疗及降温等措施。脱水最常用的是 20% 甘露醇快速静脉滴注，也可用呋塞米（速尿）、布美他尼（丁尿胺）等。脱水过程中注意水、电解质平衡，适当补钾。肾上腺皮质激素能降低机体的应激反应，减少毛细血管通透性，可缓解脑水肿，常用地塞米松或氢化可的松静滴。

3. 促进脑细胞功能恢复 应用能量合剂，如辅酶 A、ATP、细胞色素 C、大量维生素 C、脑活素等，促进脑细胞代谢。

4. 对症支持治疗 呼吸障碍者应用呼吸兴奋剂，必要时气管切开，进行机械通气。定时翻身拍背以防发生肺炎和压疮，必要时给予抗生素抗感染。高热惊厥者，可采取头部降温、亚低温疗法及遵医嘱给予止痉药物；对于抽搐频繁者，首选地西泮 10～20mg 静脉注射，也可选用苯巴比妥钠、水合氯醛等制止抽搐，但禁用吗啡。

练一练11-3

患者，女，52 岁，某冬日的清晨邻居发现其昏睡不醒，将其送入医院，查体：血压 90/50mmHg，体温 39℃，呼吸 28 次/分，心率 108 次/分，面色苍白，口唇呈樱桃红色。此时护士给予的救护要点中不正确的是（ ）

A. 应给与持续低流量吸氧　　B. 给予物理降温

C. 密切观察神志变化　　D. 及时采血测定碳氧血红蛋白　　E. 应用能量合剂

答案解析

（二）护理措施

1. 即刻护理

（1）立即脱离中毒环境，将患者转移到空气新鲜处，并开窗通风。

（2）松开患者的衣领、裤带，保持呼吸道通畅，注意保暖。

（3）呼吸、心跳停止的应立即进行心肺复苏。

2. 氧疗护理　一氧化碳中毒患者氧疗的原则是高流量、高浓度。有条件者最好尽快行高压氧治疗。高压氧治疗应在早期，最好在 4 小时内进行。如无高压氧设备，应采用高浓度面罩给氧或鼻导管给氧，流量 8 ~ 10L/min，以后则根据病情采用持续低流量吸入，清醒后改为间歇给氧。对呼吸停止者，应及时行人工呼吸或用呼吸机维持呼吸。危重患者可采用血浆置换。

3. 用药护理　脑水肿者遵医嘱给予 20% 甘露醇静脉快速滴注，以达脱水目的。

4. 病情观察　生命体征的观察，重点是呼吸和体温；观察瞳孔大小、出入液量、液体滴速等防治脑水肿；注意观察患者神经系统的表现及皮肤、肢体受压部位损害情况，如有无急性痴呆性木僵、癫痫、失语、惊厥、肢体瘫痪等。

5. 一般护理　重度中毒昏迷合并高热和抽搐者，应给予以头部降温为主的冬眠疗法。降温和解痉的同时应注意保暖，防止自伤和坠伤。昏迷患者经抢救苏醒后应绝对卧床休息，观察 2 周，避免精神刺激。准确记录出入量，注意液体的选择与滴速。防治脑水肿、肺水肿及水、电解质代谢紊乱等并发症发生。昏迷者应保持呼吸道通畅；必要时行气管插管或气管切开；预防吸入性肺炎和肺部继发感染。高热抽搐者，选用人工冬眠疗法，配合冰帽、冰袋局部降温。

6. 健康教育　加强预防 CO 中毒的宣传。居室内火炉要安装烟囱。烟囱室内结构要严密，室外要通风良好。厂矿使用煤气或产生煤气的车间、厂房要加强通风，加强对 CO 的监测报警设施。进入高浓度 CO 环境内执行紧急任务时，要戴好特制的 CO 防毒面具，系好安全带，做好个人保护。出院时留有后遗症者应鼓励患者继续治疗的信心，坚持肢体及言语的康复训练，并教会家属对患者进行语言和肢体锻炼的方法。

第四节　镇静催眠药中毒

PPT

镇静催眠药是中枢神经系统抑制药物，在治疗剂量下有镇静催眠作用，但在大剂量下可产生麻醉作用。镇静催眠药包括苯二氮䓬类、巴比妥类和非苯二氮䓬非巴比妥类。一次服用大剂量可引起急性镇静催眠药中毒，主要表现为中枢神经系统受抑制。如果长期应用突然停药或减量可引起戒断综合征（表 11 - 4）。

表 11 - 4　常用镇静催眠药

类别	常用药物
苯二氮䓬类	地西泮（安定）、氟西泮（氟安定）、奥沙西泮（去甲羟安定）
巴比妥类	长效类：巴比妥、苯巴比妥；中效类：异茂巴比妥；短效类：司可巴比妥；超短效：硫喷妥
非苯二氮䓬非巴比妥类	水合氯醛、格鲁米特、甲喹酮
吩噻嗪类	氯丙嗪 奋乃静

一、病因与中毒机制

（一）病因

常见原因有误服、自服或投毒引起中毒。

（二）中毒机制

1. 苯二氮䓬类　临床主要用于镇静、催眠及治疗癫痫。主要作用于边缘系统，其次是间脑，对网状结构作用不大，却对杏仁核的作用与人的情绪和记忆密切相关。大剂量时能抑制中枢神经及心血管系统，一次误服或长期内服较大剂量，可引起毒性反应。

2. 巴比妥类　巴比妥类能抑制丙酮酸氧化酶系统，从而抑制神经细胞的兴奋性，阻断脑干网状结构上行激活系统的传导功能，使整个大脑皮层产生弥漫性的抑制，出现催眠和较弱的镇静作用，大剂量可直接抑制延脑呼吸中枢，导致呼吸衰竭；抑制血管运动中枢，使周围血管扩张，发生休克。

3. 非巴比妥非苯二氮䓬类　对中枢神经系统作用与巴比妥类相似。

4. 吩噻嗪类　吩噻嗪类药物主要作用于网状结构，抑制中枢神经系统多巴胺受体，减少邻苯二酚胺的生成。还具有抑制脑干血管运动和呕吐反射，抗组胺及抗胆碱等作用。

二、病情评估

（一）毒物接触史

有确切的服用镇静催眠药史，了解药物种类、剂量、用药时间，服药前后是否饮酒，患者近来精神状况等。

（二）临床表现

主要是中枢神经系统、呼吸及心血管受抑制的表现。

1. 苯二氮䓬类中毒　中枢神经系统抑制较轻，主要症状是嗜睡、头晕、言语含糊不清、意识模糊、共济失调。同服其他中枢抑制药或酒精、存在基础心肺疾患者或老年人可发生长时间昏迷、致死性呼吸抑制或循环衰竭。

2. 巴比妥类中毒　根据药物种类、剂量和给药途径分为：①轻度中毒：表现为嗜睡、发音不清、记忆力减退，有判断及定向力障碍。②中度中毒：由嗜睡进入浅昏迷，不能言语，呼吸变慢，眼球震颤，强刺激可有反应。③重度中毒：逐渐进入深昏迷，出现潮式呼吸、脉搏细速、血压下降、少尿、昏迷，早期有张力增高、反射亢进，当抑制程度进一步加深时，表现为肺水肿、肺不张、坠积性肺炎，继而呼吸衰竭、循环衰竭、肾功能衰竭。昏迷早期有四肢强直，椎体束征阳性，后期全身弛缓，各种反射减弱或消失，瞳孔缩小，无对光反射。

3. 非巴比妥非苯二氮䓬类中毒　症状与巴比妥类中毒相似，但也各自有些特点。①水合氯醛中毒：可有心律失常、肝肾功能损害。②格鲁米特中毒：意识障碍有周期性波动，有抗胆碱能神经症状，如瞳孔散大等。③甲喹酮中毒：可有明显的呼吸抑制，出现锥体束征如肌张力增强、腱反射亢进、抽搐等。④甲丙氨酯中毒：常有血压下降。

4. 吩噻嗪类中毒　最常见的临床表现为椎体外系反应，包括：震颤麻痹、不能静坐、吞咽困难、牙关紧闭、喉痉挛等，严重者可有昏迷、休克、心律失常、呼吸抑制。

（三）辅助检查

1. 药物浓度测定　取患者的胃内容物、尿、血样做定性或定量检测，有助于确诊。

2. 其他检查对严重中毒者　应检查动脉血气、血糖、电解质和肝肾功能等。

（四）病情判断

若患者出现昏迷、呼吸衰竭、休克、急性肾衰竭、合并感染等情况提示病情危重。

三、救治与护理

（一）救治要点

1. 清除未吸收毒物

（1）洗胃　口服中毒者早期用 1∶5000 高锰酸钾溶液或清水或淡盐水洗胃，服药量大者超过 6 小时仍需洗胃。

（2）活性炭及泻剂的应用　首次活性炭剂量为 50～100g，用 2 倍的水制成混悬液口服或胃管内注入。应用活性炭同时常给予硫酸钠 250mg/kg 导泻，一般不用硫酸镁导泻。

（3）促进排泄　给予 5%～10% 葡萄糖和等渗氯化钠溶液补液，用 5% 的碳酸氢钠碱化尿液，用呋塞米利尿，利于药物由组织释放并由肾脏排出。但对吩噻嗪类中毒无效。

（4）血液透析、血液灌流　对苯巴比妥有效，危重患者可考虑应用。对苯二氮䓬类无效。

2. 应用解毒药　巴比妥类中毒无特效解毒药。氟马西尼是苯二氮䓬类拮抗剂，能通过竞争性抑制苯二氮䓬类受体而阻断苯二氮䓬类药物的中枢神经系统作用。用法为 0.2mg 缓慢静脉注射，需要时重复注射，总量可达 2mg。中枢神经系统兴奋药的应用可对抗镇静催眠药中毒引起的意识障碍、反射减弱或消失、呼吸抑制等症状。①首选药物为纳洛酮：0.4mg 静脉注射后再用 0.4～0.8mg 加入葡萄糖液 250ml 静脉滴注。②贝美格（美解眠）：50～100mg 加入葡萄糖液 500ml 静脉滴注，根据患者的反应决定是否继续用药及维持剂量。③尼可刹米、洛贝林：多用于呼吸抑制患者，可静脉滴注也可静脉注射。

3. 对症支持治疗　肝功能损害出现黄疸者，予以保肝和皮质激素治疗。震颤麻痹综合征可选用盐酸苯海素（安坦）、氢溴酸东莨菪碱等。若有肌肉痉挛及肌张力障碍，可用苯海拉明。可用抗生素预防感染，对昏迷者加强监护，应用利尿剂和脱水剂，以减轻脑水肿，及时发现并处理各种并发症，如肺炎、胃肠道出血、肾衰竭等。

（二）护理措施

1. 即刻护理　对重症者首先应保持气道通畅、给氧，必要时行气管内插管或气管切开，并行机械通气。低血压或休克者首先建立静脉通道补液，血压仍不恢复时，静脉给予多巴胺或去甲肾上腺素等，维持收缩压在 90mmHg 以上。

2. 洗胃护理　口服中毒者早期用清水洗胃，服药量大者即使服药超过 6 小时仍需洗胃。

3. 用药护理　目前巴比妥类中毒无特效解毒药。苯二氮䓬类中毒的特效解毒药是氟马西尼，但不能改善遗忘症状。

4. 病情观察　意识状态和生命体征的观察：定时测量生命体征，观察意识状态、瞳孔大小、对光反射、角膜反射，若瞳孔散大、血压下降、呼吸变浅或不规则，常提示病情恶化，应及时向医生报告，采取紧急处理措施。

5. 心理护理　对服药自杀者，不宜让其单独留在病房内，加强看护，防止再度自杀。另一方面护士及家属多于患者沟通，了解其情绪抑郁的原因，保守患者的秘密，加以疏导、教育。

6. 一般护理　保持呼吸道通畅、给氧；昏迷时间超过 3～5 天，患者营养不易维持者，可由鼻饲补充营养及水分，必要时静脉补充营养物质，提高机体抵抗力；指导患者有效地咳嗽，经常更换体位，定时扣背，多饮水以促进排痰，预防肺部感染。

7. 健康教育　向失眠者宣教导致睡眠紊乱的原因及避免失眠的常识，必须用药时要防止产生药物依赖性；长期服用大量催眠药的人，包括长期服用苯巴比妥的癫痫患者，不能突然停药，应在医生指导下逐渐减量后停药。严格管理镇静药、催眠药处方的使用，加强药物的保管，特别是家庭中有情绪不稳定或精神不正常的人。

PPT

第五节 急性酒精中毒

急性酒精中毒俗称酒醉，系由饮入过量的乙醇或酒类饮料后所引起的中枢神经系统兴奋及随后的抑制状态。严重者可引起呼吸衰竭和循环衰竭。

一、病因与中毒机制

（一）病因

经消化道大量饮酒或含高浓度酒精类饮料。

（二）中毒机制

机体摄入的酒精在胃、十二指肠、空肠吸收后，迅速分布于全身，90%在肝脏代谢、分解。当过量酒精短时间内进入人体，超过肝脏的代谢能力，导致体内酒精浓度升高。乙醇具有脂溶性，进入体内通过脑神经细胞膜，对中枢神经系统产生抑制作用。小剂量乙醇表现为兴奋作用，随着血乙醇浓度升高，可以作用于小脑，引起共济失调，作用于网状结构，可引起昏睡和昏迷；作用于延髓可引起呼吸、循环功能衰竭。

二、病情评估

（一）毒物接触史

有一次大量饮入含酒精的饮料史，注意询问饮酒的种类、饮用量、饮用时间，饮酒时心情、平时酒量、有无服用其他药物。

（二）临床表现

急性酒精中毒表现为一次大量饮酒后引起精神错乱、兴奋夸张、失去控制力，甚至表现出攻击行为，是一种暂时性的神经、精神功能障碍，是临床上较为常见的中毒之一。急性中毒分为兴奋期、共济失调期和昏迷期。

1. 兴奋期 表现为不同程度的欣快感、兴奋、躁狂、情绪不稳定和易激惹、易感情用事，面色潮红或苍白，驾车易发生车祸。血乙醇浓度>500mg/L。

2. 共济失调期 表现为行动笨拙、步履蹒跚、语无伦次、口齿含糊不清和眼球震颤等。可有脑电图异常、心率增加、血压增高或降低，可伴有呕吐、嗜睡。血乙醇浓度>1500mg/L。

3. 昏迷期 患者处于昏睡或昏迷状态，皮肤湿冷、体温降低、呼吸慢而有鼾声、瞳孔可散大，心率加快、血压下降。严重者可导致呼吸和循环衰竭，甚至有死亡的危险。血乙醇浓度>2500mg/L。

👁 **看一看**

醉酒驾驶车辆的标准认定

根据国家《车辆驾驶人员血液、呼气酒精含量阈值与检验》中规定，车辆驾驶人员血液中的酒精含量大于或等于200mg/L且小于800mg/L的驾驶行为即为饮酒驾车（酒驾）；车辆驾驶人员血液中的酒精含量大于或等于800mg/L的驾驶行为即为醉酒驾车（醉驾）。

（三）辅助检查

1. 血清乙醇浓度 呼出气体中乙醇浓度与血清乙醇浓度相当。

2. **动脉血气分析** 可见轻度代谢性酸中毒。

3. **血清电解质浓度** 可见低血钾、低血镁和低血钙。

4. **血清葡萄糖浓度** 可见低血糖症。

三、救治与护理

（一）救治要点

1. **清除未吸收毒物** 立即停止饮酒，直接刺激患者咽部进行催吐，使胃内容物呕出，减少乙醇的吸收。已有呕吐者可不用。

2. **应用解毒药** 尽快使用药物，先用纳洛酮（0.8~2.0mg）促醒；用10%葡萄糖溶液500ml + 10% kcl 10ml + 维生素 C 3.0g 快速静脉滴注。

3. **对症支持治疗** 给予足够热量、复合维生素 B 等，以防止肝脏损害。迅速纠正低血糖，维持体内水、电解质和酸碱平衡。预防感染。维持呼吸、循环功能；促进乙醇氧化代谢。

（二）护理措施

1. **即刻护理**

（1）**兴奋期及共济失调期** 可以给予果汁等饮料，无须特殊处理。

（2）**昏迷期** 保持呼吸道通畅，给予葡萄糖、胰岛素、维生素 C、维生素 B_1、维生素 B_6 静脉注射，均可加速乙醇在体内的氧化代谢；并给予纳洛酮静脉推注，缩短昏迷时间。

（3）**清醒者** 迅速催吐，但禁用吗啡催吐。较重者饮酒 2 小时内可考虑选用 1% 碳酸氢钠或 0.5% 活性炭悬液洗胃，剧烈呕吐者可不洗胃。必要时进行血液透析。

2. **催吐、洗胃护理** 乙醇经胃肠道吸收极快，一般不需要洗胃，如果患者摄入酒精量极大或同时服用其他药物时，应尽早洗胃。

3. **保持呼吸道通畅** 患者饮酒后有不同程度的恶心、呕吐、意识障碍。应将患者置于平卧位，头偏向一侧，及时清除呕吐物及呼吸道分泌物，防止窒息。要观察呕吐物的量和性状，分辨有无胃黏膜损伤。特别是饮红酒的要注意鉴别，必要时留呕吐物标本送检。必要时可以吸氧。

4. **病情观察** 密切观察患者的意识及生命体征，定时监测意识、瞳孔、血压、呼吸、脉搏，并做好记录。特别是呼吸，如出现呼吸抑制，立即通知医生，且做好气管插管及辅助呼吸的准备。

5. **一般护理** 注意保暖及安全。酒精中毒患者全身血管扩张，散发大量热量，尤其是洗胃后患者感到寒冷，甚至寒战，应及时给予保暖并补充能量。如有狂躁或抽搐者，根据医嘱给予适量镇静剂。

6. **健康教育** 对公众进行酗酒有害身体健康和家庭和睦的宣传，如长期酗酒引起脏器损害；酒后驾车导致的公共安全问题，造成人员和财产损失。对酗酒者应取得家属的配合，监督患者戒酒。

第六节 急性百草枯中毒

PPT

百草枯是应用广泛的高效除草剂之一，又名克芜踪、对草快。对人、牲畜有很强的毒性作用，对皮肤黏膜有刺激性和腐蚀性，在酸性或中性环境下稳定，在碱性环境下易分解，接触土壤后迅速失活。

一、病因与中毒机制

（一）病因

我国以口服自杀或误服中毒为主。

（二）中毒机制

百草枯可经胃肠道、皮肤和呼吸道吸收入人体，并迅速分布到全身各器官组织，以肺和骨骼中浓度最高。百草枯作用于细胞内的氧化、还原过程，导致细胞膜脂质氧化，引起以肺部病变为主的多脏器损害。

二、病情评估

（一）毒物接触史

重点询问患者服毒的时间和经过，现场的急救措施、服毒剂量及患者既往病史等。

（二）临床表现

1. 呼吸系统 肺损伤是百草枯中毒最严重、最突出的表现。轻者仅有咳嗽、咳痰、呼吸困难、发绀、胸闷、胸痛，双肺可闻及干、湿性啰音。重者可出现呼吸困难、发绀、肺出血、肺水肿，并常在1~3天内死亡。部分患者急性中毒症状控制后1~2周内，可发生进行性肺间质纤维化，再次出现进行性呼吸困难，最终因呼吸衰竭而死亡。

2. 消化系统 口服中毒者有口腔、咽喉部烧灼感。舌、咽、食管及胃黏膜糜烂、溃疡、出血，吞咽困难、恶心、呕吐、腹痛、腹泻甚至呕血、便血和胃肠穿孔。

3. 泌尿系统 可出现尿急、尿频、尿痛和尿常规异常，血肌酐和尿素氮升高，严重者发生急性肾衰竭。

4. 局部刺激反应 ①皮肤接触部位发生接触性皮炎、皮肤灼伤，表现为暗红斑、水疱、溃疡等。②经呼吸道吸入后，产生鼻、咽、喉刺激症状并出现鼻出血等。③眼睛接触药物则引起结膜、角膜灼伤，并形成溃疡。④高浓度百草枯液污染指甲，指甲可出现褪色、断裂甚至脱落。

5. 其他 头晕、抽搐、昏迷等中枢神经症状，发热、纵隔及皮下气肿、贫血、心肌损害等。

（三）辅助检查

取患者尿液或血标本检测百草枯。血清百草枯检测有助于判断病情的严重程度和预后，血清百草枯浓度≥30mg/L，预后不良。服毒6小时后尿液可测出百草枯。

（四）病情判断

1. 轻型 摄入量<20mg/kg，无临床症状或仅有口腔黏膜糜烂、溃疡，可出现呕吐、腹泻。

2. 重型 摄入量20~40mg/kg，服后立即呕吐者，数小时内出现口腔和喉部溃疡、腹痛、腹泻；1~4天内出现心律失常、肝损害、肾衰竭；1~2周内出现咳嗽、咯血、胸腔积液，随着肺纤维化出现，肺功能进行性恶化，多数患者2~3周内死于呼吸衰竭。

3. 危重型 摄入量>40mg/kg，短时间内就可出现胰腺炎、中毒性心肌炎、肝肾衰竭，多数在中毒1~4天内死于多器官功能衰竭。

三、救治与护理

（一）救治要点

目前百草枯中毒尚无特效解毒剂，及早发现病情变化，阻止肺纤维化的发生。

1. 紧急救治 一旦发现，立即给予催吐并口服白陶土悬液，或者就地取泥浆水100~200ml口服。

2. 减少毒物吸收

（1）脱去污染的衣物，彻底清洗被污染的皮肤和毛发。

（2）洗胃、口服吸附剂、导泻等措施减少毒物的继续吸收。

3. 促进吸收毒物排出 应用利尿药，同时尽早在患者服毒后 6～12 小时内进行血液灌流或血液透析。首选血液灌流，对毒物的清除效果优于血液透析。

4. 防治并发症 主要防止肺损伤和肺纤维化。及早按医嘱给予自由基清除剂，如维生素 C、维生素 E、茶多酚等。早期大剂量应用肾上腺糖皮质激素，可延缓肺纤维化的发生，降低百草枯中毒的死亡率。中到重度中毒患者可使用环磷酰胺。

5. 对症支持治疗 保护肝、肾、心脏等重要器官的功能。防止肺水肿，积极控制感染。

（二）护理措施

1. 即刻护理

（1）**彻底清洗** 用肥皂水彻底清洗被污染的皮肤、毛发，眼部受污染立即用流动清水冲洗，时间 >15 分钟。

（2）**尽快洗胃** 用碱性液体（如肥皂水）充分洗胃后，口服吸附剂（活性炭或白陶土）以减少毒物的吸收，用 20% 甘露醇 250ml 加等量水稀释或 3% 硫酸镁溶液 100ml 口服导泻。由于百草枯具有腐蚀性，洗胃时应避免动作过大，导致消化道穿孔。

（3）**畅通气道** 开放气道，保持呼吸道通畅。

（4）**监测指标** 遵医嘱给予心电、血压监护，密切监测患者的生命体征。

2. 血液净化护理

（1）密切监测患者的生命体征，如有异常及时通知医生。

（2）血液灌流中可能会出现血小板减少，密切注意患者有无出血倾向，如牙龈出血、便血、血尿、意识改变等，谨防颅内出血。

（3）严格无菌操作，预防感染。

（4）妥善固定血管通路，防止脱管，定期更换敷料。

3. 病情观察

（1）**呼吸系统** 监测血气分析指标，密切观察患者是否有呼吸困难、发绀等肺损伤和肺纤维化的表现。

（2）**消化系统** 除早期有消化道穿孔的患者外，均应给予流质饮食，保护消化道黏膜，防止食管粘连、缩窄。有口腔溃疡患者加强对口腔溃疡、炎症的护理，可应用冰硼散、珍珠粉等喷洒于口腔创面，促进愈合，减少感染机会。

4. 健康教育 对患者及家属加强卫生宣传，告知百草枯的危害，讲解其保管、使用的注意事项。

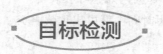

答案解析

单项选择题

1. 以下哪种情况应禁忌洗胃

    A. 急性有机磷农药中毒   B. 慢性胃炎

    C. 食物中毒   D. 强酸、强碱中毒

    E. 小儿患者

2. 洗胃液的最适宜温度是

    A. 30℃   B. 32℃   C. 35℃   D. 38℃   E. 40℃

3. 吸入性和接触性中毒时，下列抢救措施哪项是错误的

    A. 立即原地抢救，少搬动   B. 立即吸氧

    C. 使用利尿剂   D. 换血疗法

    E. 使用特殊解毒剂

4. 一氧化碳中毒是由于一氧化碳与血红蛋白结合形成不易解离的物质是

    A. 还原血红蛋白   B. 碳氧血红蛋白

    C. 氧和血红蛋白   D. 高铁血红蛋白

    E. 高碳血红蛋白

5. 地西泮中毒患者，应用的特效解毒剂是

    A. 纳洛酮   B. 解磷定   C. 阿托品   D. 氟马西尼   E. 洛贝林

6. 男性，42 岁，饮大量白酒后意识不清 2 小时，查体：BP 90/60mmHg，昏迷、口唇发绀、皮肤湿冷，呼吸慢而有鼾声，双肺呼吸音粗，可闻及明显痰鸣音，SpO_2 68%，颅脑 CT 排除脑出血。可同时采取的护理措施不包括

    A. 吸氧、开放静脉通路

    B. 尽快应用地西泮镇静

    C. 维持水、电解质、酸碱平衡

    D. 观察患者生命体征，尤其是神志和呕吐物性状，防止坠床

    E. 加强保暖

7. 百草枯中毒患者最易发生衰竭的器官是

    A. 心脏   B. 肾   C. 肝   D. 胃   E. 肺

8. 解毒药的应用原则不包括

    A. 早期   B. 足量   C. 单一   D. 重复   E. 联合

（廉　莹）

书网融合……

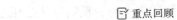

  重点回顾   微课   习题

第十二章　环境及理化因素损伤

📖 **导学情景**

情景描述：患者，男，15岁，夏天在体育课运动后大量出汗，因口渴饮用白开水，突然出现四肢、腹壁肌肉阵发性痉挛、疼痛。

情景分析：结合病史及临床表现，初步诊断为中暑。

讨论：请问应该怎样进行救治及护理？

学前导语：日常生活中常见的环境及理化因素损伤主要包括中暑、淹溺、触电，医务人员应能够迅速准确识别临床类型，沉着熟练地进行现场救护，利用自身医学优势进行健康教育。

PPT

第一节　中　暑

中暑（heat illness）是指长时间在高温或热辐射的作用下，机体体温调节中枢功能障碍、汗腺功能衰竭和水、电解质丧失过多而引起的中枢神经和（或）心血管功能障碍为主要表现的急性临床综合征。

一、病因与发病机制

（一）病因

中暑的病因可概括为机体产热增加、散热减少和热适应能力下降等因素。在高温环境下长时间体力劳动或高强度运动，机体产热增加，散热减少，造成热量蓄积，易发生中暑。年老体弱或患有慢性疾病者，对热的适应能力下降，容易发生代谢紊乱导致中暑。

（二）发病机制

正常人体在下丘脑体温调节中枢的控制下，体内产热与散热处于动态平衡，体温维持在37℃左右。

长时间处在高温环境时，机体大量出汗，当机体以失盐为主或只注意补水，会造成低钠血症，使细胞外液渗透压降低，水进入细胞内，导致肌细胞水肿，引起肌肉疼痛或痉挛，发生热痉挛。大量液体丧失会导致血液浓缩、血容量不足，若同时发生血管舒缩功能障碍，易发生低血容量性休克。如果不及时治疗，可导致脑部供血不足和心血管功能不全，发生热衰竭。持续高热可造成中枢神经系统不可逆性损伤，心、肺、肝、肾等重要脏器也随之损伤，导致心脏排血量急剧下降，从而发生循环衰竭，继而发生热射病。

二、病情评估

（一）中暑史

询问患者有无长时间在高温环境中劳动或运动，有无补充水、盐不足，病前患者的身体状况如何，尽快确定是否中暑，以利于采取有效措施。

（二）临床表现

1. 先兆中暑　患者在高温环境中劳动一定时间后，出现头痛、头晕、恶心、口渴、多汗、全身疲乏、四肢无力、胸闷、心悸、注意力不集中、动作不协调等症状，体温正常或略有升高。

2. 轻度中暑　先兆中暑症状加重，体温升至38℃以上，出现面色潮红、大量出汗、脉搏快速、皮肤灼热等表现；或出现面色苍白、四肢湿冷、脉搏细速、血压下降等早期周围循环衰竭的表现。

3. 重度中暑　轻度中暑症状加重，伴有高热、痉挛、晕厥和昏迷，包括热痉挛、热衰竭和热射病三种类型。

（1）**热痉挛**　常发生在高温环境中强体力劳动后，患者常先有大量出汗，然后四肢肌肉、腹壁肌肉甚至胃肠道平滑肌发生对称性、阵发性痉挛和疼痛，以腓肠肌为显著。

（2）**热衰竭**　常发生在热适应能力差的人群，患者有头晕、头痛、口渴、恶心、胸闷、面色苍白、周身冷汗、脉搏细弱、血压偏低，可有晕厥，并有手足抽搐，重者出现周围循环衰竭。

（3）**热射病**　患者有乏力、头晕、头痛、恶心、出汗减少，继而体温迅速上升，出现嗜睡、谵妄或昏迷。皮肤干燥、灼热、无汗。典型临床表现为高热（41℃以上）、无汗和意识障碍。严重患者出现休克、心力衰竭、肺水肿、脑水肿、肝功能衰竭、肾功能衰竭、弥散性血管内凝血等。

（三）辅助检查

1. 血液检查　外周血白细胞总数增高，以中性粒细胞增高为主。血尿素氮、肌酐可升高。

2. 尿液检查　不同程度的蛋白尿、血尿、管型尿。

3. 血电解质检查　可有高钾、低钠、低氯血症。

（四）病情判断

根据患者在高温环境中长时间强体力劳动或运动病史，或者患者自身年老体弱，以及典型临床表现，容易做出临床诊断。

三、救治与护理

（一）救治要点

尽快使患者脱离高温环境，迅速降温和保护重要脏器功能。

1. 先兆中暑和轻度中暑

（1）迅速将患者转移到通风良好的阴凉处，解开衣扣或脱去外衣。

（2）缓慢饮入清凉饮料或含盐的冰水。

（3）密切观察体温变化，体温维持在38.5℃以上者可给予口服解热药，如有头痛、恶心、呕吐者，可适当给予口服镇静剂。

（4）出现早期呼吸、循环衰竭症状者，应给予5%葡萄糖氯化钠溶液500ml快速静脉滴注，必要时可使用呼吸和循环兴奋剂。

2. 重度中暑

（1）**降温** 迅速降温是抢救重度中暑的关键。高热持续时间越长，损害越严重，预后也越差，故需迅速有效地采取措施降温。

1）物理降温 ①环境降温：迅速将患者安置在通风的阴凉处，有条件者可安置在20～25℃的空调室内。②体表降温：可用冰帽、冰袋进行头部和体表降温，冷水或乙醇擦浴，冷水浸浴。浸浴时将患者半坐于水温为15～20℃冷水中，每10～15分钟测一次肛温，当肛温达38.0℃时停止冷水浸浴。③体内降温：用4℃氯化钠溶液200ml给患者注入胃内或灌肠；或用4℃5%葡萄糖氯化钠溶液1000～2000ml静脉滴注。有条件者可用低温透析液进行血液透析。

2）药物降温 药物降温可防止肌肉震颤，减少机体分解代谢，扩张周围血管，以利散热。氯丙嗪有调节体温中枢、扩张血管、降低氧耗的作用，可给予氯丙嗪25～50mg稀释在4℃葡萄糖氯化钠溶液500ml中，快速静脉滴注。

（2）**改善周围循环** 对伴有周围循环衰竭的患者，可输入5%葡萄糖氯化钠溶液1500～2000ml。注意防止水、电解质紊乱，纠正酸中毒，可静脉滴入5%碳酸氢钠200～250ml。

（3）**防治急性肾衰竭** 疑有急性肾衰竭者，应早期快速静脉滴入20%甘露醇250ml及静脉注射呋塞米20mg，保持尿量在30ml/h以上。

（二）护理措施

1. 一般护理 ①饮食护理：以清淡、易消化、高热量、高蛋白、高维生素、低脂肪饮食为宜，多吃新鲜蔬菜和水果。②保持气道通畅：休克患者应采取平卧位，头偏向一侧，及时清理鼻咽部的分泌物，给予氧气吸入，必要时可用呼吸机支持呼吸。③口腔护理：保持口腔清洁，预防感染。④皮肤护理：及时更换衣裤、被褥，保持皮肤清洁，定时翻身以防压疮。

2. 密切观察病情 包括体温、脉搏、呼吸、血压、神志、尿量。在降温过程中应每15～30分钟测一次肛温，根据肛温变化调整降温措施。同时严密观察患者重要脏器的功能，发现病情变化及时报告医师处理。

3. 监测电解质 监测血钾、钠、氯等，及时纠正电解质紊乱。

4. 防治并发症 患者一旦出现感染、心衰、肝衰、肾衰、脑水肿、DIC等，应配合医师进行抢救治疗，并给予相应的护理。

第二节 淹 溺

PPT

淹溺（drowning）是指人淹没于水或其他液体中，液体、污泥、杂草等充塞呼吸道或反射性引起喉痉挛，发生窒息和缺氧，若不及时抢救可能会造成呼吸和心搏骤停而死亡。

一、病因与发病机制

（一）病因

淹溺发生原因为意外落水或投水自杀；潜水意外或违规游泳；在浅水区跳水时因头部撞击硬物，导致颅脑外伤或颈椎骨折、脊髓损伤。

（二）发病机制 🅔 微课

人溺水后本能地进行屏气，以避免水进入呼吸道。因缺氧不能继续屏气而被迫呼吸时，水随着吸气而进入呼吸道和肺泡，或者发生喉痉挛，引起严重缺氧，高碳酸血症和代谢性酸中毒。根据发生机制，淹溺可分为干性淹溺和湿性淹溺。

1. 干性淹溺 人入水后，因受强烈刺激（如惊慌、骤然寒冷等），引起喉头痉挛，造成窒息，同时可因窒息引起心肌严重缺氧而致心搏骤停，呼吸道和肺泡很少或无水吸入。干性淹溺约占淹溺者的10%。

2. 湿性淹溺 人入水后，喉部肌肉松弛，吸入大量水充塞呼吸道及肺泡，造成窒息。患者数秒钟后意识丧失，随之发生呼吸、心搏骤停。湿性淹溺可分为淡水淹溺和海水淹溺，约占淹溺者的90%。

1）淡水淹溺 大量淡水进入呼吸道后影响肺通气和气体交换。淡水吸入后渗入肺毛细血管而进入血液循环，稀释血液，引起低钠、低氯和低蛋白血症。红细胞在低渗血浆中破碎，引起血管内溶血，导致高钾血症，引起严重心律失常。因血容量的急剧增加，循环负荷过重，又可导致心力衰竭及肺水肿。溶血后游离血红蛋白堵塞肾小管，可引起急性肾功能衰竭。

2）海水淹溺 海水为高渗液体，含3.5%氯化钠及大量钙盐和镁盐。海水被吸入肺泡后，引起急性肺水肿，阻碍气体交换，出现低氧血症。血中的钠、钙、镁、氯等离子浓度升高，造成电解质严重紊乱，可导致心律失常，甚至心脏停搏。高镁血症还可抑制中枢神经和周围神经，导致血管扩张、血压降低。

二、病情评估

（一）淹溺史

有落水史，向淹溺者的陪同人员了解淹溺发生的时间、地点及水源性质，以指导急救。

（二）临床表现

1. 症状 淹溺者可有头痛、胸痛、剧烈咳嗽、呼吸困难。淡水淹溺者多见咳粉红色泡沫样痰，海水淹溺者口渴感明显。

2. 体征 皮肤、黏膜苍白或发绀，颜面肿胀，眼球结膜充血，口、鼻充满泡沫或污泥、杂草。可出现烦躁不安、抽搐、昏睡、昏迷、呼吸不规则或停止，肺部可闻及干、湿性啰音。还可出现心律失常、心音弱而不整，上腹部隆起等。

（三）辅助检查

1. 血、尿检查 外周白细胞总数和中性粒细胞比例增高。淡水淹溺者可出现低钠血症、低氯血症，血钾往往增高，血和尿中出现游离血红蛋白。海水淹溺者，其血钠、血氯、血钙和血镁均增高。

2. 动脉血气分析 约75%的病例有明显混合性酸中毒，几乎所有患者都有不同程度的低氧血症。

3. 胸部X线检查 肺门阴影扩大和加深，肺间质纹理增粗，肺叶中有大小不等的絮状渗出或炎症改变，或有两肺弥漫性肺水肿的表现。

（四）病情判断

根据淹溺史伴有面部肿胀、青紫、四肢厥冷、呼吸和心跳微弱或停止，口、鼻充满泡沫或污泥，腹部膨胀即可诊断为淹溺。

三、救治与护理

救护原则为迅速将溺水者从水中救起，立即恢复有效通气，根据具体情况实施心肺复苏及对症处理。

（一）救治要点

1. 现场救护

（1）迅速将溺水者救上岸　救护者尽可能脱去衣裤，迅速游到溺水者附近。救护者应从背后或侧面接近，防止被溺水者紧抱缠身而双双发生危险。

（2）保持呼吸道通畅　将溺水者从水中救起后，首先清除其口、鼻中的泥沙、杂草、呕吐物。有义齿者取出义齿，松解领口和腰带，保持呼吸道通畅。

（3）心肺复苏　对呼吸、心搏骤停者应立即进行心肺复苏。

（4）迅速转送医院　在转送途中随时监测病情变化，不中断救护。

2. 医院内救护

（1）迅速将患者安置于抢救室内，注意保暖。

（2）维持呼吸功能　保持呼吸道通畅，对有自主呼吸者可给予高浓度吸氧。对无自主呼吸者，应行气管插管或气管切开，机械通气治疗。同时静脉注射呼吸兴奋剂促使患者恢复自主呼吸。

（3）维持循环功能　溺水者常于心搏恢复后伴有血压不稳定或低血压状态，应注意纠正低血容量。淡水淹溺者如血液稀释严重，可静脉滴注3%氯化钠溶液500ml。海水淹溺者不宜注射氯化钠溶液，可给予5%葡萄糖溶液或低分子右旋糖酐以稀释被浓缩的血液，增加血容量。

（4）对症处理　纠正低血容量，防治肺水肿和脑水肿，合理给予抗生素防治肺部感染，保持水、电解质和酸碱平衡。

练一练

救治海水淹溺者不能输入的药物是（　　）

A. 5%葡萄糖

B. 血浆液体

C. 0.9氯化钠溶液

D. 地塞米松

E. 白蛋白

答案解析

（二）护理措施

1. 密切观察病情变化　严密观察患者的神志、血压、心率、心律、呼吸的变化，准确记录尿量，观察尿的颜色和性质。

2. 保持呼吸道通畅　及时清除患者口、鼻中的异物以保持呼吸道通畅，必要时尽快进行气管插管或气管切开，采用机械辅助呼吸，注意气道湿化等护理。

3. 输液护理　准确执行医嘱，正确控制输液速度。淡水淹溺者应从小剂量、慢速度开始，避免短时间内大量液体输入，加重血液稀释。海水淹溺者出现血液浓缩症状时，应及时给予5%葡萄糖溶液、低分子右旋糖酐等，切忌输入0.9%氯化钠溶液。

4. 心理护理　淹溺患者常因严重呼吸困难而烦躁不安，护理人员应消除患者的焦虑与恐惧心理。对于自杀的淹溺患者应尊重其隐私，同时做好家属的思想工作，协助护理人员消除患者自杀念头。

护爱生命

暑假是学生淹溺的高发时间，教育学生远离水源，不到河流、池塘中游泳。淹溺患者在抢救成功住院护理过程中，可以选择不同时机、不同方式进行健康教育。对企图自杀患者进行心理疏导，在与患者相互信任的基础上，给予专业的相关知识讲解，传播个体生命在社会中的责任、意义及价值，可提供励志书籍、舒缓明快的音乐进行熏陶，陪患者到室外散步，感受大自然的美妙，憧憬美好的生活。

PPT

第三节 触 电

触电（electric shock）又称电击伤，是指一定量的电流或电能量（静电）通过人体时，引起组织不同程度地损伤或功能障碍，甚至死亡。

一、病因与发病机制

（一）病因

日常工作及生活中引起触电事故的常见原因是人体直接接触电源，或者在高压电场和超高压电场中，电流或静电电荷经空气或其他介质电击人体。

（二）发病机制

触电对人体造成的伤害主要是电击伤和电烧伤。

电流对人的致命伤害是引起心室颤动，导致心脏骤停。电流对延髓呼吸中枢的损害，导致呼吸停止。电烧伤主要是局部的热和光效应，轻者仅烧伤局部皮肤和浅层肌肉，重者则可烧伤肌肉深层，甚至骨骼。

二、病情评估

（一）触电史

具有直接或间接接触带电物体的病史，向触电者或陪同人员询问触电经过，包括时间、地点、电源情况等，以指导救治。

（二）临床表现

1. 局部症状　因电压高低不同可造成局部不同程度的烧伤。低电压烧伤，伤口小，呈圆形、椭圆形或蚕豆状，边缘规则整齐，与健康皮肤分界清楚，一般为无痛、焦黄色、褐色干燥创面，偶可见水疱形成。高电压烧伤，伤口深、多呈干性创面，有时可见电烧伤烙印或闪电纹，由于电离子的强大穿透能力，有时体表可能无明显烧伤，而机体深层组织的烧伤则极其严重。严重电烧伤患者，有时血管壁损伤可继发大出血引起死亡。

2. 全身症状　全身症状表现的轻重与电流种类、电流强度、电压高低、人体的电阻以及电流通过人体的途径等因素密切相关。

轻型　患者表现为肢体麻木、精神紧张、头晕、心悸，心脏可有偶发性期前收缩，敏感患者可发生晕厥、短暂意识丧失，恢复后可有肌肉疼痛、疲乏、头痛及神经兴奋症状。

重型　患者常发生意识丧失，心跳、呼吸停止，如复苏不及时可致死亡。幸存者可有定向力丧失和癫痫发作。部分患者有心脏（包括心肌和心脏传导系统）、肾脏损害。

3. 并发症　局部组织坏死、继发感染、短期精神失常、心律失常、肢体瘫痪、继发性出血或血供障碍、内脏破裂或穿孔、高钾血症、酸中毒、急性肾衰竭等。

（三）辅助检查

1. 血液检查　肌酸磷酸激酶（CPK）、肌酸磷酸激酶同工酶（CK－MB）、乳酸脱氢酶（LDH）的活性增高。

2. 尿液检查　尿中可见血红蛋白或肌红蛋白。

3. 心电图检查　患者的心电图可出现多种改变，如心动过速或过缓、室颤、心脏骤停等。

（四）病情判断

根据明确的触电史和临床表现即可做出触电的诊断。

三、救治与护理

救护原则为迅速使患者脱离电源，立即进行现场救护，对于重型触电者，在现场救护后迅速转送医院。

（一）救治要点

1. 现场救护 根据现场的具体环境和条件，采用最迅速、最安全的办法使患者脱离电源。

❓ **想一想**

患者尽快脱离电源的方法有哪些？

答案解析

（1）轻型触电者 可就地平卧休息，观察 1~2 小时，尽量不站立或走动，以减轻心脏负担，促进恢复。

（2）重型触电者 对呼吸、心搏骤停者应立即进行心肺复苏，迅速转送医院，途中不中断救护。

2. 院内救护

（1）维持有效呼吸 及时清除气道内分泌物，保持呼吸道通畅，吸氧。重症患者必要时做气管插管或气管切开，进行机械通气。

（2）维持有效循环 触电时常可引起心肌损害和心律失常，应进行心电监护，需要时给予抗心律失常治疗。

（3）维持中枢神经系统功能 在心肺复苏的同时，可采用降温方法降低脑代谢，应用脱水剂、利尿剂、糖皮质激素减轻脑水肿，应用三磷酸腺苷（ATP）、细胞色素 C 等促进脑细胞代谢，维护脑细胞的功能。

（4）维持水、电解质及酸碱平衡。

（5）创面处理 在现场应保护好电烧伤创面，防止感染。在医院对创面彻底消毒后，用无菌敷料包扎。局部坏死组织如与周围健康组织分界清楚，应在伤后 3~6 天及时切除焦痂。如皮肤缺损较大，则需植皮治疗。

（6）预防破伤风和厌氧菌感染 可注射破伤风抗毒素预防破伤风的发生，必要时使用抗生素防治感染。

（7）筋膜松解术和截肢 肢体受高压电烧伤，大块软组织烧伤引起的局部水肿和小血管内血栓形成，可使电烧伤远端肢体发生缺血性坏死。因而需要进行筋膜松解术，减轻烧伤部位周围的压力，改善肢体远端的血液循环。必要时进行截肢手术。

（二）护理措施

1. 严密观察病情变化

（1）监测患者体温、脉搏、呼吸、血压及意识情况，发现病情变化及时报告医师。对清醒者应给予心理安慰，消除其恐惧心理。

（2）患者触电时如有心肺复苏史，要进行心电监护观察有无心律失常。

（3）严密观察尿量，对严重肾功能损害或脑损害使用利尿剂和脱水剂者，应准确记录尿量，并注意碱化尿液，减少肾脏的损害。

（4）严密观察患肢有无水肿、肢体末梢循环不良，如肢体肿胀严重，应尽早进行深筋膜切开以改善肢体远端血液循环，并探查坏死肌肉的位置及范围，进行切开引流，尽可能减轻肢体进行性肌肉坏死。

2. 合并伤的护理　注意触电者有无合并伤存在，如颅脑损伤、气胸、血胸、内脏破裂、四肢骨折、骨盆骨折等，应配合医师进行救护。

3. 加强基础护理　对病情严重者应注意口腔护理和皮肤护理，预防口腔炎和压疮的发生，保持患者伤口敷料的清洁、干燥，防止脱落。创面未愈合前，不要过早地做剧烈运动。

第四节　强酸、强碱损伤

强酸（strong acids）主要是指硫酸、硝酸、盐酸三种无机酸，其中，硫酸的作用最强，盐酸相对较弱。强碱（strong bases）主要是指氢氧化钠、氢氧化钾、氧化钠及氧化钾。

一、病因与发病机制

（一）病因

经口误服、经呼吸道吸入、经皮肤接触等均可造成损伤。

（二）发病机制

强酸具有强烈的刺激作用和腐蚀作用，可使有机物过度脱水炭化而变色，使蛋白质凝固成为不溶性酸性蛋白，以致组织灼伤和凝固性坏死。

强碱对组织产生强烈刺激和腐蚀作用，在其接触部位形成胶胨样可溶于水的碱性蛋白化合物，并皂化脂肪，使组织脱水，造成严重的组织坏死。碱吸收后可引起碱中毒和肝、肾脂肪变性与坏死。

二、病情评估

（一）接触史或误服史

有强酸、强碱接触史或误服史。

（二）临床表现

1. 吸入性损伤　吸入强酸或强碱烟雾后能引起上呼吸道刺激性症状，呛咳、流泪、呼吸困难、咯血性泡沫痰，并可发生喉头痉挛或水肿、支气管痉挛、窒息、肺炎及肺水肿等。

2. 接触性损伤　酸碱刺激眼部可引起结膜炎、角膜炎、角膜溃疡，甚至失明。局部皮肤出现灼伤、坏死和溃疡。盐酸接触皮肤后易出现红斑和水疱。接触50%~60%硝酸，局部皮肤呈黄褐色，并有结痂，1~2周后脱落。接触98%的硝酸，皮肤呈Ⅲ度灼伤，局部呈褐色，结痂的皮肤界限清楚，周围红肿起疱，痂皮脱落后形成溃疡。硫酸所致皮肤溃疡界限清楚，周围微红，溃疡较深，溃疡面上覆以灰白色或棕黑色痂皮，局部疼痛难忍。强碱类毒物损伤后，发生充血、水肿、糜烂，局部先为白色，后变为红色和棕色，并形成溃疡。

3. 消化道损伤　口服强酸或强碱后，可发生口腔、咽喉、食管和胃的严重灼伤和腐蚀，严重者可发生食管、胃及十二指肠穿孔。呕吐物含血液和黏膜组织，腹绞痛，常有腹泻及血性黏液便。强酸强碱吸收入血后，可发生中毒和肝肾损害。后期，患者可发生食管、幽门狭窄。

（三）辅助检查

1. 进行血常规、尿常规、便常规、血糖、血电解质、肝功能、肾功能等检查。

2. 动脉血气分析可有 pH 改变，低氧血症等。

3. 心电图检查可帮助判断是否有心律失常、心肌受损等。

4. 胸部 X 线检查可帮助了解有无肺炎、肺水肿。

（四）病情判断

根据患者有误服史、接触史，出现局部烧伤及相关表现，可做出强酸损伤或强碱损伤的诊断。

三、救治与护理

（一）救治要点

1. 现场救护

（1）对于呼吸道吸入者，立即将患者转移至空气新鲜流通处，对有呼吸困难者，予以吸氧。

（2）对于皮肤及眼睛接触者，立即以大量清水反复冲洗 15～30 分钟，再用适当的中和剂继续冲洗。在彻底清洗皮肤后，烧伤创面可用无菌敷料或干净的三角巾、衣服等包扎。眼内彻底冲洗后，可应用氢化可的松或氯霉素眼药水滴眼，并包扎双眼。

（3）对于口服强酸或强碱者，禁忌催吐和洗胃，不可用强中和剂。强酸中毒可用弱碱溶液，如镁乳、氢氧化铝凝胶。强碱中毒可用食醋、3%～5% 醋酸中和。强酸、强碱中毒均可服用牛奶、蛋清保护胃黏膜。

2. 院内救护

（1）止痛　皮下注射吗啡 10mg 或肌内注射哌替啶 50～100mg。

（2）呼吸支持　呼吸道吸入有严重呼吸困难者行气管切开，以保持气道通畅，可用呼吸机辅助呼吸。

（3）补液和纠正电解质紊乱　每日输液总量为 1500～2500ml。静脉滴注 0.16mol/L 乳酸钠 500ml，以纠正酸中毒。

（4）防治肺水肿　适当控制输液量，及早应用肾上腺皮质激素，可预防性口服泼尼松，每次 5～10mg，每日 3 次。已发生肺水肿者，给予地塞米松 20～30mg 或氢化可的松 200～300mg，加入 5% 葡萄糖 500ml 中静脉滴注，并给予吸氧及利尿等措施。

（5）防治消化道穿孔和感染，合理应用抗生素。

（二）护理措施

1. 病情观察

（1）严密观察患者体温、脉搏、呼吸、血压及神志的变化。

（2）应用止痛药时注意观察药物作用及患者的反应。

（3）观察有无纵隔炎、腹膜炎的表现，有无休克的表现。

2. 用药护理　遵照医嘱用药时注意观察药物的疗效和不良反应，用胃管缓慢注入保护剂时，注意用力不要过大、速度不要过快，防止造成穿孔。

3. 口腔护理　可用 1%～4% 过氧化氢溶液擦洗口腔，防止厌氧菌感染，注意动作轻柔，尽量避开新鲜创面。

4. 营养支持　中毒早期禁食，经静脉补充营养，恢复期宜给予流质饮食，以后逐步过渡到半流质饮食、普食，避免刺激性、不易消化食物的摄入。如较早发生吞咽困难，应考虑留置胃管鼻饲供给营养。

5. 心理护理 加强与患者的沟通，取得患者的信赖，及时给予疏导和心理支持，使患者树立战胜疾病的信心，实行 24 小时监控，防止患者的过激行为。

◉看一看

食管狭窄

食管灼伤者在给予有效的抗菌药物的同时，早期使用地塞米松 20mg/d，连用 2～3 周，以利改善全身情况及预防食管狭窄。若有食管狭窄趋势，应尽早进行食管扩张。若已有狭窄且吞咽困难，须定期扩张，一般用顺行扩张法；对狭窄较重，进食困难者，应行胃造口术，进行逆行扩张术。整个治疗过程，须注意患者的营养状况，注意维持水与电解质平衡、保护肾功能，密切注意患者精神状态及有无中毒症状的出现。

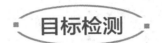

目标检测

答案解析

单项选择题

1. 中暑患者应安置在多少温度的空调房间内
   A. 18～20℃　　　　　B. 20～22℃　　　　　C. 20～25℃　　　　　D. 22～25℃　　　　　E. 18～24℃

2. 热痉挛的发病机制是
   A. 缺钙
   C. 体内热量蓄积，体温升高
   E. 散热障碍
   B. 周围血管扩张，循环血量不足
   D. 大量出汗后饮水过多而盐补充不足

3. 中暑时最易发生痛性痉挛的肌肉是
   A. 腹直肌　　　　　B. 胸大肌　　　　　C. 肠平滑肌　　　　　D. 腓肠肌　　　　　E. 肱二头肌

4. 以下中暑患者病情最严重的是
   A. 热痉挛　　　　　B. 热射病　　　　　C. 热衰竭　　　　　D. 先兆中暑　　　　　E. 轻症中暑

5. 重度中暑患者冰水浸浴，肛温降到多少度可停止浸浴
   A. 36℃　　　　　B. 37℃　　　　　C. 38℃　　　　　D. 39℃　　　　　E. 37.3℃

6. 淡水淹溺者，血液检查中可能增高的指标是
   A. 磷　　　　　B. 钙　　　　　C. 钾　　　　　D. 血红蛋白　　　　　E. 钠

7. 淡水淹溺，血液稀释者可静脉滴注
   A. 3%氯化钠溶液
   C. 低分子右旋糖酐
   E. 5%碳酸氢钠
   B. 5%葡萄糖溶液
   D. 20%甘露醇

8. 关于海水淹溺，下列哪项说法是错误的
   A. 可出现低钙血症
   C. 可引起肺水肿
   E. 可引起高镁血症
   B. 血液浓缩
   D. 血钠增高

9. 一位伤者触高压电，心跳呼吸停止，应立即采取的措施为
   A. 立即使伤者脱离高压电区
   B. 立即心肺复苏

C. 立即拨打 120 电话   D. 去叫人一同抢救

E. 立即开放气道

10. 电流击伤对人的致命作用是

    A. 急性肾损伤   B. 造成心肌缺血

    C. 急性心室血流减慢   D. 诱发心动过速

    E. 引起心室颤动

11. 溺水现场的急救措施不包括

    A. 清除口鼻分泌物   B. 人工呼吸

    C. 松解领口和腰带   D. 胸外心脏按压

    E. 气管切开

12. 下列哪项不是强酸、强碱中毒急救护理措施

    A. 立即洗胃   B. 给予胃黏膜保护剂

    C. 严密观察病情变化   D. 口腔护理

    E. 心理护理

（潘爱春）

书网融合……

　重点回顾   微课   习题

第十三章　急危重症患者的营养支持

知识目标：

1. 掌握　营养支持方式的选择、肠内营养及肠外营养支持的护理措施。

2. 熟悉　肠内营养及肠外营养支持的适应证、禁忌证、途径与方式。

3. 了解　危重症患者的代谢特点及营养状况评估。

技能目标：

能运用本章所学知识，正确为患者实施肠内、肠外营养支持并提供常规护理措施。

素质目标：

具有在护理过程中细心、耐心、主动关心患者的职业素养。

学习目标

📖 导学情景

情景描述： 患者，男，43岁。大量饮酒后呕吐、中上腹钝痛，2小时后腹痛进行性加重来院就诊，以"重症急性胰腺炎"收入消化内科。入院查体：T 38.4℃，P 96次/分，BP 82/64mmHg，腹膨隆，中上腹压痛明显，无明显反跳痛，腹肌紧张，肠鸣音弱，移动性浊音阴性。入院后立即建立静脉通路，并给予抑酸、抑制胰酶分泌、解痉、抗感染治疗。入院后第3天行"剖腹探查，胰腺坏死组织清除术、胰周脓肿清除术、空肠造瘘术"后，入ICU继续接受治疗。患者入院1个月体重较入院时减轻10%，检查结果显示血清白蛋白为28g/L。

情景分析： 患者入院后体重较以前降低10%，血清白蛋白28g/L，提示机体存在营养不良。

讨论： 该患者应使用何种营养支持途径？患者实施营养支持时应注意观察哪些并发症？

学前导语： 营养支持是危重症治疗中的核心环节之一，有利于改善患者的状况，促进康复。营养支持包括肠内营养支持和肠外营养支持，护理人员应正确选择营养支持途径，实施营养支持护理，观察有无并发症表现。

危重症患者通常表现出以代谢紊乱和分解代谢突出为特点的应激代谢状态，加之营养物质摄入不足，更易发生营养不良。营养支持是危重症治疗中的核心环节之一，有利于减轻应激造成的代谢紊乱，减轻氧化应激损伤，以及调控炎症反应和免疫功能，并在减少并发症与病死率、保护脏器功能、修复创伤组织、促进机体康复等方面发挥着至关重要的作用。因此，营养支持对危重症患者的病情发展和转归方面具有极为重要的意义。

第一节　概　述

PPT

一、危重症患者的代谢变化

危重症患者机体的应激性反应使代谢发生紊乱，以分解代谢为主，表现为能量消耗增加、糖代谢紊乱、蛋白质分解代谢加速、脂肪代谢紊乱等。

1. 能量消耗增加 危重症患者能量消耗增加与代谢紊乱的程度、持续时间及危重症程度密切相关。创伤、感染和大手术后的患者静息能量消耗可增加20%～50%，烧伤患者更为显著，严重者增高可达100%以上。

2. 糖代谢紊乱 主要表现为糖异生增加、血糖升高和胰岛素抵抗。应激性反应下机体儿茶酚胺、糖皮质激素、胰高血糖素与甲状腺素分泌增加，糖异生明显增强，肝脏内葡萄糖的生成速度增加。同时，胰岛素分泌减少或相对不足，机体对胰岛素的敏感性下降，组织摄取与利用葡萄糖减少，呈现胰岛素抵抗，机体呈高血糖状态。

3. 蛋白质分解代谢加速 蛋白质分解增加、合成降低，表现为负氮平衡。

4. 脂肪代谢紊乱 应激状态下体内儿茶酚胺分泌增多，脂肪被动员供能，生成三酰甘油、游离脂肪酸和甘油，成为主要的供能物质。

二、营养支持的评估

对危重患者营养状态的评估，既可判断其营养不良程度，又是营养支持治疗效果的客观指标。营养状态评估是通过人体组成测定、人体测量、生化检查、临床检查及多项综合营养评定方法等手段，来判定营养状况，确定营养不良的类型及程度，评估营养不良所致后果的危险性的方法。

（一）营养状态的评估方法

1. 人体测量

（1）体重 从总体上反映人体营养状况，但应排除缺水或水肿等影响因素。在无主观意识控制体重情况下，体重下降＞10%（无时间限定）或3个月体重下降＞5%，提示营养不良。

（2）体重指数（body massing index，BMI） 反映营养状态及肥胖症的可靠指标。BMI正常值为$18.5～23.9kg/m^2$，$BMI＜18.5kg/m^2$为消瘦。

（3）皮褶厚度 以三头肌皮褶厚度测量最为常用。正常参考值男性为12.5mm，女性为16.55mm。实测值在正常值的90%以上为正常，80%～90%为体脂轻度亏损，60%～80%为中度亏损，＜60%为重度亏损。

（4）握力测定 握力与营养状况相关，被临床广泛用于患者肌力评定指标，肌肉力度与营养状况和术后恢复程度相关。正常握力：男性≥35kg，女性≥23kg。

2. 生化及实验室检查

（1）蛋白质测定 常用指标包括血红蛋白、血清白蛋白、肌酐身高指数、氮平衡及血浆氨基酸谱测定，其中血清白蛋白应用最广。持续的低白蛋白血症被认为是判定营养不良的可靠指标。正常值为35～45g/L，30～35g/L为轻度营养不良，21～30g/L为中度营养不良，＜21g/L为重度营养不良。

（2）细胞免疫功能测定 总淋巴细胞计数是最常用方法，免疫球蛋白测定和皮肤迟发性超敏反应也可反映免疫功能状况。

3. 临床检查 临床检查是通过病史采集及体格检查发现营养缺乏的体征。可以根据皮肤、毛发、皮下脂肪和肌肉的情况，结合年龄、身高、体重综合判断。

4. 综合营养评定 目前多数学者主张采用综合性营养评定方法，以提高灵敏性和特异性。常用方法包括预后营养指数、营养评定指数、主观全面评定和微型营养评定等，判断患者有无营养不良，应对其营养状况进行全面评价。

（二）能量与蛋白质需要量的评估

1. 能量需要评估 推荐使用间接能量测定仪确定患者的能量需求，若无法测定，可应用Harris‐Benedict（HB）公式。一般患者能量需要量为25～35kcal/（kg·d），不同个体、不同病情及不同活动状态下能量的需要量有较大差异，所以评估患者能量需要时应综合考虑。可用HB公式计算基础能量消耗（base energy expenditure，BEE），并以BEE为参数指标计算实际能量消耗（resting energy expenditure，AEE）。

$$男性\ BEE = 66.5 + 13.7W + 0.5H - 6.8A$$
$$女性\ BEE = 66.5 + 9.67W + 1.7H - 4.7A$$
$$AEE = BEE \times AF \times IF \times TF$$

注：BEE和AEE单位是kcal，W是体重（kg），H是身高（cm），A是年龄（岁），AF是活动系数，IF是应激系数，TF是体温系数。

2. 蛋白质需要量评估　利用氮平衡来评价蛋白质营养状况及蛋白质的需要量。若氮摄入量大于排出量，为正氮平衡，反之为负氮平衡。

$$氮平衡(g/d) = 摄入氮量(g/d) - [尿氮量(g/d) + (3～4)]$$

三、危重症患者营养支持的目的

营养支持的目的是供给细胞代谢所需要的能量与营养底物，维持组织器官正常的结构与功能；通过营养素的药理作用调理代谢紊乱，调节免疫功能，增强机体抗病能力，影响疾病的病理生理变化，最终影响疾病转归。营养支持虽然并不能完全阻止和逆转重症患者的分解代谢状态和人体组成改变，但合理的营养支持，可减少净蛋白的分解及增加合成，改善潜在和已发生的营养不良状态，防治其并发症。

四、危重症患者的营养支持原则

1. 选择适宜的营养支持时机　应根据患者的病情变化来确定营养支持的时机，还需考虑不同原发疾病、不同阶段的代谢改变与器官功能的特点。对于需要营养支持治疗的危重症患者，应当优先选择肠内营养而非肠外营养；应当在入院后最初24～48小时内早期开始肠内营养，在48～72小时内达到喂养目标。

2. 控制应激性高血糖　采用胰岛素治疗严格控制血糖水平≤8.3mmol/L，可明显改善危重症患者的预后，使多器官功能障碍综合征（MODS）的发生率及病死率明显降低。

3. 选择适宜的营养支持途径　包括肠外营养、完全肠外营养和肠内营养途径。

4. 合理的能量供给　合理的能量供给是实现有效营养支持的保障。不同疾病状态、时期以及不同个体，其能量需求亦不同。应激早期，应限制能量和蛋白质的供给量，能量可控制在20～25kcal/（kg·d），蛋白质控制在1.2～1.5g/（kg·d）。对于病程较长、合并感染和创伤的患者，待应激与代谢状态稳定后适当增加能量供应，目标喂养可达30～35kcal/（kg·d）。

练一练13-1

危重症患者应激早期能量应控制在（　）

A. 10～20kcal/（kg·d）

B. 20～25kcal/（kg·d）

C. 25～30kcal/（kg·d）

D. 30～35kcal/（kg·d）

E. 35～40kcal/（kg·d）

答案解析

5. 其他　在补充营养底物的同时，重视营养素的药理作用。为改善危重症患者的营养支持效果，在肠外与肠内营养液中可根据需要添加特殊营养素。

看一看：重症急性胰腺炎
的营养支持

PPT

第二节　肠内营养支持 微课

肠内营养（enteral nutrition，EN）系采用口服或管饲等方式经胃肠道提供代谢需要的能量及营养基质的营养支持方式。它具有更安全、更经济和更符合生理要求的优点，对具有胃肠道功能的患者应作为首选。

一、适应证与禁忌证

1. 适应证　胃肠道功能存在（或部分存在），但不能经口正常摄食的重症患者，应优先考虑给予 EN。

2. 禁忌证　肠梗阻、肠道缺血或腹腔间室综合征的患者不宜给予 EN，主要是 EN 增加了肠管或腹腔内压力，易引起肠坏死、肠穿孔，增加反流与吸入性肺炎的发生率。对于严重腹胀、腹泻，经一般处理无改善的患者，建议暂时停用 EN。

二、肠内营养制剂的种类

肠内营养制剂根据氮源不同分为氨基酸型、短肽型和整蛋白型制剂。

1. 氨基酸型制剂　以氨基酸为蛋白质来源，不需消化可直接吸收，用于短肠及消化功能障碍患者。

2. 短肽型制剂　以短肽为蛋白质来源，简单消化即可吸收，用于胃肠道有部分消化功能的患者。

3. 整蛋白型制剂　以整蛋白为蛋白质来源，用于胃肠道消化功能正常患者。

4. 特殊疾病配方制剂　适用于某种疾病患者，如糖尿病、呼吸功能障碍、肝功能障碍患者等。

三、应用途径

肠内营养的输入途径有鼻胃管、鼻空肠管、经皮内镜下胃造瘘、经皮内镜下空肠造瘘等多种，具体供给途径的选择则取决于疾病情况、喂养时间长短、患者精神状态及胃肠道功能。

1. 经鼻胃管　常用于胃肠功能正常、非昏迷及经短时间管饲即可过渡到经口进食的患者，是最常用的 EN 途径。优点是操作简单、易行，缺点是可发生反流、误吸、鼻窦炎。大部分重症患者可以通过此途径开始肠内营养支持。

2. 经鼻空肠置管　优点在于导管通过幽门进入十二指肠或空肠，使反流与误吸的发生率降低，患者对 EN 的耐受性可增加。开始阶段营养液的渗透压不宜过高。

3. 经皮内镜下胃造瘘　在纤维胃镜引导下行经皮胃造瘘，将营养管置入胃腔。其优点减少了鼻咽与上呼吸道感染，可长期留置。适用于昏迷、食管梗阻等长时间不能进食且胃排空良好的危重症患者。

4. 经皮内镜下空肠造瘘　在内镜引导下行经皮空肠造瘘，将喂养管置入空肠上段，其优点除可减少鼻咽与上呼吸道感染外，还可减少反流与误吸的风险，在喂养的同时可行胃十二指肠减压，并可长期留置喂养管。尤其适合于不耐受经胃营养、有反流和误吸高风险及需要胃肠减压的危重症患者。

四、输注方式

1. 一次性注入　将营养液用注射器缓慢地注入喂养管内，每次不超过 200ml，每天 6～8 次。该方法操作方便，但易引起腹胀、恶心、呕吐、反流与误吸。临床一般仅用于经鼻胃管或经皮胃造瘘的患者。

2. 间歇重力输注　将营养液置于输液瓶或袋中，与喂养管连接，借助重力将营养液缓慢滴入胃肠道内，每次 250~500ml，每天 4~6 次，滴注速度为 20~30ml/min。临床上使用广泛，患者耐受性好。

3. 肠内营养泵输注　适于十二指肠或空肠近端喂养的患者，是一种理想的 EN 输注方式。一般开始输注时速度不宜快，浓度不宜高，由每小时 40~60ml 开始，逐步增至 100~150ml，浓度亦逐渐增加，让肠道有一个适应的过程。输入体内的营养液温度应保持在 37℃ 左右。

✎ **练一练13-2**

一次性注入肠内营养液时，每次注入量不超过（　　）

A. 50ml　　　　B. 100ml　　　　C. 150ml　　　　D. 200ml　　　　E. 250ml

答案解析

五、护理措施

（一）常规护理

1. 营养液的配制和管理　配制营养液时要严格遵守无菌操作原则，现配现用，配制好的营养液最多冷藏保留 24 小时。营养液使用时应调节至适宜温度。若患者可耐受，室温下保存的营养液可以不加热直接使用，在冷藏柜中保存的营养液应加热到 38~40℃ 后再使用。

2. 喂养管的监护

（1）妥善固定喂养管　翻身、活动前先保护喂养管，防止脱落。注完饮食后，胃管末端用纱布包好夹紧，固定于患者床旁。

（2）确定位置　喂养开始前，必须确定导管的位置。胃内喂养管可通过吸出胃内容物而证实，十二指肠或空肠内置管可借助 X 线片或内镜定位而确定。导管内抽吸物的 pH 测定对确定导管位置有价值，若为碱性说明导管在十二指肠内，若为酸性说明在胃内。

（3）保持喂养管通畅　在每次喂养前后均要用 0.9% 氯化钠溶液冲洗喂养管。每次冲洗的液量至少为 20ml。

（4）检查　每天检查鼻、口腔、咽喉部有无不适及疼痛，防止喂养管位置不当或长期置管引起的并发症。

3. 胃肠道状况的监护

（1）监测胃内残留液量　每日应记录患者的液体出入量。及时评估胃残留量，若 24 小时胃残留量 <500ml 且没有其他不耐受表现，不需停用肠内营养。

（2）胃肠道耐受性的监测　胃肠道不耐受表现有腹痛、腹泻、腹胀。降低输入速率或营养液浓度，保持一定的温度及防止营养液的污染，可使患者逐步适应。高误吸风险和对胃内推注式肠内营养不耐受的患者，使用持续输注的方式给予肠内营养。

看一看：中国卒中肠内营养护理指南（2021 年）

（二）并发症观察与护理

1. 感染性并发症　营养液误吸导致的吸入性肺炎是最常见、最严重和致命的并发症。一旦发生误吸应立即停止 EN，并立即排出气道内的液体与食物微粒，必要时应通过纤维支气管镜吸出。所有气管插管的患者在使用肠内营养时应将床头抬高 30°~45°，每 4~6 小时使用氯己定进行一次口腔护理，应做好导管气囊管理和声门下分泌物吸引。

2. 机械性并发症

（1）黏膜损伤　可因喂养管置管操作时或置管后对局部组织的压迫而引起黏膜水肿、糜烂或坏死。

因此，应选择直径适宜、质地软而有韧性的喂养管，熟练掌握操作技术，置管时动作应轻柔。

（2）喂养管堵塞　最常见的原因是膳食残渣或粉碎不全的药片黏附于管腔壁，或药物与膳食不相容形成沉淀附着于管壁所致。发生堵塞后可用温开水低压冲洗，必要时也可借助导丝疏通管腔。

（3）喂养管脱出　喂养管固定不牢、暴力牵拉、患者躁动不安和严重呕吐等均可导致喂养管脱出，影响肠内营养支持效果。因此，置管后应妥善固定导管、加强护理与观察，严防导管脱出，一旦喂养管脱出应及时重新置管。

3. 胃肠道并发症

（1）恶心、呕吐与腹胀　有10%～20%的患者可发生恶心、呕吐与腹胀，主要见于营养液输注速度过快、乳糖不耐受、膳食口味不耐受及膳食中脂肪含量过多等。发生上述症状时应针对原因采取相应措施，如减慢输注速度、加入调味剂或更改膳食品种类等。

（2）腹泻　是最常见的并发症。主要原因有：低蛋白血症和营养不良时小肠吸收力下降；乳糖酶缺乏者应用含乳糖的肠内营养膳食；肠腔内脂肪酶缺乏，脂肪吸收障碍；营养液的渗透压高；营养液温度过低及输注速度过快；同时应用某些治疗性药物等。不建议急危重症患者一发生腹泻就停用肠内营养，而应该在继续EN的同时评估腹泻的原因，以便采取合适的治疗方案。

4. 代谢性并发症　最常见的代谢性并发症是高血糖和低血糖。高血糖常见于处于高代谢状态的患者、接受高碳水化合物喂养者及接受皮质激素治疗的患者；而低血糖多发生于长期应用肠内营养而突然停止时。接受EN的患者应加强对其血糖监测，出现血糖异常时应及时报告医生进行处理。患者停用EN时应避免突然停止。

第三节　肠外营养支持

肠外营养（parenteral nutrition，PN）是指通过静脉途径提供人体代谢所需的营养素。不能耐受肠内营养和肠内营养禁忌的重症患者，应选择完全肠外营养支持（total parenteral nutrition，TPN）的途径。对胃肠道能接受部分营养物质补充的危重症患者，可采用部分肠内与部分肠外营养相结合的方式，以支持肠功能。

一、适应证与禁忌证

1. 适应证　适合于不能耐受肠内营养和肠内营养禁忌的患者。主要包括：胃肠道功能障碍患者；由于手术或解剖问题胃肠道禁止使用的患者；存在尚未控制的腹部情况，如腹腔感染、肠梗阻、肠瘘患者等。

2. 禁忌证　早期复苏阶段血流动力学不稳定或存在严重水、电解质与酸碱失衡的患者；严重肝功能障碍的患者；急性肾功能障碍时存在严重氮质血症的患者；严重高血糖尚未控制的患者等。

二、肠外营养制剂的种类

肠外营养制剂主要包括能量物质（糖类和脂类）、氨基酸、维生素、微量元素和矿物质等。碳水化合物提供机体能量的50%～60%，最常使用的制剂是葡萄糖。脂肪乳提供机体能量的15%～30%。氨基酸构成肠外营养配方中的氮源，用于合成人体蛋白质。维生素和矿物质是参与人体代谢、调节和维持内环境稳定所必需的营养物质。

三、应用途径

可选择经中心静脉营养（central parenteral nutrition，CPN）和经外周静脉营养（peripheral parenteral nutrition，PPN）两种途径。CPN 主要通过锁骨下静脉（首选）、颈内静脉、股静脉置管。PPN 一般适用于患者病情较轻、营养物质输入量较少、浓度不高，PN 不超过 2 周的患者。

? 想一想

肠外营养的输入途径有哪些？

答案解析

四、配制方式

肠外营养液是将葡萄糖、氨基酸和脂肪乳混合在一起，加入其他各种营养素后放置于一个输液袋中进行输注。配制时应按无菌操作原则（有条件的可使用生物安全柜），将各营养液基质混合后装入 3L 无菌输液袋内，整个过程应不断晃动容器，一次完成，混合均匀。

配制顺序：①电解质（磷酸盐除外）和微量元素加入氨基酸液中；②磷酸盐加入葡萄糖中；③脂溶性维生素溶解水溶性维生素后，再加入脂肪乳内；④将配制好的氨基酸溶剂及葡萄糖溶液同时混入营养袋内，并用肉眼检查液体有无沉淀和变色；⑤确认无沉淀和变色后，加入脂肪乳剂混合液，轻轻摇匀混合物；⑥充袋完毕时尽量挤出袋中存留的空气。

五、护理措施

（一）常规护理

1. 营养液的使用　营养液应现用现配，暂不使用时应放于 4℃ 冰箱内保存，取出后应常温下复温 0.5～1 小时再给予患者输注；保证配制的营养液在 24 小时内输完。全营养混合液输入过程应保持连续性，期间不宜中断，以防污染。

✎ 练一练13-3

急危重症患者肠外营养液配制好后，暂不使用时所需要的保存条件是（　　）

A. 0℃ B. 2℃ C. 4℃

D. 6℃ E. 8℃

答案解析

2. 静脉导管的护理　使用专用静脉通道输注营养液，避免与给药等通道混用。每天检查导管是否妥善，做好患者导管相关健康教育，避免自行扯脱导管。每日更换输注管道，正确冲管和封管，保持导管通畅。做好导管穿刺部位护理，避免感染等并发症发生。

（二）并发症观察与护理

肠外营养的并发症主要分为机械性并发症、感染性并发症和代谢性并发症。

1. 机械性并发症

（1）置管操作相关并发症　包括气胸、血胸、皮下气肿、血管与神经损伤等。操作者应熟练掌握操作技术流程与规范，操作过程中应动作轻柔，以减少操作引起的机械性损伤。

（2）导管堵塞　是 PN 常见的并发症。输注营养液时输液速度可能会减慢，在巡视过程中及时调整，以免因凝血而发生导管堵塞。输液结束时应根据患者病情及出凝血功能状况，使用生理盐水或肝素溶液进行正压封管。

（3）空气栓塞　可发生在置管、输液及拔管过程中。预防措施：CPN 置管时应让患者头低位，操作者严格遵守操作规程，对于清醒患者应嘱其屏气；加强巡视，及时补充液体，最好用输液泵进行输注；导管护理时应防止空气经导管接口部位进入血液循环。

（4）导管脱落　与导管固定不牢、外力牵拉、患者躁动等有关。置管后应妥善固定导管，加强观察与护理。躁动、不合作患者给予适当镇静、约束，避免自行拔出导管。

2. 感染性并发症　是肠外营养最常见、最严重的并发症。常见的是导管相关性血流感染，严重者引起脓毒血症，发生局部或全身真菌感染的机会较多。感染的主要原因是插管时污染或伤口污染、输入器具或溶液污染和静脉血栓形成等。密切观察患者体温变化，当患者出现高热、寒战又无其他感染源时，怀疑为导管性感染，应立即拔管，并将拔出的尖端进行培养，明确致病菌，有针对性地进行抗菌治疗。

3. 代谢性并发症

（1）电解质紊乱　如低钾血症、低镁血症等。

（2）低血糖　持续输入高渗葡萄糖，可刺激胰岛素分泌增加，若突然停止输注含糖溶液，可致血糖下降，甚至出现低血糖性昏迷。

（3）高血糖　开始输注营养液时速度过快，超过机体的耐受限度，如不及时进行调整和控制高血糖，可因大量利尿而出现脱水，若处理不及时，会发展为高渗性非酮症性昏迷而成为致命的并发症。因此，接受 PN 的患者，应严密监测电解质及血糖与尿糖变化，及早发现代谢紊乱，实施有效的处理。

❤护爱生命

重症急性胰腺炎属于是一种病情险恶、并发症多、病死率较高的急腹症。此类患者由于病情严重，往往出现诸多不良情绪，严重影响临床治疗效果，而良好的心理状态可以使患者情志舒畅，有助于提升自身免疫力，从而加强对疾病的抵抗力。实施护理过程中，护患之间应构建良好的护患关系，促进有效沟通，缓解患者的不良情绪；尤其重视语言交流，选择适当的交流方式，使患者感受医护人员的关爱，增加患者的安全感与归属感；鼓励家属与患者进行交流，加强情感支持；增加患者的治疗信心，树立"永不言弃"的人生理念。

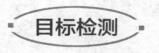

答案解析

单项选择题

1. 下列适宜选用肠内营养支持的患者为

　　A. 麻痹性肠梗阻

　　B. 食管静脉曲张出血期

　　C. 克罗恩病，腹泻 >10 次/天

　　D. 大面积烧伤休克期

　　E. 短肠综合征术后稳定期

2. 全胃肠外营养支持患者可能发生的最严重的代谢并发症是

　　A. 高钾血症

　　B. 低钾血症

　　C. 高渗性非酮症性昏迷

　　D. 高血糖综合征

　　E. 高血糖症

3. 有误吸风险的危重症患者给予肠内营养的首选途径是

　　A. 鼻胃管

　　B. 胃造瘘管

C. 结肠造瘘管

D. 鼻空肠管

E. 鼻十二指肠管

4. 患者，女，80岁。胃大部分切除术后，腹胀明显，禁食，肺部感染，需肠外营养支持。在选择肠外营养输注途径即经中心静脉还是周围静脉时，最主要的决定因素是

A. 患者的基础疾病

B. 病房的护理条件

C. 患者的依从性

D. 患者的经济条件

E. 肠外营养支持的量和天数

（5~6题共用题干）

患者，男，72岁，脑梗死后1周，消瘦，嗜睡状态，喂给流质食物，但进食即出现呛咳，除经静脉予10%葡萄糖氯化钠溶液1000ml/d外未用任何营养制剂。血生化检查：白蛋白28g/L。无消化道出血和肠道严重感染；有高血压病史。

5. 此时对患者的营养支持应首选

A. 肠外营养支持

B. 肠内营养支持

C. 肠外营养+肠内营养，但以肠外营养为主

D. 先治疗原发病再考虑进行营养支持

E. 静脉补充能量即可

6. 营养支持时首选的给予途径是

A. 周围静脉

B. 中心静脉

C. 空肠造瘘

D. 鼻胃管或鼻肠管

E. 口服

（7~8题共用题干）

患者，男，36岁。暴饮暴食后突发腹痛，疼痛呈持续性并阵发加重，伴呕吐、体温升高，被诊断为急性坏死性胰腺炎，急诊行手术治疗。

7. 术后第5天患者体温降至正常后又升高至39.2℃，精神不振，寒战，无腹痛、腹胀，伤口引流液少，中心静脉置管处红肿，有压痛，应警惕其可能发生了

A. 空气栓塞

B. 低血糖症

C. 高血糖症

D. 导管相关性血流感染

E. 急性胰腺炎复发

8. 此时正确的处理措施是

A. 全身应用降温药

B. 更换穿刺部位敷料

C. 拔出导管并将管端送细菌培养

D. 更换抗生素

E. 继续观察病情待其自愈

（孔瑞雪）

书网融合……

📄 重点回顾

🄴 微课

🔘 习题

第十四章 机械通气

📖 导学情景

情景描述：患者，女，35岁，过马路时被汽车撞倒，头部着地，胸部严重挫伤。查体：意识模糊，口唇发绀，呼吸困难，呼吸36次/分，血气分析 pH 7.25，PaO_2 48mmHg。

情景分析：结合病史及临床表现，初步判断患者需机械通气及相关救护。

讨论：请问应该怎样使用呼吸机？如何护理患者？

学前导语：呼吸机是抢救危重症患者不可缺少的设备，机械通气可以增加通气量、改善气体交换，减轻呼吸功消耗，为疾病的治疗和康复提供条件，医护人员应该熟练掌握呼吸机的操作方法及护理措施。

PPT

第一节 概 述

机械通气是利用人工方法或机械装置辅助、代替或控制患者呼吸，从而达到增加通气量、改善气体交换、降低呼吸功消耗和维持呼吸功能的一种通气方式。

一、机械通气的原理与分类

（一）机械通气的原理

机械通气是利用呼吸机提供高于肺泡内压的正压气流，使气道口与肺泡之间产生压力差，从而建立人工通气，随后呼吸机除去或减少对气道的压力，使肺泡内压高于气道内压，开始排气，完成呼吸全过程。

（二）机械通气的分类

机械通气包括简易呼吸器的使用和呼吸机的使用，简易呼吸器的使用包括球囊－面罩通气、球囊与人工气道的连接通气。呼吸机的使用分为无创正压机械通气和有创机械通气。

二、机械通气的目的

1. **改善通气与换气功能** 机械通气时，在维持呼吸道通畅的前提下，通过机械装置维持患者足够的通气量，保证机体代谢所需的肺泡通气量。

2. **降低呼吸功耗** 机械通气可以减少患者呼吸肌做功，降低呼吸肌氧耗，达到缓解呼吸肌疲劳的目的，同时也减轻心脏的负担。

3. **纠正急性呼吸性酸中毒** 通过改善肺泡通气使 $PaCO_2$ 和 pH 得以改善，将 $PaCO_2$ 维持在正常范围内，以纠正急性呼吸性酸中毒。

4. **改善氧运输** 使用呼气末正压通气方法可使肺内气体分布均匀，改善通气/血流比例，减少肺内分流。

👁 看一看
***

无创正压机械通气

无创正压机械通气（NIPPV）是指通过鼻罩、面罩或接口器等方式连接患者，无需气管插管或气管切开的正压机械通气。随着医学发展、呼吸机和通气模式的改进以及临床应用技术的提高，20 世纪 80 年代后期以来 NIPPV 的临床应用日渐普及，目前尚没有明确统一的临床应用指征。根据文献报道 NIPPV 可应用于慢性阻塞性肺疾病合并感染，且病情急性加重的患者可缓解呼吸困难，呼吸衰竭早期合并低氧血症或者高碳酸血症患者可减少呼吸肌疲劳，减少机体耗氧量，全身麻醉患者苏醒时期的呼吸支持、睡眠呼吸低通气综合征以及重症肌无力患者可改善睡眠。

***

第二节 有创机械通气

PPT

一、适应证

1. **需要应用机械通气进行治疗的疾病** 如急性呼吸窘迫综合征（ARDS）、新生儿肺透明膜病、心力衰竭、肺水肿、慢性肺部疾病、心肺复苏后的呼吸支持、神经肌肉疾病及中枢神经系统功能障碍者等。

2. **外科疾病和手术后呼吸支持** 如严重的胸部外伤（多发性肋骨骨折、膈肌破裂，以及颅脑、腹部等多发性创伤引起的呼吸功能不全）、体外循环心内直视手术、急危重症手术后及全身麻醉后呼吸功能尚未完全恢复者等。

3. **需要预防性应用机械通气的疾病** 如全身衰竭、血流动力学状态不稳定、反流误吸危险性高的患者等。

4. **麻醉和手术中需进行辅助或控制呼吸者** 全身麻醉所用药物大多对呼吸有一定的抑制作用，而手术中大多会用到肌肉松弛剂，也会影响患者的呼吸。

二、禁忌证 ℯ 微课

严格说来，应用机械通气没有绝对的禁忌证。但对于一些特殊的疾病，采用机械通气会给患者带来不利影响。

①未经胸腔闭式引流的张力性气胸患者，应用机械通气会加重气胸的程度。②伴有肺大疱的呼吸

衰竭患者，应用机械通气可能会引起肺大疱破裂，有发生自发性气胸的危险。③大咯血或严重误吸引起的窒息性呼吸衰竭患者，应用机械通气可能会将血块、误吸物压入小支气管而发生肺不张。④血容量不足的休克患者，应用机械通气，尤其是采用呼气末正压通气方式通气时，会导致严重的低血压。⑤心肌梗死并发呼吸衰竭时，由于机械通气能增加心脏负担，减少心排血量，使血压下降，应用机械通气时应尽可能选择对循环系统影响小的通气方式。⑥对机械通气缺乏了解，呼吸机的使用缺乏经验者，盲目使用会产生严重后果。

三、使用方法

（一）呼吸机的类型

1. 按呼吸机用途分类 急救呼吸机、治疗呼吸机、麻醉呼吸机。

2. 按吸气向呼气的切换方式分类 容积切换型、压力切换型、时间切换型、流速切换型、联合切换型。

3. 按通气频率的高低分类 常规频率呼吸机、高频喷射呼吸机、高频震荡呼吸机。

（二）机械通气模式

机械通气的模式很多，主要根据患者的自主呼吸情况，肺部病理生理改变以及各种通气模式的特点，选择合适的通气方式。在呼吸机使用过程中还要根据患者的病情变化，适时调整或改变通气模式，既达到治疗目的，又减少对患者的生理干扰和肺部损伤。

1. 机械控制呼吸（CMV） 是机械通气中最基本和最常用的支持呼吸的方式，呼吸机完全按照预置的通气参数进行通气，与患者的呼吸周期无关。

间歇正压通气（IPPV）是 CMV 的一种形式，吸气时由呼吸机产生正压，将气体送入肺内，气道压升高，呼气时肺内气体靠胸廓和肺的弹性回缩排出体外，气道压回复至零，完成一次呼吸周期。

CMV 的优点是呼吸机结构简单，易于操作，主要用于无自主呼吸或自主呼吸非常微弱的患者以及全身麻醉手术期间。缺点是当患者有自主呼吸时，可发生人机对抗，影响通气，不利于自主呼吸的锻炼。

2. 机械辅助呼吸（AMV） 又称辅助通气（AV），是由患者控制呼吸频率，呼吸机控制吸气深度，当患者吸气深度不够时呼吸机开始工作，呼吸机与患者的呼吸具有同步性的通气方式。其作用是为自主呼吸保驾护航，帮助患者恢复呼吸功能。常适用于有自主呼吸，但通气量不足的患者。

3. 辅助/控制通气（A-CV） 是上述两种通气方式的结合，当自主呼吸频率超过预设呼吸频率时，为辅助通气；当自主呼吸频率等于或低于预设呼吸频率时，则为控制通气。预设呼吸频率起到"安全阀"的作用。

4. 间歇指令性通气（IMV） 是指在患者自主呼吸的基础上，给患者有规律和间歇地触发指令的潮气量，即自主呼吸加 IPPV。自主呼吸的气流由呼吸机持续大流量恒流供给，指令的呼吸由呼吸机按预调的频率、潮气量、吸气时间等供给，可以落在呼吸周期的任何地方，缺点是可能会出现人机对抗。

5. 同步间歇指令通气（SIMV） 是自主呼吸与控制通气相结合的呼吸模式，在触发窗内患者可触发与自主呼吸同步的指令正压通气，在两次指令通气周期之间允许患者自主呼吸，指令呼吸可以预设容量（容量控制 SIMV）或预设压力（压力控制 SIMV）的形式来进行。优点是：①是自主呼吸与控制呼吸的有机结合，在呼吸机工作以外的时间里完全由患者呼吸，有利于呼吸肌的锻炼，使患者容易从机械通气过渡到自主呼吸。目前已成为撤离呼吸机前常使用的通气方式。②SIMV 是在有自主呼吸的前提下进行的，只负担部分通气，从而减轻心血管负担，减少气道压力损伤。

6. 分钟指令性通气（MMV） 是根据患者的情况预定每分通气量，呼吸机在工作中可根据患者实际情况自动调整以达到规定的每分通气量。若患者自主呼吸微弱，在单位时间内自主通气量小于预定的通气量时，呼吸机自动辅助一个预调的潮气量或预定压力或吸气时间来补充不足部分；若自主呼吸大于或等于预定量时，呼吸机停止供气；若自主呼吸停止，呼吸机便以控制通气的方式按预调的分钟通气量给患者进行通气。其优点是：①不会出现人机对抗现象；②能应对患者突然出现的病情恶化；③不需担心因使用镇静剂、止痛药而发生的呼吸抑制和呼吸停止。

7. 呼气末正压通气（PEEP） 吸气由患者自发或呼吸机发生，而呼气终末借助于装在呼气端的限制气流活瓣等装置，使气道压力高于大气压。这种呼气末正压能使肺泡在呼气末仍保持膨胀，防止小气道闭合，因而有利于增加功能残气量（FRC），改善肺顺应性，减少肺泡萎陷、提高动脉血氧分压。临床主要适应证为肺内分流所致的低氧血症，多用于 ARDS。

8. 压力支持通气（PSV） 是在患者自主呼吸容量不足时呼吸机给予患者一定的压力辅助，使更多的气体进入患者肺内的通气方式。患者自主呼吸的吸气相一开始，呼吸机即开始送气并使气道压迅速上升到预设的压力值，并维持气道压在这一水平。当自主吸气流速降低到最高吸气流速的 25% 时，送气停止，患者开始呼气。

9. 持续气道正压（CPAP） 是建立在患者自主呼吸基础之上的一种通气方式。其特点是在患者自主呼吸的基础上由呼吸机在吸气期仍向气道内输送恒定正压，使整个呼吸周期气道内压均高于大气压，使肺泡充分扩张。

10. 双相气道正压通气（BiPAP） 指给予两种不同水平的气道正压，为高压力水平（P_{high}）和低压力水平（P_{low}）之间定时切换，且其高压时间、低压时间，高压水平、低压水平各自可调，从 P_{high} 转换至 P_{low} 时，增加呼出气量，改善肺泡通气。该模式允许患者在两种水平上呼吸，可与 PSV 合用以减轻患者呼吸功。

（三）机械通气步骤

1. 机械通气前的准备

（1）做好患者心理准备及用物准备。

（2）接好一次性或消毒过的管道和模拟肺，向湿化器罐内注入适量无菌蒸馏水，使液面在上下标记线之间，调节湿化器温度，并预设吸气气流温度在 36~37℃，相对湿度达 100%，机械通气时使用加热湿化器，对吸入气体进行温化和湿化。

（3）接通电源和气源后试机。

（4）根据患者的病情和体重调节呼吸机各项参数，并设定报警值。

（5）检查呼吸机的气路系统是否漏气、控制通气模式是否正常、各参数是否准确可靠、报警系统是否完好等。

（6）将呼吸机管道与患者人工气道相接。

2. 呼吸机的使用与调节

（1）建立人工气道 紧急时，先用面罩给患者充分供氧或采用简便易行的经口气管插管，待缺氧有所缓解后再考虑建立能维持较长时间的人工气道。

（2）确定通气模式 根据不同的呼吸类型及呼吸时相变化来决定通气模式。

（3）设置参数 ①潮气量：应保证足够的气体交换及患者的舒适度，通常依据体重选择 5~12ml/kg。②呼吸频率：成人 12~16 次/分，儿童 20 次/分。③每分通气量：成人 90~100ml/kg，儿童 100~120ml/kg。④吸气呼气时间比：机械通气患者常设吸气时间为 0.8~1.2 秒或吸呼比为 1:（1.5~3）。⑤氧浓度：吸氧浓度一般为 40%~50%，调节的原则是以最低的吸氧浓度达到理想的氧分压。机械通气的初始阶段，可给予高浓度氧气吸入，以迅速纠正严重缺氧，根据 PaO_2 的变化及血流动力学状态，酌情降低至

50%以下，长时间通气时不超过50%～60%，以防止氧中毒。在进行气道吸引或冲洗治疗前后，可吸入100%的氧气进行短暂通气，以预防治疗时发生低氧血症。⑥气道压力：一般在35cmH₂O以下，压力增大不仅引起肺部损伤、气胸的机会增加，而且也会引起回心血量及心排出量减少。⑦温度及湿化系统调节：温度一般设置为36～37℃，过低或过高将会加速细菌生长或气道烫伤；每日湿化液需要量为350～500ml，不足将会导致呼吸道分泌物干结，导致肺部感染等。⑧敏感度：压力触发一般调至 -1.5 ～ -0.5 cmH₂O，流速触发常为2～5L/min。

练一练

患者无自主呼吸时使用的通气模式是（　　）

A. CMV　　　　B. SIMV　　　　C. C/A　　　　D. AV　　　　E. PEEP

答案解析

（4）设置报警界限和气道安全阀　不同呼吸机的报警参数不同，参照说明书进行调节。气道压安全阀或压力限制一般设置在维持正压通气峰压上5～10cmH₂O。

（5）动态观察0.5～1小时后依血气分析结果调整参数。

（四）常见报警的原因与处理

1. 电源报警原因与处理

（1）原因　停电；蓄电池电量低；电源插头脱落；电源掉闸。

（2）处理　将呼吸球囊与患者人工气道连接通气并尽快检查修复电源。

2. 气源不足报警原因与处理

（1）原因　压缩空气或氧气压力低；氧浓度分析错误；气源接头接触不良。

（2）处理　将呼吸机与患者断开，应用呼吸球囊进行人工通气，调整气源，校对FiO₂分析仪或更换氧电池。

3. 吸氧浓度报警

（1）原因　设置氧浓度报警的上、下限有误；空气-氧气混合器失灵；氧电池耗尽。

（2）处理　正确设置报警界限；更换空气-氧气混合器；更换氧电池。

4. 气道高压报警的原因与处理

（1）原因　分泌物过多，气道阻力增加；呛咳；肺顺应性降低（肺水肿、支气管痉挛、肺纤维化等）；导管移位；呼吸回路阻力增加（如管路积水、打折等）；患者兴奋、激动、烦躁不安；吸入气量太多或高压报警界限设置不当。

（2）处理　吸痰；解除支气管痉挛；检查导管位置；检查呼吸回路并保持通畅；安抚患者，遵照医嘱使用镇静药物；调整呼吸机参数或重新设置报警界限。

5. 气道低压报警的原因与处理

（1）原因　导管脱出；呼吸回路漏气；气囊充气不良；气体经胸腔闭式引流管漏出；气管食管瘘；峰流速低；设置潮气量低；气道阻力降低；肺顺应性增加。

（2）处理　检查导管位置；检查呼吸回路；检查气囊压力；检查胸腔闭式引流管；重新设置峰流速和潮气量，检查患者是否出现较强自主呼吸。

6. 通气不足报警的原因与处理

（1）原因　机械故障、管道连接不紧密或人工气道漏气；患者与呼吸机脱离；氧气压力不足；每分通气量低限值设置过高。

（2）处理　维修或更换空气压缩机；正确连接电源；正确连接管道，防止管道打折、受压，保持管道正确角度；保持中心供氧或氧气瓶的压力正常；降低设置值。

7. 通气过量报警的原因与处理

（1）原因　触发灵敏值过低；体温增高、缺氧、疼痛刺激等使呼吸过快导致通气量增加；每分通气量高限值设置过低。

（2）处理　增加触发灵敏值；降低体温、增加氧浓度、止痛等；增加设置值。

8. 人机对抗报警的原因与处理

（1）原因　患者不配合；高热、抽搐、疼痛、体位不适；心肺功能改变、缺氧加重；人工气道不通畅、移位、固定不好或受牵拉刺激患者；自主呼吸增强；呼吸机同步性能差或触发灵敏度调节不当，参数设置不当。

（2）处理　取得患者理解与配合；改变卧位，必要时进行镇静、镇痛；积极治疗原发疾病；保持呼吸道通畅；妥善固定气管导管和呼吸机管道；调整呼吸机模式和参数。

四、机械通气患者的护理

（一）严密观察病情变化

机械通气治疗的患者应专人护理，除密切观察患者神志、生命体征和治疗反应外，重点观察呼吸情况，包括呼吸频率、幅度、呼吸肌运动、有无呼吸困难、自主呼吸与呼吸机的协调等。定时进行血气分析，并结合患者的临床表现和通气指标判断治疗效果。

（二）加强气道管理

气管插管或气管切开的患者，应加强导管护理，及时清除呼吸道分泌物，每次吸痰时间不超过15秒，两次吸引的间隔时间尽量超过10分钟，以减少低氧血症的发生。做好呼吸道湿化，机械通气患者人工气道湿化不足，将会形成痰痂，影响通气治疗的效果，严重者造成气道堵塞导致窒息，直接威胁患者生命。机械通气患者气道湿化主要依靠呼吸机湿化装置进行，理想的气道湿化状态是使吸入气体温度达到37℃，相对湿度达100%。

（三）做好生活护理

协助患者定时翻身、拍背，以防止因呼吸道分泌物排出不畅引起阻塞性肺不张。加强营养，根据病情翻身变换体位，保持皮肤清洁干燥，防止压疮发生。昏迷患者防止眼球干燥或角膜溃疡，可每日滴氯霉素眼药水2~3次，并用凡士林纱布覆盖眼睛。加强口腔护理，每日应用0.9%氯化钠溶液或漱口水进行口腔护理2~3次，预防口腔炎症发生。

（四）心理护理

向患者说明呼吸机治疗的目的、配合的方法等。因患者进行机械通气不能进行言语交流，可通过书写、手势、摇头或点头、闭眼或睁眼等方法进行交流。长期应用呼吸机的患者可产生依赖，要鼓励患者加强自主呼吸的锻炼，争取早日脱机。

（五）及时处理人机对抗

呼吸机与自主呼吸不协调时，可增加呼吸功、加重循环负担和低氧血症，严重时可危及患者生命。出现人机对抗时，仔细查找原因，及时处理。

（六）常见并发症与处理

1. 脱管　常发生在气管切开的患者。主要原因有导管固定不牢固，患者剧烈咳嗽、躁动不安或呼吸机管道过紧，患者翻身时牵拉引起管道脱落。应严密观察患者呼吸状态，一旦出现呼吸机报警、患者突然发出声音或有窒息征象，应紧急处理，如果重新置管有困难，可行气管插管。

2. 导管堵塞 由于气管分泌物干涸结痂，导管套囊脱落所致。如完全堵塞时患者突然出现窒息，甚至死亡。护理中应加强吸痰、保持呼吸道湿化及套管内管的清洁，始终保持呼吸道通畅，一旦发现气囊脱落，应立即拔管，更换导管。

3. 气管损伤 由于套囊压力大，压迫气管内壁引起局部黏膜缺血坏死，严重时可引起气管壁破裂，甚至侵蚀大血管引起大出血。一般选用大容量低压气囊，并做好气囊护理。

4. 肺气压伤 由于气道压力过大引起，可引起气胸、间质性肺气肿、纵隔气肿及动静脉空气栓塞等。应避免过高的气道压力，尽量降低气道峰压。一旦发生气胸应立即行胸腔闭式引流。

5. 呼吸道感染 患者抵抗力下降，易发生呼吸道感染，因此应注意严格无菌操作，并做好器械、环境的消毒，必要时遵医嘱应用有效抗生素。

6. 通气不足 机械故障，管道连接不紧密或人工气道漏气，支气管痉挛和导管扭曲等原因引起气道不通畅。应密切观察患者胸廓的运动、两侧呼吸音的变化和血气分析的情况，去除引起通气不足的原因，合理调节呼吸机参数。

7. 通气过度 主要是通气量过大、呼吸频率过快和呼吸机参数设置不合理等原因导致。应密切观察病情变化，及时去除引起过度通气的原因，合理调节呼吸机参数。

8. 肺不张 因气管插管过深至一侧支气管或痰液阻塞支气管所致。应注意调节气管插管位置，并保持呼吸道通畅。

? 想一想

机械通气常见报警的原因有哪些？

答案解析

（七）撤机护理

1. 撤机前的心理准备 为顺利撤机，护士要鼓励患者自主呼吸，恢复呼吸肌力量，树立自主呼吸的信心。解释撤机的必要性，告知患者撤机的条件已具备，让患者做好充分的心理准备，以取得积极配合。

2. 撤机的指征

（1）患者全身情况好转和稳定，神志清楚，安静。

（2）导致呼吸衰竭的原发病因已解除，患者自主呼吸能力强，咳嗽反射良好。

（3）呼吸功能明显改善 ①自主呼吸频率 <25 次/分；②自主潮气量 >5ml/kg；③肺活量 >10 ~ 15ml/kg；④吸入氧浓度 <40%；⑤VD/VT <0.6；⑥PaO_2 >60mmHg，$PaCO_2$ <50mmHg，且在一段时间内保持稳定。

（4）血流动力学平稳，没有心肌缺血的动态变化，心排血量、血容量正常，没有显著的低血压，无心律失常。

3. 撤机方法 根据病因、临床表现不同，可选用不同的撤机方法。

（1）过渡撤机 可用压力支持脱机、同步间歇指令脱机等方法。当使用 SIMV 方式通气时，应随着自主呼吸的改善，逐渐减少 SIMV 的频率，若减至 2 ~ 3 次/分，动脉血气分析仍能保持正常水平，即可停用呼吸机，改用"T"型管吸氧。当采用 PSV 方式通气时，应随潮气量的增加，逐步减少 PSV 压力水平直至完全取消，改用 SIMV 2 ~ 5 次/分钟，维持一定时间，最后再改用"T"型管吸氧。

（2）间断撤机　一般在白天进行，间断断离呼吸机，用"T"型管连接气管导管进行供氧。断离呼吸机的时间应根据患者的具体情况和血气分析结果而定，逐渐延长脱机时间直到完全撤离。

（3）直接撤机　原心肺功能良好，短期内进行机械通气，如全麻患者及术后呼吸支持的患者，可直接撤离呼吸机，让患者自主呼吸。

4. 撤机困难的原因及处理　对脱机困难的患者，需要较长时间的观察、摸索和调试。大部分患者最终可获得成功，个别患者需要长期呼吸机治疗。

（1）原因　临床常见原因有原发病因未得到解除、呼吸功能衰竭、呼吸肌疲劳和心理障碍等。

（2）处理　采取及时有效的方法控制或去除原发病因，尽快锻炼呼吸肌力量，防止呼吸肌疲劳与衰竭，对于原有慢性呼吸功能不全者，尽早锻炼腹式呼吸，增强和改善呼吸功能，提高呼吸肌力量，帮助患者树立信心，克服心理障碍。

5. 拔管

（1）准备拔管所需器材　氧气、面罩、吸痰装置等。

（2）患者准备　①检查患者的生命体征；②向患者做好解释。

（3）拔管程序　①彻底吸引口咽部和气管内分泌物；②松解气管导管固定带；③气管导管气囊放气；④鼓励患者咳嗽，并同时拔出导管；⑤清洗口腔；⑥面罩吸氧；⑦严密观察病情变化，床旁备插管器材以备再插管。

❤护爱生命

机械通气患者不能进行言语交流，可通过书写、手势、摇头或点头、闭眼或睁眼等方法进行交流。经常和患者握手，亲切和蔼的语言及近距离的交谈可以增加患者的安全感，消除或减缓紧张恐惧心理。可做一些卡片和患者交流，增加视觉信息传递，鼓励有书写能力的患者把自己的感受和要求书写出来。长期应用呼吸机的患者可产生依赖，要鼓励患者加强自主呼吸的锻炼，在脱机前做必要的解释，争取早日脱机。

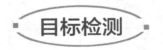

答案解析

单项选择题

1. 呼吸机潮气量的设置成人一般为

　　A. 3～5ml/kg
　　B. 5～12ml/kg
　　C. 10～14ml/kg
　　D. 12～15ml/kg
　　E. 13～14ml/kg

2. 机械通气过程中最常发生的并发症是

　　A. 气压伤　　　B. 肺不张　　　C. 肺部感染　　　D. 通气过度　　　E. 导管阻塞

3. 机械通气患者出现气胸时，最合理的处理措施是

　　A. 胸腔穿刺抽气
　　B. 胸腔闭式引流
　　C. 胸壁皮下切开引流
　　D. 胸骨上窝皮下切开引流
　　E. 停止机械通气治疗

4. 下列哪项不是考虑停止机械通气的指标之一

    A. 原发病因已去除   B. 患者咳嗽反射良好

    C. 吸入氧浓度小于40%   D. 血气分析结果正常

    E. 3天内未出现呼吸机报警

5. 机械通气期间，使用加热湿化器时，湿化器温度应调节在

    A. 36~37℃   B. 30~40℃   C. 38~40℃   D. 36~42℃   E. 40~41℃

6. 以下哪项指标不是应用呼吸机的指征

    A. 呼吸频率>35次/分   B. 潮气量<3ml/kg

    C. 肺活量<10ml/kg   D. PaO_2>60mmHg

    E. VD/VT>0.6

（潘爱春）

书网融合……

   📝 重点回顾   🖥 微课   ⏲ 习题

第十五章　常用急危重症护理技术

学习目标

知识目标：

1. 掌握　常用急危重症护理技术的操作方法及注意事项。

2. 熟悉　常用急危重症护理技术的适应证和禁忌证。

技能目标：

能运用本章所学知识，根据患者实际情况，实施急危重症护理技术。

素质目标：

具有沉着、冷静、果断的行事作风，关心爱护病患的仁爱之心及团结协作的合作意识。

导学情景

情景描述： 患者，男，58岁，今晨买菜回来的路上突然倒地，面色苍白，呼之不应，胸廓无起伏。

情景分析： 结合病史及临床表现，初步诊断心搏骤停。

讨论： 请问应该如何快速实施现场救护？

学前导语： 心搏骤停是最危重的急症，发生后应立即实施胸外心脏按压和电除颤等心肺复苏措施。一个优秀的急危重症护士，还应该掌握气道异物梗阻急救、创伤现场救护、心电监护、人工气道管理技术及动静脉置管等常用急危重症专科护理操作技术，才能高质量实施救护。

第一节　心肺复苏术 微课1

PPT

现场心肺复苏术，又称徒手心肺复苏术。当患者突然丧失意识，心搏、呼吸停止时，第一目击者应立即进行心肺复苏术。（详见第五章心搏骤停与心肺脑复苏）

一、适应证、禁忌证

1. 适应证　心搏骤停患者。

2. 禁忌证　无绝对禁忌证，胸部开放性创伤严重的心搏骤停患者不宜徒手心肺复苏，立即送医院行开胸心脏按压。

二、用物准备

心肺复苏模拟人1个、无菌纱布2块（或无菌纱布1块、便携面罩1个）、手电筒1个。

三、操作方法

1. 评估环境　首先评估患者周围环境，确保环境安全。

2. 判断意识　轻拍重喊：轻拍患者肩部，同时在其两侧耳部大声喊叫，若患者无反应，说明意识丧失。

3. 立即呼救 立即呼救，尽早启动 EMSS，拨打 120、获取 AED。

4. 判断脉搏、呼吸 施救者若为专业人员，触摸患者颈动脉有无搏动的同时判断呼吸（图 15 – 1）；非专业人员直接观察胸廓有无起伏判断呼吸。判断时间一般不少于 5 秒、不超过 10 秒。如颈动脉触摸不到，没有呼吸或仅仅是喘息，说明患者发生心搏骤停。

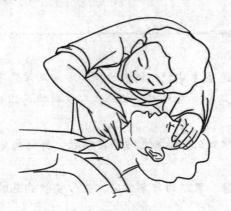

图 15 – 1 同时判断脉搏、呼吸

5. 体位 迅速将患者置于平地或硬板床上，仰卧位，使患者的头、颈、躯干成一直线，双手放于躯干两侧，身体没有扭曲。解开其衣领、松开腰带，暴露胸部。

👁 **看一看**

《2020 AHA 心肺复苏与心血管急救指南更新》：若难以脱掉患者衣服，则可隔着衣服进行胸外心脏按压，但 AED 到达后，必须脱掉所有上衣暴露胸部，因 AED 电极片不可贴在衣服外面。

6. 胸外心脏按压"C"

（1）按压部位 胸骨下段（胸骨中、下 1/3 交界处）；或两乳头连线中点。

（2）按压姿势与方法 施救者位于患者肩颈侧旁，两掌跟交叠置于按压点，上半身前倾，腕、肘、肩关节伸直，双上肢绷紧垂直于患者胸壁，两手手指交叉紧扣、翘起、脱离胸壁，以髋关节为支点，利用上半身重量垂直向下用力按压，随后放松使胸廓自行复位。

（3）按压深度 5 ~6cm。

（4）按压频率 100 ~120 次/分。连续按压 30 次。

❓ **想一想15–1**

成人胸外心脏按压的要点包括哪些？

答案解析

7. 开放气道"A" 检查患者颈部有无损伤，无损伤时将患者的头偏向一侧，观察口腔有无异物及活动性义齿。若有，可将纱布缠在手指上清除口腔异物、取出活动性义齿。仰头举颏法开放气道，使下颌角与耳垂的连线与地面垂直，达到充分开放气道。

8. 人工呼吸"B" 维持气道开放，捏紧患者的鼻孔、施救者的嘴完全包住患者的口（或将便携面罩压紧患者口鼻不漏气），然后用力向内吹气，吹气时间约 1 秒。同时，观察患者胸廓抬起情况。连续吹气 2 次。

连续 30 次的胸外心脏按压后，吹气 2 次，如此反复进行，5 个循环为一个周期（图 15 – 2）。

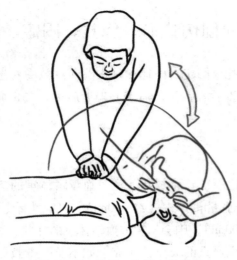

图 15-2　按压、吹气交替反复

9. 评价　如前评估时的方法一样，同时判断脉搏和呼吸，可触及大动脉搏动、观察到自主呼吸，说明复苏有效；此时，患者的面色、口唇、甲床、皮肤由于自主循环恢复，发绀或苍白会消失，转为红润；借助手电筒，可发现患者散大的瞳孔变小，对光反应存在。

若仍无脉搏、无呼吸，继续 CPR。

✎ 练一练15-1

心肺复苏有效的指标包括（　　）

A. 大动脉搏动恢复

B. 自主呼吸恢复

C. 面色、口唇、甲床、皮肤发绀或苍白消失，转为红润

D. 散大的瞳孔变小，对光反应恢复

E. 以上都是

答案解析

四、注意事项

1. **高质量按压**　按压姿势正确，放松时手掌根部不得离开胸壁；按压部位要准确、深度要到位、频率要正确；按压与放松时间相等，每次按压后应使胸廓充分回弹；按压应连续、有规律，尽可能减少中断。

2. **人工呼吸**　成功的三个前提条件：气道充分打开、鼻孔捏紧、施救者的口包紧患者的口不漏气（或便携面罩压紧患者口鼻不漏气）。成功的标志：患者胸部抬起。每次吹气时间约 1 秒，吹气量为 500～600ml。

3. **按压呼吸比**　成人心肺复苏术，无论单人操作还是双人操作，胸外心脏按压与人工呼吸比均为 30∶2。

4. **颈椎损伤**　怀疑或确定患者颈部损伤时，应有专人固定头部，安置体位注意轴线翻身，且采用双手托颌法开放气道。

5. **AED 的时机**　当 AED 到达后，应立即使用 AED，接下来继续 CPR。

（闻　纯）

PPT

第二节 创伤止血、包扎、固定、搬运术

创伤救护技术包括止血、包扎、固定、搬运，是在院前急救中对患者采取的关键急救措施。现场外伤急救的原则为先抢后救，先重后轻，先急后缓，先近后远；先止血后包扎，先固定后搬运；先救命，后救伤。

一、止血

失血是外伤患者常见的症状之一。正常成年人全身血量占体重的 7% ~ 8%。体重 60kg 的成年人，全身血量为 4200 ~ 4800ml。若失血量 ≤ 10%（约 400ml），可有头晕、交感神经兴奋症状或无任何反应；若失血量达 20% 左右（约 800ml），则会出现失血性休克的症状：血压下降、脉搏细速、意识模糊等；若失血量 ≥ 30%，患者将发生严重的失血性休克，如不及时抢救，短时间可危及患者的生命或发生严重的并发症。因此，在保证呼吸道通畅的同时，应及时准确地进行止血。

（一）适应证

凡是出血的伤口均需要止血。判断患者是否出血的同时同步判断出血部位、血管性质，以便选择正确有效的止血方法。

1. 根据出血部位的不同，将出血分为外出血和内出血。

（1）外出血 是指血液从创面流出，易于被发现和及时处理。

（2）内出血 是指血液流向体腔或组织间隙，容易被漏诊和误诊，需及时送医院明确出血部位，采取止血措施。

2. 依据血管性质的不同，出血可分为动脉出血、静脉出血和毛细血管出血三种。

（1）动脉出血 血液为鲜红色，出血速度快，呈喷射状，出血处易发现，失血量较大，遇大动脉断裂出血如不及时止血，短期内大量失血，危及生命。

（2）静脉出血 血液为暗红色，流速缓慢，持续流出，其危险性小于动脉出血。

（3）毛细血管出血 血液从创面呈点片状渗出，出血点不易判明，出血缓慢、可自行凝固止血。

（二）用物准备

止血常用的物品有无菌敷料、绷带、三角巾、止血带（充气式、橡皮管、卡式），紧急情况下可以用干净的毛巾、衣服、布条等。

（三）操作方法

1. 指压止血法 适用于头、面、颈部及四肢的动脉出血。用手指、手掌或拳头压迫伤口近心端动脉经过骨骼表面的部位，阻断血液通过，达到临时止血的目的。因动脉有侧支循环，所以指压止血法效果有限，应及时根据现场情况更换其他止血方法。实施指压法止血时，要正确掌握按压部位和按压方法，常用指压点和按压方法如下。

（1）头顶部出血 压迫同侧耳屏前方颧弓根处的搏动点（颞浅动脉），将颞浅动脉压向颧骨（图 15 - 3）。

（2）颜面部出血 压迫同侧下颌骨下缘、咬肌前缘或下颌角前约 1.0cm 处搏动点（面动脉），将面动脉压向下颌骨（图 15 - 3）。

（3）头面颈部出血 用拇指或其他四指压迫同侧气管外侧与胸锁乳突肌前缘中点之间的强搏动点（颈总动脉），用力压向第五颈椎横突处达到止血的目的，绝对禁止同时压迫双侧颈总动脉，以免引起

脑缺氧（图 15 - 3）。

（4）头后部出血　用拇指压迫同侧耳后乳突下稍后方的搏动点（枕动脉），将动脉压向乳突（图 15 - 4）。

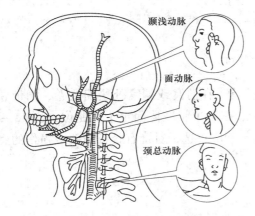

图 15 - 3　头面部出血按压部位

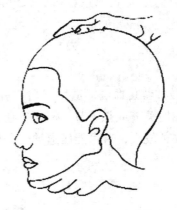

图 15 - 4　头后部出血枕动脉按压部位

（5）肩部、腋部出血　压迫同侧锁骨上窝中部的搏动点（锁骨下动脉），将锁骨下动脉压向第 1 肋骨（图 15 - 5）。

（6）上臂出血　上肢外展 90°，在同侧腋窝中点用拇指压迫腋动脉向肱骨头。

（7）前臂出血　压迫肱二头肌内侧沟中部的搏动点（肱动脉），将动脉压向肱骨干（图 15 - 5）。

（8）手部出血　压迫手掌腕横纹稍上方的内、外侧搏动点（尺、桡动脉），将动脉分别压向尺骨和桡骨（图 15 - 5）。

（9）大腿出血　压迫同侧腹股沟中点稍下部的强搏动点（股动脉），可用拳头将动脉压向耻骨上支（图 15 - 6）。

（10）小腿出血　在腘窝中部压迫腘动脉（图 15 - 6）。

（11）足部出血　压迫足背中部近脚腕处的搏动点（胫前动脉）和足跟内侧与内踝之间的搏动点（胫后动脉），分别将其压向耻骨和跟骨（图 15 - 6）。

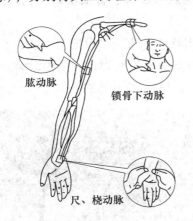

图 15 - 5　上肢出血按压部位

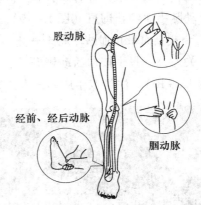

图 15 - 6　下肢出血按压部位

2. 加压包扎止血法　适用于小动脉以及静脉或毛细血管的出血。将无菌敷料或衬垫覆盖在伤口上，用手或其他物体在包扎伤口的敷料上施以压力，以停止出血为度。包扎时敷料要垫厚，包扎范围要比伤口稍大（图 15 - 7）。包扎后患肢抬高，增加静脉回流和减少出血，伤口内有碎骨片时，禁用此法，以免加重损伤。

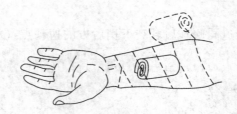

图 15－7　加压包扎止血

3. 屈肢加垫止血法　适用于肘或膝关节以下的出血。首先在肘窝或腘窝处垫棉垫卷、绷带卷等，然后用力屈肘关节或膝关节，借衬垫压住动脉，再用绷带、三角巾将肢体固定于屈曲位（图 15－8）。此法患者痛苦较大，有可能压迫神经，且不便于搬动患者，不应首选，对疑有骨折或关节损伤的患者，禁用此法。

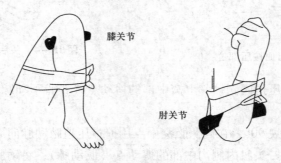

膝关节

肘关节

图 15－8　屈肢加垫止血

4. 止血带止血法　一般只适用于四肢大动脉的出血，或采用其他止血方法不能有效控制的大出血且有生命危险者。止血带有橡皮止血带、卡式止血带、充气止血带等，以充气止血带效果较好。在紧急情况下，也可用绷带、三角巾、布条等代替止血带，切忌用绳索或铁丝充当止血带。常用的止血带止血法有以下几种。

（1）充气止血带止血法　此法是根据血压计原理设计，有压力表指示压力的大小，压力均匀，对受压迫的组织损伤较小，并容易控制压力，放松也方便，止血效果较好。将袖带绑在伤口的近心端，充气后至动脉出血停止即可（图 15－9）。

（2）卡式止血带止血法　将卡式止血带的松紧带缠绕患侧肢体一圈，然后把插入式自动锁卡插进活动锁开关内，一只手按住活动锁开关，另一手紧拉松紧带，直到不出血为止。放松时解开按压开关即可（图 15－10）。注意双手应固定卡式止血带，防止患者及自己被卡式止血带伤到。

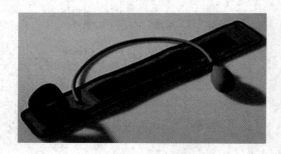

图 15－9　充气式止血带

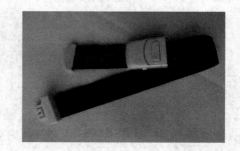

图 15－10　卡式止血带

（3）橡皮止血带止血法　将患肢抬高，先在扎止血带部位（肢体伤口的近心端），用棉垫、纱布、毛巾或衣物等作为衬垫缠绕肢体，左手拇指、示指和中指持止血带的头端，手背向下，右手将长的尾端缠绕肢体一圈后压住头端，再平行缠绕肢体一圈，然后用左手示指和中指夹住尾端后将尾端从两圈止血带下拉出，形成一个"倒A字形"活结。如需放松止血带，只需将尾端拉出即可（图15-11）。

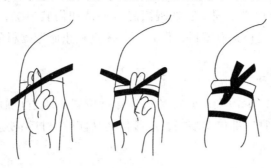

15-11 橡皮止血带止血

（4）绞紧止血法 如现场无橡皮止血带，可就地取材，如三角巾、领带、布条等均可，折叠成条带状即可充当止血带使用。将叠成的带状止血带在伤口近心端缠绕肢体一圈，两端向前拉紧打一活结，形成第二道带圈。将筷子、小木棒、笔杆等作为绞棒，插在第二道带圈的外侧，提起绞棒绞紧后，将木棒一头插入活结套内，并把活结套紧拉紧固定即可（图15-12）。

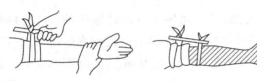

图15-12 绞紧止血

（四）注意事项

止血带止血法使用不当可造成神经或软组织损伤、肌肉坏死，甚至危及生命，若伤肢远端有明显缺血或是严重挤压伤时，禁用此法，使用止血带时应注意以下事项。

1. 部位要准确 止血带应扎在伤口的近心端，不能离出血点太远，应尽量靠近伤口。

2. 压力要适当 止血带的标准压力为上肢250～300mmHg，下肢300～500mmHg，无压力表时以刚达到远端动脉搏动消失、出血停止、止血带最松状态为宜。

3. 衬垫要垫平 止血带不能直接扎在皮肤上，应先用衬垫垫好再扎止血带，以防勒伤皮肤。

4. 定时要放松 应每隔0.5～1小时放松一次，每次松开2～3分钟，放松时可用指压法临时止血，放松后在稍高的平面上扎止血带，不可在同一平面上反复绑扎。

5. 时间要缩短 尽量缩短使用止血带的时间，止血带的使用总时间一般不宜超过5小时。

练一练15-2

以下关于止血带止血法的描述错误的是（ ）

A. 止血带松紧度要适当，以刚达到远端动脉搏动消失为度

B. 上止血带要扎在伤口的远心端

C. 上止血带部位要准确，上臂不可扎在下1/3处

D. 上止血带期间要定时松解止血带

E. 连续使用止血带不超过5小时

答案解析

6. 标记要明显 扎止血带的患者要在手腕或胸前衣服上做明显标记，注明上止血带时间，以便后续救护人员继续处理。

7. 做好松解准备 使用止血带期间要密切观察患者伤情和伤肢情况，松止血带应该缓慢松开，并观察是否还有出血，松解前要先补充血容量，做好纠正休克和止血用器材的准备。

二、包扎 微课2

包扎的目的是保护伤口、减少污染；固定敷料、骨折位置；压迫止血，减轻疼痛等。包扎前要用敷料覆盖创面。包扎松紧要适宜，部位要准确，患肢保持功能位，打结要避开伤口和骨隆突处。

（一）适应证、禁忌证

1. 适应证 体表各部位的伤口（除去采用暴露疗法者），一般均需包扎。

2. 禁忌证 厌氧菌感染、犬咬伤需暴露的伤口。

（二）用物准备

包扎常用物品有卷轴绷带、三角巾、尼龙网套、无菌纱布等，在紧急情况下如无绷带和纱布，可用干净的毛巾、衣服等代替。

（三）三角巾包扎方法

三角巾包扎法适用于现场急救。三角巾的用途较多，可用于各部位损伤的包扎，应用时根据受伤部位的情况对三角巾形状做出多种调整。可折叠成带状包扎较小伤口或作为悬吊带。可展开或折成燕尾巾包扎躯干或四肢较大的伤口，也可将两块三角巾连接在一起包扎更大范围的创面。进行三角巾包扎前，应先在伤口上垫敷料，再行包扎。三角巾包扎时两底角打结应为方结（平结）。常用部位的三角巾包扎法如下。

1. 头面部伤包扎法

（1）头顶帽式包扎法 适用于头顶部外伤。操作方法：将三角巾底边向上反折约两横指，底边正中部放于患者的前额，与眉平齐，顶角经头顶垂于枕后；两底角经两耳上方，拉到枕后交叉压住顶角，再经耳上绕到前额，打结固定；顶角向上反折嵌入底边内（图15－13）。

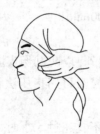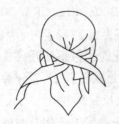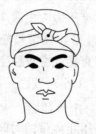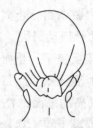

图15－13 头顶帽式包扎

（2）风帽式包扎法 适用于头顶部、两侧面部、下颏部、枕部外伤。操作方法：三角巾顶角和底边中央各打一结，即成风帽状；顶角结放于额前，底边结置于枕后；包住头部，两底角往面部拉紧，向外反折成带状包绕下颌，拉到枕后打结固定（图15－14）。

（3）面具式包扎法 适用于颜面部较大范围的损伤。操作方法：将三角巾对折后顶角打结，顶角结放在头正中，两手拉底角罩住面部；将底边左右两角提起拉紧到枕后交叉，再绕到下颌处打结固定；眼部、鼻和口部各剪一小口（图15－15）。

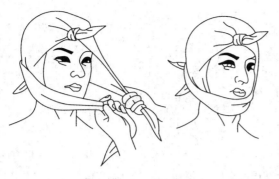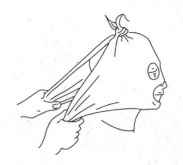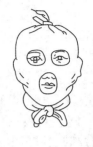

图 15 – 14　风帽式包扎　　　　　　　　　　　图 15 – 15　面具式包扎

（4）额部包扎法　将三角巾折成约 4 指宽的带状巾，将带状巾中段放在覆盖伤口的敷料上，然后环绕头部，打结位置以不影响睡眠和不压住伤口为宜。

（5）眼部包扎法　包扎单眼时，将三角巾折成约 4 指宽的带状巾，将 2/3 向下斜放覆盖伤眼，下侧较长的一端从耳下绕至枕后，经健侧耳上至前额，压住上端，绕头一周至健侧颞部与上端打结。双眼包扎时，可将上端反折向下，盖住另一伤眼，再经耳下至对侧耳上打结（图 15 – 16）。

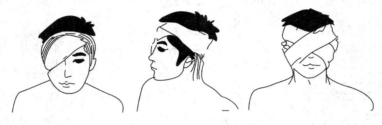

图 15 – 16　眼部包扎

（6）下颌部包扎法　多用于下颌骨骨折的临时固定。操作方法：将三角巾折成约 4 指宽的带状巾，留出顶角上的带子置于枕后，两端分别经耳下绕向前，一端托住下颌，至对侧耳前与另一端交叉后在耳前向上绕过头顶，另一端交叉后向下绕过下颌经耳后拉向头顶，然后两端和顶角的带子一起打结固定（图 15 – 17）。

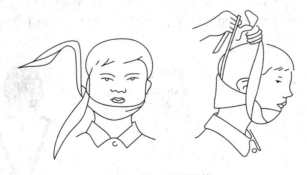

图 15 – 17　下颌包扎

2. 肩部包扎法

（1）单肩燕尾巾包扎法　适用于肩部、上臂三角肌。操作方法：将三角巾折成燕尾巾，燕尾夹角朝向颈部置于伤侧肩上，燕尾底边包绕上臂上部打结，拉紧两燕尾角分别经胸部和背部拉向对侧腋下打结（图 15 – 18）。

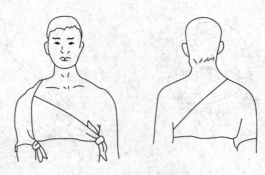

图 15-18 燕尾巾单肩包扎

（2）双肩燕尾巾包扎法　操作方法：将三角巾折叠成燕尾状，两燕尾角等大；燕尾夹角朝上对准颈部，燕尾披在双肩上，两燕尾角分别经过左、右肩，拉到腋下与燕尾底角打结。

3. 胸、背部伤的包扎

（1）胸（背）部三角巾展开式包扎法　适用于单胸外伤患者。操作方法：将三角巾底边横放在胸部，高度约在肘窝上3cm；顶角越过伤侧肩，垂向背部；三角巾的中部盖在胸部的伤处，两底角拉向背部打结；顶角上的带子与底角一起打结固定（图15-19）。

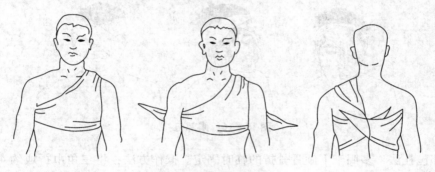

图 15-19　三角巾胸部包扎

（2）胸（背）部燕尾巾包扎法　适用于双胸外伤患者。操作方法：将三角巾折成燕尾状，并在底部反折一道边；横放于胸部，燕尾夹角朝上，对准患者颈部，两燕尾角分放于两肩上并拉到颈后打结；将底部顶角带子绕到对侧腋下与另一底角打结固定（图15-20）。三角巾包扎患者背部的方法与胸部相同，只是位置相反，打结固定于胸部。

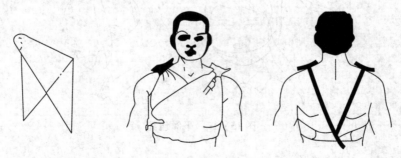

图 15-20　燕尾巾包扎胸部

4. 腹、臀部包扎法

（1）腹（臀）部三角巾包扎法　操作方法：三角巾顶角朝下，底边横放于脐部；拉紧两底角至腰部打结；顶角经会阴拉至臀上方，同底角余头打结固定。臀部包扎时，将三角巾调到臀部即可。

（2）单侧臀部包扎法　操作方法：将三角巾置于大腿外侧，中间对着大腿根部；顶角系带围绕缠扎，下边角翻上拉至健侧髂嵴部与前角打结固定（图15-21）。

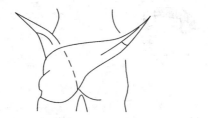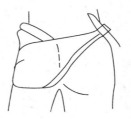

图 15-21　单侧臀部包扎

（3）双侧臀蝴蝶巾包扎法　操作方法：用两块三角巾连接成蝴蝶巾，打结部放在腰骶部；两底边的上端在腹部打结后，下端由大腿后方绕向前，与各自的底边打结。

5. 四肢包扎法

（1）上肢三角巾包扎法　适用于前臂和上臂大面积的损伤。操作方法：将三角巾一底角打结后套在伤侧手上，结之余头留长些备用；另一底角沿手臂后侧拉到对侧肩上；顶角包裹伤肢；前臂屈至胸前，拉紧两底角打结（图15-22）。

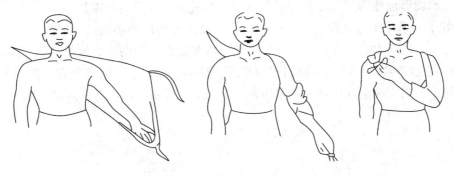

图 15-22　上肢三角巾包扎

（2）手（足）部三角巾包扎法　操作方法：将手（足）放在三角巾中央，手指（趾）对着三角巾的顶角，底边位于腕（踝）部；将顶角提起盖于手（足）背上，拉两底角在手（足）背部交叉后压住底角，再绕回腕（踝）部打结（图15-23）。

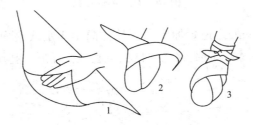

图 15-23　三角巾手部包扎

（3）膝部带式包扎　将三角巾折叠成适当宽度的宽带，中段斜放于伤部，两端向后缠绕，返回时两端分别压于中段上下两边，包绕肢体一周后打结固定。

（3）小腿包扎法　将足放在三角巾近顶角一侧，趾朝向底边，提起顶角与较长一底角包裹小腿打结，再用另一底角包足，绕至足踝部打结。

（4）上肢悬吊包扎法　操作方法：将三角巾底边的一端置于健侧肩部，顶角对着肘部，伤肢屈肘

90°左右；前臂放在三角巾上，然后将三角巾向上反折包住患肢，使底边另一端到伤侧肩部，在颈后与另一端打结，将三角巾顶角反折掖入肘部固定或用安全别针固定（图15-24），也称为大悬臂带。

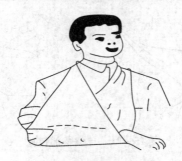

图15-24　三角巾悬臂带

（四）绷带包扎方法

绷带包扎是包扎技术的基础，用于制动、固定敷料和夹板、加压止血等。常用绷带有棉布、纱布、弹力及石膏绷带等类型，宽度和长度有多种规格。缠绕绷带时，应一手拿绷带的头端并将其展平，卷轴绷带朝上，另一手握住绷带卷，由患者肢体远端向近端包扎，用力均匀，松紧适宜。常用绷带包扎法有环形包扎、螺旋形包扎、"8"字形包扎等，具体包扎方法和适用范围如下。

1. 环形包扎法　适用于包扎颈、腕、胸、腹等粗细相等部位的小伤口，绷带包扎开始与结束时固定带端；是最常用、最基本的包扎方法。操作步骤：将绷带做环形的重叠缠绕，第1圈环绕稍做倾斜；第2、3圈作环形重叠缠绕，并将第1圈斜出顶角压于环形圈内，上一圈绷带完全覆盖下一圈。尾端用胶布或绷带扣固定，固定应避开伤区。如绷带末端有毛边，可将毛边反折后固定（图15-25）。

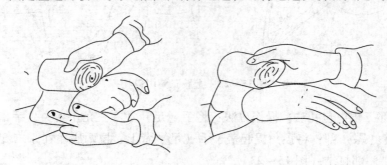

图15-25　环行包扎

2. 蛇形包扎法　适用于从一处迅速延伸到另一处作简单固定或夹板固定。操作方法：环形包扎固定起始端；以绷带宽度为间隔，斜行向上缠绕并且互不遮盖；环形包扎尾端并固定（图15-26）。

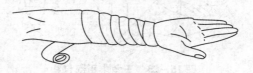

图15-26　蛇行包扎

3. 螺旋形包扎法　适用于包扎直径基本相同的部位，如上臂、手指、躯干、大腿等。操作方法：环形包扎固定起始端；然后将绷带稍微倾斜，螺旋向上缠绕；每一圈覆盖上一圈的1/3～1/2；环形包扎尾端并固定（图15-27）。

4. 螺旋反折包扎法　适用于直径大小不等的肢体部位，如前臂、小腿等。操作方法：环形包扎固定起始端；然后将绷带稍微倾斜，螺旋向上缠绕；每一圈均把绷带向下反折，覆盖其上一圈的1/3～1/2，

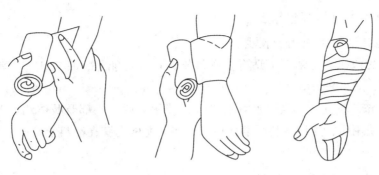

图 15 - 27 螺旋形包扎

反折部位均应相同，使之成一直线；环形包扎尾端并固定。注意不可在伤口处或骨隆突处反折（图 15 - 28）。

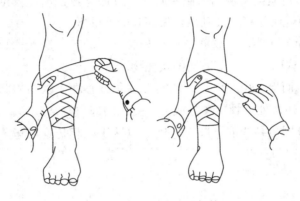

图 15 - 28 螺旋反折包扎

5. "8"字形包扎法 适用于直径不一致的部位或屈曲的关节，如肘、肩、髋、膝等。操作方法：环形包扎固定起始端，然后以伤处或关节为中心，将绷带自下而上，再自上而下，重复做"8"字形旋转缠绕，每圈应覆盖上一圈 1/3 ~ 1/2，环形包扎固定尾端（图 15 - 29）。

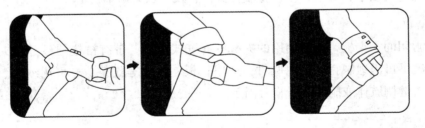

图 15 - 29 "8"字形包扎

6. 回返包扎法 适用于包扎头部及伤肢残端。操作方法：环形包扎固定起始端；右手将绷带向上反折与环形包扎垂直，用左手压住反折处，先覆盖残端中央，再交替覆盖左右两边，左手固定住反折部分，每一圈覆盖上一圈 1/3 ~ 1/2；伤口完全覆盖后再以环形包扎固定（图 15 - 30）。

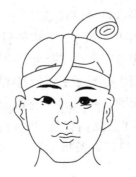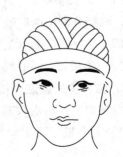

图 15 - 30 回返包扎

（五）自粘创可贴、尼龙网套包扎法

1. 自粘创可贴包扎法　多应用于表浅伤口、头部及手指伤口的包扎。自粘创可贴有多种规格，透气性能好，具有止血、消炎、止疼、保护伤口等作用，使用方便，效果较好。

2. 尼龙网套包扎法　尼龙网套具有良好的弹性，使用方便，头部及肢体均可用其包扎，但是不可用于加压包扎止血。使用时，先用敷料覆盖伤口，再将尼龙网套套在敷料上。

（六）注意事项

1. 包扎时，应佩戴医用手套对伤口进行消毒清创，覆盖无菌敷料后再进行包扎。根据包扎部位，选用宽度适宜的绷带和大小合适的三角巾等。操作应小心谨慎，不可触及伤口，以免加重疼痛或导致出血及污染。

2. 包扎时松紧要适宜，过紧会影响局部血液循环，过松易致敷料脱落或移动。使用腹带、胸带要注意呼吸动度、呼吸音、触觉语颤等，鼓励患者做深呼吸及咳嗽。

3. 包扎时要使肢体要处于功能位。皮肤皱褶处如腋下、乳下、腹股沟以及骨隆突处要用棉布或纱布为衬垫保护。需要抬高肢体时，应给予适当的扶托物。

4. 绷带包扎方向应自下而上、由左向右，从远心端向近心端，以助静脉血液的回流。绷带固定时结应打在肢体的外侧，忌在伤口处、骨隆突处或易于受压的部位打结。

5. 解除绷带时，先解开固定结或取下胶布，然后以两手互相传递松解。紧急情况下或绷带已被伤口分泌物浸透干涸时，可用剪刀剪开。

三、固定

及时、正确的固定，有助于减少伤部活动，减轻疼痛，便于搬运。避免神经、血管、骨骼及软组织的再损伤。

（一）适应证

四肢骨折均应进行固定，脊柱骨折、骨盆骨折在急救中也应相对固定。

（二）用物准备

固定材料最常用的为夹板，目前使用的夹板有充气式夹板，带有衬垫的各部位夹板及不同型号的小夹板。紧急情况下可因地制宜、就地取材，选用竹板、树枝等代替，亦可用纱布、毛巾、衣物、三角巾等或借助患者健侧肢体或躯干进行临时固定。

（三）操作方法

1. 锁骨骨折固定

（1）无夹板固定　将患者置于端坐位或是站立位，用毛巾或敷料垫于两腋前上方；将三角巾折叠成带状，两端分别绕两肩呈"8"字形；拉紧三角巾的两头在背后打结，尽量使两肩后张（图15-31）。

（2）T字形夹板固定　在患者背后放T字形夹板，然后在两肩胛下和腋下各垫棉垫后用绷带包扎固定。一侧锁骨骨折，可用三角巾把患侧手臂悬兜在胸前，限制上肢活动即可。

2. 肱骨骨折固定　用长、短两块夹板，长夹板放于上臂的后外侧，短夹板置于前内侧；骨折部位上下两端固定；将肘关节屈曲90°，使前臂呈中立位；再用三角巾将上肢悬吊，固定于胸前（图15-32）。若无夹板，可用两块三角巾，一条将上臂呈90°悬吊于胸前，另一条将伤肢上臂与胸部固定在一起。

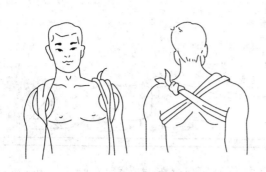

图 15 – 31　锁骨骨折固定

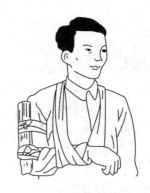

图 15 – 32　肱骨骨折固定

3. 尺、桡骨骨折固定　协助患者屈肘90°，拇指向上；取两块合适的夹板，其长度超过肘关节至腕关节的长度；将夹板分别置于前臂的内、外侧；用绷带将两端固定牢；再用三角巾将前臂悬吊于胸前，呈功能位（图 15 – 33）。

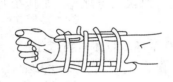
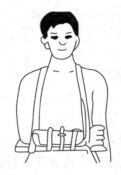

图 15 – 33　尺、桡骨骨折固定

4. 股骨骨折固定　取一长夹板放在伤腿的外侧，长度自足跟至腋窝；另一夹板置于伤腿内侧，长度自足跟至腹股沟，在骨隆突处、关节处和空隙处加衬垫。用带状三角巾分别在骨折上下端、腋下、腰部和关节上下打结固定，足踝用"8"字形固定，使脚与小腿呈功能位（图 15 – 34）。若无夹板，也可将患者两下肢并紧，中间加衬垫，将健侧肢体与伤肢分段固定在一起。

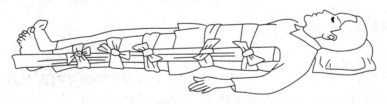

图 15 – 34　股骨骨折固定

5. 胫、腓骨骨折固定　取长短相等的夹板（从足跟至大腿根部）两块；分别放在伤腿的内、外侧；用绷带或带状三角巾分段固定（图 15 – 35）。注意在关节和两小腿之间的空隙加棉垫。紧急情况下无夹板时，可借助患者健肢，将其与伤肢分段绑扎固定。

6. 脊柱骨折固定　立即使患者俯卧于硬板上，不可移动，必要时可用绷带固定患者胸部与腹部，胸腹部需垫上软枕，减轻局部组织受压程度（图 15 – 36）。

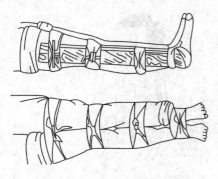

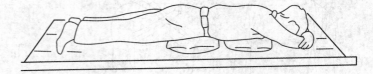

图 15 – 35　胫、腓骨骨折固定　　　　　　　　　图 15 – 36　脊柱骨折固定

（四）注意事项

1. 若有伤口和出血，应先止血、包扎，然后再固定骨折部位。若有休克，应先行抗休克处理。

2. 临时骨折固定，是为了限制伤肢的活动。在处理开放性骨折时，刺出的骨折断端不可直接还纳伤口内，以免造成感染。

3. 夹板固定时，其长度与宽度要与骨折的肢体相适应，长度必须超过骨折上、下两个关节；固定时除骨折部位上、下两端外，还要固定上、下两个关节。

4. 夹板不可与皮肤直接接触，其间应用棉垫或其他软织物衬垫，尤其在夹板两端、骨隆突处及悬空部位应加厚衬垫，防止局部组织受压或固定不稳。

5. 固定应松紧适度、牢固可靠，以免影响血液循环。肢体骨折固定时，一定要将指（趾）端露出，以便随时观察末梢血液循环情况，如发现指（趾）端苍白、发冷、麻木、疼痛、浮肿或青紫时，说明血液循环不良，应立即松开检查并重新固定。

6. 固定后应避免不必要的搬动，不可强制患者进行各种活动。

四、搬运

搬运是创伤急救的重要技术之一。目的是将患者及时、安全、迅速地转移至安全地带，防止再次损伤。

（一）适应证

适用于转移活动受限的伤病员。

（二）用物准备

专用搬运工具（担架、平车、救护车、直升机等）；临时制作的简单搬运工具（床单、被褥、木板等）。紧急情况下多为徒手搬运，不可因寻找搬运工具而贻误搬运时机。

（三）操作方法

1. 担架搬运法　担架因结构简单、轻便耐用，而成为最常用的搬运工具，适用于病情重和运送路途远的伤病员。现在常用的有四轮担架、帆布担架、铲式担架、板式担架等，也可用替代品（绳索、被服）制成结实的担架。担架搬运时的具体操作方法：由 3 ~ 4 人合成一组，将患者移上担架，患者头部在后，脚在前，抬担架的救护员脚步、行动要一致。向低处抬时（下楼），前面的人要抬高，后面的人要放低，使患者保持在水平状态，上台阶时则相反，走在担架后面的人要注意观察患者情况（图 15 – 37）。

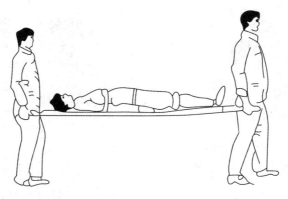

图 15 - 37　担架搬运

2. 徒手搬运法　病情轻、路途近又找不到担架时，可用扶持、抱持、背负等徒手搬运方法。

（1）单人搬运法　①扶持法：适用于伤势较轻，清醒能站立行走的患者。救护者站在患者一侧，使患者靠近并用手臂揽住救护者的头颅，救护者用外侧的手牵着患者的手腕，另一手伸过患者背部扶持患者的腰部，使其身体紧挨着救护者，扶持行走。②抱持法：患者如能站立，救护者站于患者一侧，并贴近患者蹲下，一手臂从患者腋下绕过其肩部，托其背部，另一手紧抱患者双腿腘窝处，将其抱起。患者若有知觉，可让其一手抱住救护者的颈部。③背负法：适用于清醒，不能行走、体重较轻的患者。救护者站在患者前面，呈同一方向，微弯背部，将病员背起，胸部创伤患者不宜采用。如患者卧于地上，不能站立时，则救护人员可躺在患者一侧，一手紧握患者双臂，另一手抱其腿，用力翻身，使其负于救护者背上，而后慢慢站起（图 15 - 38）。

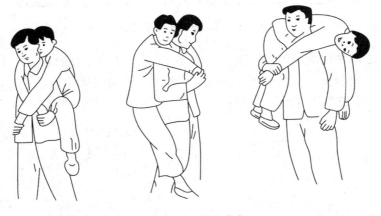

图 15 - 38　单人背负

（2）双人搬运法　①椅托法：甲乙两个救护者在患者两侧对立。甲以右膝，乙以左膝跪地，各用一手伸入患者大腿下，另一手彼此交替支持患者背部，将患者慢慢抬起（图 15 - 39）。②平抬或平抱法：甲乙救助者并排将患者抱起（通常个子高的救护者站在患者头侧），或者一前一后、一左一右将患者平抬起。注意此法不适用于脊柱损伤患者。③拉车式：甲救护者站在患者头端，两手从患者腋下抬起，将其头背抱在自己怀内，乙救护者蹲在患者两腿中间，同时用两手夹住患者的两腿，面向前，然后步调一致慢慢将患者抬起。

（3）多人搬运法　三名救护者可并排站在患者同一侧，甲救护者托住患者头、肩胛部，乙救护者托住患者臀部和腰部，丙救护者托住患者两下肢，三人同时用力将患者抱起，齐步一致向前（图 15 - 40）。超过四人，可面对面将患者平抱进行搬运。

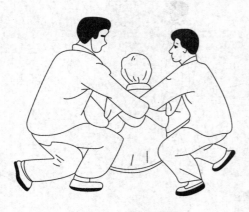

图 15 - 39　双人椅托

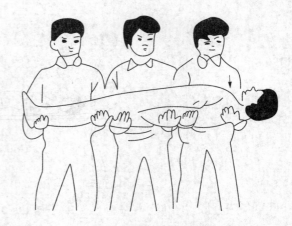

图 15 - 40　三人搬运

（三）特殊患者搬运方法

1. 腹部内脏脱出的患者　患者双腿屈曲，腹肌放松，防止内脏继续脱出。脱出的内脏严禁送回腹腔，防止加重感染。可用大小适当的碗扣住内脏或用三角巾做成略大于脱出内脏的环，围住脱出的脏器，然后用三角巾包扎固定。包扎后取仰卧位，屈曲下肢，并注意腹部保暖，防止肠管过度胀气（图15 - 41）。

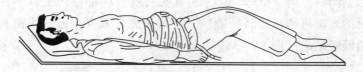

图 15 - 41　特殊患者的搬运

2. 昏迷患者　使患者侧卧或俯卧于担架上，头偏向一侧，以利于呼吸道分泌物引流。

3. 骨盆损伤患者　将骨盆用三角巾环形包扎或用骨盆外固定器固定，运送时让患者仰卧于门板或硬质担架上，膝微曲，下部加垫（图15 - 42）。

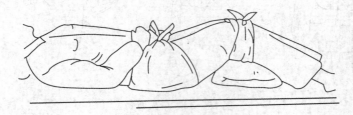

图 15 - 42　骨盆损伤患者的搬运

4. 脊柱损伤的患者　搬运此类患者时，应使患者脊柱保持伸直，严禁颈部与躯干前屈或扭转。对于颈椎损伤的患者，一般应由4名救护者一起搬运，1名救护者负责头部的牵引固定，保持头部与躯干呈一直线，其余3名救护者蹲于患者的同一侧，2名救护者托躯干，1名救护者托下肢，4人一起将患者抬起放在硬质担架上。患者颈部应用颈托固定，头部用专用固定器固定，注意头部固定器应露出耳朵，并用带子分别将患者胸部、腰部、下肢与担架固定。对于胸、腰椎损伤的患者，可由3名救护者于患者身体一侧搬运，方法与颈椎损伤患者的搬运法相同。

5. 身体带有刺入物的患者　应先包扎好伤口，妥善固定好刺入物，才可搬运。搬运途中避免震动、挤压、碰撞，以防止刺入物脱出或继续深入。刺入物外露部分较长时，应有专人负责保护刺入物。

6. 颅脑损伤的患者　使患者取半卧位或侧卧位，保持呼吸道的通畅，保护好暴露的脑组织，并用衣物将患者的头部垫好，防止震动。

练一练15-3

有关特殊患者搬运，以下描述错误的是（　　）

A. 腹部内脏脱出的患者双腿屈曲，脱出的内脏要尽快送回腹腔，以防止感染

B. 昏迷患者侧卧或俯卧于担架上，头偏向一侧，以利于呼吸道分泌物引流

C. 骨盆损伤患者仰卧于门板或硬质担架上，膝微曲，下部加垫

D. 脊柱损伤的患者搬运时，应严防颈部和躯干前屈或扭转，应使脊柱保持伸直

E. 颈椎骨折的患者搬运时应使用颈托或沙袋固定颈部

答案解析

（四）注意事项

1. 搬运患者之前应首先评估其头、颈、胸、腹和四肢是否有损伤，如果有损伤，应先做急救处理。

2. 搬运时应注意患者安全，搬运动作应轻巧、敏捷、步调一致，避免震动，避免增加伤病员的痛苦。患者抬上担架后必须系好安全带，以防止坠落。担架搬运，一般头略高于脚，行进时伤者脚在前，头在后，以便观察伤者病情变化。用汽车、大车运送时，床位要固定，防止起动、刹车时晃动使伤者再度受伤。

3. 搬运途中应注意观察患者的伤势与病情变化，保持各种管道的通畅。

4. 尽量减少严重创伤患者不必要的搬动，避免二次损伤。

护爱生命

　　大多数创伤患者是意外事件引起的，如大出血、骨折等，创伤患者发病急，病情进展快，很多患者在就诊时通常合并伤口疼痛、伤口出血等症状，在此背景下，患者极易出现诸如恐惧、抑郁、焦虑、悲伤等不良情绪。这种负性情绪的存在会影响患者疾病转归。在抢救护理过程中，要与患者和家属积极沟通，给予心理支持，消除患者内心陌生感，缓解不良情绪，帮助患者树立战胜疾病的信心。

（车小雯）

第三节　气道异物清除术

PPT

气道异物梗阻（foreign body airway obstruction，FBAO）是指异物不慎被吸入喉、气管、支气管所产生的一系列呼吸道症状，多发生于老年人和儿童，是导致窒息的紧急情况，如不及时解除，数分钟内即可死亡，是一种急症。气道异物清除术即海姆立克手法，是由美国医师海姆立克发明，其操作原理是通过肋膈下腹部冲击，使其膈肌抬高、胸腔压力瞬间增高，从而使肺内残存气体快速冲向气道，使气道内异物排出的方法。

一、适应证、禁忌证

（一）适应证

气道内异物梗阻的患者，多见于儿童、老年人、全麻或昏迷患者。

👁 **看一看**

气道异物的识别

异物可造成气道的部分或完全阻塞，识别气道异物梗阻是抢救的关键。

1. 气道部分阻塞表现　患者有通气，能用力咳嗽，病人表情痛苦，常常用手抓自己的颈部、喉部，明显气急，呈呼吸困难，口唇和面色可能苍白或发绀，咳嗽停止时出现喘息声。救护者应鼓励病人用力咳嗽，并自主呼吸，守护在患者身边，观察其情况，如不能解除，拨打120。

2. 气道完全阻塞表现　患者无通气，面色立即发绀、灰白不能讲话，呼吸或咳嗽时，双手抓住颈部，救护者应立即识别出此危象，帮助解除异物。因气体进入肺脏受阻，如不能迅速解除气道阻塞，患者将很快出现意识丧失，昏迷倒地，甚至死亡。如果患者意识已丧失、心跳呼吸骤停时，应立即实施心肺复苏。

（二）禁忌证

仍能说话、呼吸的食管异物患者，看似像气道异物梗阻，属于禁忌证。

二、操作方法 🅔 微课3

（一）成人气道异物清除术

1. 咳嗽法　首选，适用于有呼吸、能咳嗽患者，应鼓励患者用力咳嗽和自主呼吸，重复进行，直至异物排出，但救护者应守护在患者身旁。

2. 腹部冲击法　如果患者咳嗽无效或者不能咳嗽，但意识清醒，可采用腹部冲击法。

（1）互救腹部冲击法　患者意识清醒，呈站位或坐位，护士站在患者身后，双臂环抱其腰部，找到剑突与脐间的腹中线上，通常取脐部上2横指的腹中线上，一手握拳，握拳手拇指侧紧顶住患者剑突与脐间的腹中线，另一手握住拳头，快速向内、向上冲击患者腹部，重复此操作，直至异物排出体外，如图15-43所示。如患者出现意识丧失，应立即实施心肺复苏，拨打120急救电话。

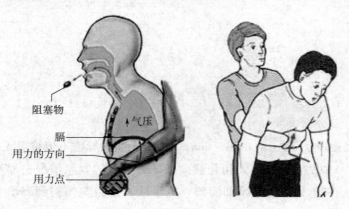

阻塞物
↑气压
膈
用力的方向
用力点

图 15-43　互救腹部冲击法

（2）自救腹部冲击法　首先找到剑突与脐间的腹中线上，通常取脐部上2横指的腹中线上，一手握拳，握拳手拇指侧顶住腹部，另一手握住拳头，快速用力向上、向内进行腹部冲击，重复进行，直至异物排出体外。患者还可将腹部抵压在硬质的物体上进行冲击，如椅背、桌沿、栏杆，直至异物排出体外。

（3）意识不清醒患者　使意识不清醒的患者呈仰卧位，救护者跪于患者一侧或骑跨在患者腿上，将一只手掌根放于患者剑突与脐间的腹中线处上，另一手放在此手背上，两手掌根重叠，用双掌根向前、向下快速冲击，反复进行，直至异物排出体外。如患者出现心跳呼吸骤停，立即实施心肺复苏。

3. 胸部冲击法　适用于妊娠末期和过度肥胖患者。救护者站在患者身后，将上肢放在患者腋下，环抱其胸部，一手握拳，其拇指侧放在胸骨中线，避开剑突和肋骨下缘，另一只手握住拳头，向后冲压，直至异物排出体外。

4. 对意识丧失者的施救方法　救护者应立即开始心肺复苏，按30∶2的按压/通气比例操作。注意观察通气时患者胸廓有无起伏，如无起伏，重新摆放头部位置，开放气道，再次尝试通气。每次打开气道通气时，观察喉咙后方是否有阻塞物，如异物易于移除，小心移除。如无法清除异物，通气时胸廓仍未见起伏，应考虑采取环甲膜穿刺等抢救措施来开通气道。

练一练15-4

以下不是成人气道异物梗阻解除方法的是（　　）

A. 咳嗽法　　　　　　　　　　B. 拍背法

C. 互救腹部冲击法　　　　　　D. 自救腹部冲击法

E. 胸部冲击法

答案解析

（二）婴儿气道异物清除术

使用拍背法和冲胸法。

1. 拍背法　救护者取坐位，将患儿俯卧于其前臂上，前臂放于大腿上，用手指张开托住患儿下颌并固定头部，保持头低脚高，打开气道；另一手掌根在婴儿背部肩胛区用力叩击5次，观察异物是否排出，如未排出，转为冲胸法。

2. 冲胸法　救护者用叩击婴儿背部的手掌托住患儿的头颈部，小心将婴儿翻转为俯卧位，使其仰卧于另一只手的前臂上，前臂置于大腿上，仍保持头低位，另一只手实施5次胸部冲击，位置为两乳头连线下一横指处胸骨上，检查婴儿口腔。如能看到患儿口或鼻中的异物，可将其取出；如不能看到异物，则继续重复上述动作，直到异物排出。对于意识丧失的小儿应立即实施心肺复苏的救治。

三、注意事项

1. 梗阻解除过程中注意观察患者的面色、呼吸、瞳孔、意识等变化，如无好转继续施救。

2. 如患者意识由清醒转为昏迷，注意防止患者摔伤，如果出现呼吸停止、颈动脉搏动消失，应停止操作，迅速转为心肺复苏。

3. 成人腹部冲击法和胸部冲击法可能损伤胸、腹腔脏器，出现胃内容物返流，避免腹部内脏及大血管损伤，避免肋骨骨折。

4. 向患者解释病情、治疗方法和预后，温和地与其谈心，消除患者及其家属的恐惧心理和紧张情绪，护士和家属共同为患者提供帮助和支持。

5. 不宜给小儿需要仔细咀嚼或质韧而滑的食物，如花生、果冻、坚果、玉米花等食物，并将易误吸的异物放置婴幼儿取不到处；防止儿童口含食物行走、跑、跳或玩耍；进食切碎的食物，细嚼慢咽，咀嚼和吞咽食物时，避免大笑或交谈；随时清除重症昏迷及全麻患者口内的分泌物，预防呕吐物及分泌物吸入下呼吸道；避免酗酒。

? 想一想15-2

你知道如何进行预防气道异物梗阻发生的健康教育吗？

答案解析

❤护爱生命

　　气道异物梗阻是日常生活中较常见的急症。根据异物是否完全阻塞气道，分为气道部分阻塞和气道完全阻塞，需要立即识别并进行救治，时间就是生命，切记不可延误处理。气道异物清除术是一种简单、有效的气道异物梗阻解除的急救方法，尤其是发生气道完全阻塞时，患者有一种濒死感，很快会出现意识丧失、心跳呼吸骤停。护理人员能及时的识别此危症，并能应用所学的气道异物清除术进行救治，延长患者机体耐受缺氧的时间，提高患者的生存率，减少后遗症的发生，树立起"时间就是生命"的理念。

（于秀霞）

PPT

第四节　球囊－面罩通气术 🅴微课4

　　球囊－面罩又称简易呼吸器，是进行人工通气的简易工具，球囊面罩由人工呼吸球囊、单向瓣膜、面罩、储氧袋和连接管组成（图15－44）。与口对口呼吸比较，供氧浓度高，且操作简便。尤其是病情危急，来不及气管插管的患者，可利用加压面罩直接给氧，患者能及时得到较充分的氧气供应，改善组织缺氧状态。

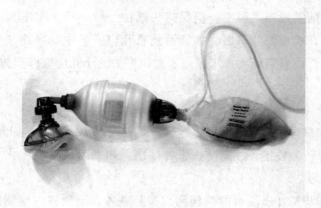

图15－44　简易呼吸器

一、适应证、禁忌证

1. 适应证

（1）无自主呼吸或自主呼吸微弱患者的紧急抢救。

（2）转运途中或临时替代呼吸机的人工通气。

2. 禁忌证

（1）大量胸腔积液。

（2）颌面部外伤或严重骨折无法固定者。

（3）中等以上活动性咯血。

二、操作方法

1. 物品准备　选择带储氧袋的简易呼吸器，合适型号的面罩。外接氧气，应调节氧流量至 10 ~ 12L/min，使氧气储气袋充满氧气。

2. 患者准备　患者去枕平卧，头后仰。

3. 操作步骤

（1）评估　患者有无使用球囊面罩的禁忌证。

（2）开放气道　清除患者上呼吸道分泌物和呕吐物，松解患者衣领，操作者站于患者头部正上方，使患者头后仰，托起下颌。

（3）固定面罩开始通气　有两种方法。①单人操作法（EC 手法）（图 15 - 45）：操作者位于患者头侧，将患者头部向后仰，并托牢下颌使其朝上，保持气道通畅。以鼻梁为参照，将面罩扣在患者口鼻处，用一手拇指和示指呈" C "形按压面罩，中指和无名指放在下颌下缘，小指放在下颌角后面，呈" E "形，保持面罩的适度密封，用另外一只手均匀、规律地挤压球囊，送气时间为 1 秒以上。将气体送入肺中，待球囊重新膨胀后再开始下一次挤压，保持适宜的吸气/呼气时间。每次通气，救护者观察患者胸廓的起伏情况。胸部匀称的起伏表示潮气量充足，为 400 ~ 600ml。②双人操作法：由一人固定或按压面罩，操作者分别用双手的拇指和示指放在面罩的主体，中指和无名指放在下颌下缘，小指放在下颌角后面，双手呈"EC"型。开放气道后，由另一名操作者挤压球囊。若气管插管或气管切开患者使用简易呼吸器，应先将痰液吸净后再应用。使用过程中，应密切观察患者对呼吸器的适应性及患者的胸腹起伏、皮肤颜色、呼吸音、生命体征、氧饱和度等。

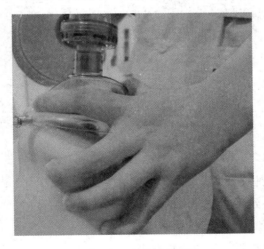

图 15 - 45　单人 EC 手法

三、注意事项

①使用球囊 - 面罩之前，要检查球囊有无漏气，面罩是否合适，储氧袋是否完好无破损，鸭嘴阀、安全阀等是否正常，操作中保持面罩的适度密封。

②每次挤压球囊时注意通气量适中，见到胸廓起伏即可，挤压球囊压力不可过大，以免造成胃胀气或损伤肺组织，影响呼吸功能恢复。

③选择适当呼吸频率，在复苏过程中，如果患者没有脉搏且没有建立高级气道，按照30∶2的比例进行按压－通气。如果患者有脉搏无呼吸，按照10～12次/分。如果患者建立高级气道，急救人员不再需要胸外心脏按压与人工通气交替实施，而是按照人工通气10次/分的频率，按压100～120次/分的频率进行抢救。如果患者尚有微弱呼吸，应注意挤压球囊的频次和患者呼吸的协调，尽量在患者吸气时挤压气囊，避免在患者呼气时挤压气囊。发现患者有自主呼吸时，应按患者的呼吸动作加以辅助，以免影响患者的自主呼吸。

（车小雯）

第五节　人工气道的建立

PPT

一、口咽通气管置入术 e 微课5

口咽通气管（oral – pharyngeal airway，OPA）又称口咽通气道。在临床急救时及全麻术复苏中应用广泛。口咽通气管由弹性橡胶或塑料制成硬质扁管形人工气道，呈弯曲状，其弯曲度与舌及软腭相似，主体包括翼缘、牙垫、咽弯曲度三部分，中间为通气管（图15－46）。

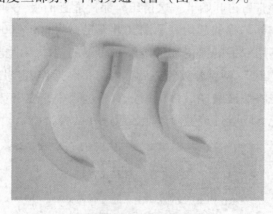

图15－46　口咽通气管

（一）适应证、禁忌证

1. 适应证

（1）咳嗽或咽反射消失的昏迷患者。

（2）有自主呼吸而舌后坠致呼吸道梗阻的昏迷患者。

（3）患者同时有气管插管时，取代牙垫作用。

（4）各种原因引起抽搐保护舌、齿免受损伤者。

（5）气道分泌物增多需行吸引的昏迷患者，协助进行口咽部吸引，保持呼吸道通畅。

2. 禁忌证　口咽通气管不可用于清醒或半清醒的患者，因其可导致患者引起恶心、呕吐、呛咳、喉痉挛等反射。口咽通气管移位可导致气道梗阻。此外，当患者有下列情况时应谨慎使用。

（1）口腔及上、下颌骨创伤。

（2）喉头水肿、气管内异物、哮喘、咽反射亢进、呕吐频繁者。

（3）门齿具有折断或脱落的高度危险。

（4）下气道梗阻或咽部占位性病变。

（二）操作方法

1. 物品准备 选择合适的口咽通气管，长度为口角至耳垂或下颌角的距离。选择型号的原则是宁长勿短，宁大勿小。口咽通气管太短不能经过舌根而达不到开放气道的目的，舌仍在口咽水平阻塞上呼吸道，太长容易误入气管。

2. 患者准备 清除患者口腔及咽部分泌物，保持呼吸道通畅。放平床头，协助患者取平卧位，头后仰，使上呼吸道（口、咽、喉）三轴成一直线。

3. 操作步骤

（1）开放气道 清除口腔及咽喉部的分泌物，充分开放气道。

（2）置管 置管方法有两种：直接放置法和反向插入法。①直接放置法：口咽通气管咽弯曲朝下，在压舌板协助下，将口咽通气管的咽弯曲部分沿舌面顺势送至上咽部，将舌根与口咽后壁分开。②反向插入法：把口咽通气管的咽弯曲部分向腭部插入口腔，当其内口接近口咽后壁时（即已通过悬雍垂），将其旋转180°，借患者吸气时顺势向下推送，弯曲部分下面压住舌根，弯曲部分上面抵住口咽后壁。虽然反向插入法比直接放置法操作难度大，但在开放气道及改善通气方面更为可靠。对于意识不清者，操作者用一手的拇指与示指将患者的上唇齿与下唇齿分开，另一手将口咽通气管从后臼齿处插入，操作时注意动作轻柔。合适的口咽通气管位置应使其末端位于患者的上咽部，将舌根与口咽后壁分开，使下咽部到声门的气道通畅。

（3）检测人工气道是否通畅 以手掌放于口咽通气管外口，感觉有无气流；放少许棉絮在口咽通气管的外口，观察其运动幅度；听诊双肺呼吸音，观察胸壁的运动起伏。

（4）固定 放置成功后，妥善固定，防止滑脱，用胶布将口咽通气管固定于患者双侧面颊部。

（三）注意事项

1. 保持管道通畅 及时清理呼吸道分泌物，防止误吸甚至窒息。观察有无导管脱出及阻塞现象。

2. 做好口腔护理 定期更换口咽通气管，进行口腔护理时要清洗口咽通气管。

3. 监测生命体征 严密观察患者病情变化，记录生命体征变化，并备好各种抢救物品和器械，必要时配合医生行气管内插管术。

二、鼻咽通气管置入术

鼻咽通气管（nasopharyngeal airway，NPA）是从患者鼻腔插入到咽腔一个类似于气管插管的软管道，解除鼻咽部呼吸道阻塞，改善患者氧合，利于上呼吸道吸引，操作简单，不需要特殊器械并能在短时间内获得有效通气（图15-47）。鼻咽通气管对咽喉部的刺激性较口咽通气管小，清醒、半清醒或浅麻醉患者更易耐受。

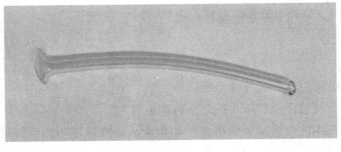

图 15-47 鼻咽通气管

（一）适应证、禁忌证

1. 适应证

（1）各种原因引起的不完全呼吸道梗阻，不能使用或耐受口咽通气管或使用口咽通气管效果不佳者。

（2）牙关紧闭不能经口吸痰者。

（3）咳痰无力，需经上呼吸道进行吸引者，防止反复经鼻腔吸引导致鼻腔黏膜损伤者。

2. 禁忌证

（1）鼻腔各种疾患，如鼻息肉、鼻腔畸形、鼻外伤、鼻腔炎症，明显的鼻中隔偏曲、鼻腔出血或有出血倾向者等。

（2）颅底骨折、脑脊液耳鼻漏者。

（二）操作方法

1. 物品准备　选择合适的鼻咽通气管。比较通气管的外径和患者鼻孔的内腔，使用尽可能大又易于通过鼻腔的导管，鼻咽通气管长度为鼻尖到耳垂的距离。

2. 患者准备　患者取仰卧位，评估神志、鼻腔、呼吸及血氧饱和度的情况，选择通畅一侧鼻腔。

3. 操作步骤

（1）清洁并润滑一侧鼻腔、鼻咽通气管外壁，将鼻咽通气管弯度向下、弧度朝上、内缘口向下，沿垂直鼻面部方向缓缓插入鼻腔，直至通气管的尾部抵住鼻腔外口，插入深度为 $13 \sim 15cm$。

（2）用胶布或系带妥善固定于鼻侧部，妥善固定，以免脱出。

（3）再次评估气道是否通畅，以解除舌后坠、鼾声消失、呼吸通畅为标准。

（三）注意事项

1. 保持鼻咽通气管通畅，每日做好鼻腔护理，及时清除鼻腔分泌物。

2. 做好气道湿化，防止鼻黏膜干燥出血。

3. 防止鼻腔黏膜压伤，每 $1 \sim 2$ 天更换鼻咽通气管一次并于另一侧鼻孔插入。

4. 保持吸氧管的通畅，无痰痂阻塞。

5. 鼻咽通气管使用时要注意观察痰液吸引和氧疗效果。

6. 必要时配合医生行气管内插管进一步治疗。

三、喉罩置入术

喉罩（laryngeal mask airway，LMA）介于面罩和气管插管之间的一种新型维持呼吸道通畅的装置。喉罩可经口盲插或明视经口插入咽喉部，此时给喉罩气囊充气，膨胀的喉罩可以包绕并密封会厌和声门，围绕喉头形成一个密封罩，喉罩连接管通向口腔外可与呼吸机相连，可自主呼吸或正压通气，可以行短时的机械通气的技术。喉罩使用简单，可以迅速建立人工气道，放置成功率高，通气可靠，适用于急诊科、ICU 及各科室急救与复苏的患者。

（一）适应证、禁忌证

1. 适应证

（1）适用短时（2 小时左右）的外科手术。

（2）处理困难气道　气管内插管困难或是失败的患者。

（3）需要气道保护而不能气管插管的患者　如颈椎活动度差等原因引起气道异常者，不宜用喉镜和气管内插管患者。

（4）紧急情况下人工气道的建立和维持。

2. 禁忌证

（1）未禁食及胃排空延迟患者。

（2）有返流和误吸危险　如肠梗阻、急腹症、胸部损伤等患者。

（3）口咽部病变。

（4）喉部或喉以下气道梗阻者。

（5）张口度小，喉罩不能通过者。

（6）肺顺应性下降或气道阻力增高者、咽喉部病变、出血性体质患者慎用喉罩。

（二）操作方法

1. 用物准备　根据年龄和体型选择合适的喉罩（表 15 - 1），检查通气管的弯曲度，将通气管弯曲度到 180°时不应有打折梗阻，但弯曲度不应超过 180°，避免对喉罩造成损伤。喉罩做漏气性检查。另备注射器、固定用胶布，吸引装置、听诊器、润滑剂等。

表 15 - 1　喉罩型号

患者年龄/体形	LMA 型号	套囊容量（ml）
新生儿/婴儿 <5kg	1.0	4
婴儿 5 ~ 10kg	1.5	7
婴儿/儿童 10 ~ 20kg	2.0	10
儿童 20 ~ 30kg	2.5	14
儿童 30kg 及体型较小的成人	3.0	20
一般成人	4.0	30
体型较大成人	5.0	40

2. 患者准备　操作前患者禁食，取平卧或侧卧位，清除口腔、气道分泌物，开放气道，保持气道通畅。

3. 操作步骤

（1）置管　①患者取仰卧位，头后仰，颈上抬。润滑剂润滑喉罩背侧。②用左手推患者下颌，使其张口，以免牙齿阻挡喉罩进入，右手持喉罩，罩口朝向患者下颌方向，将通气罩贴向硬腭方向置入口腔。③用示指保持对喉罩头侧的压力，送入喉罩至下咽基底部直至感到有明显阻力。④用另一手固定导管外端，退出示指，并给喉罩注气，充气。一般成人 3 号喉罩充气 15 ~ 20ml，4 号喉罩为 22 ~ 30ml，依次增加，不可过度充气。为了防止移动喉罩，应握住通气管末端，直到手指退出口腔，充气时喉罩自行密闭，可见导管自行向外退出约 1.5cm。

（2）喉罩位置判断　会厌位于喉罩的勺状凹陷内，罩内的通气口正对声门为喉罩最佳位置。在喉罩置入过程中，如果没有口腔后壁的阻力，通气罩可顺利地滑入咽喉近端，能感受到咽喉部远端特征性的阻力，通常喉罩置入的解剖位置是正确的。如果有来自口腔后部的阻力通常提示通气罩远端有折叠或置入鼻咽部。喉罩置入后通过连接简易呼吸器行正压通气进行初步判断，胸部可闻及清晰的呼吸音，听诊咽喉部无明显的漏气，多提示喉罩位置良好。

（三）注意事项

1. 注意选择合适型号的喉罩，喉罩过小常导致插入过深，造成通气不良，喉罩过大不易到位，容易漏气。使用前应常规检查罩周是否漏气。

2. 喉罩不能防止胃内容物误吸，使用过程中应及时清除气道内分泌物。喉罩置入后，不能做托下颌操作，否则易导致喉痉挛或喉罩移位。

3. 喉罩不适用于长期机械通气者。

4. 注意观察喉罩使用后患者呼吸改善情况，听诊双肺呼吸音。

5. 拔出喉罩前尽量避免咽喉部刺激。

四、环甲膜穿刺术

环甲膜穿刺术（cricothyroid membrane puncture）主要用于上呼吸道梗阻的现场紧急救治。各种原因引起的上呼吸道梗阻，短时间内如不能建立其他人工气道时均可使用。环甲膜穿刺术是通过施救者用刀、穿刺针或其他任何锐器，从环甲膜处刺入，建立新的呼吸通道，快速解除气道阻塞和（或）窒息的急救方法。

（一）适应证、禁忌证

1. 适应证

（1）急性上呼吸道完全或不完全阻塞，尤其是声门区阻塞导致严重呼吸困难，甚至窒息，需立即开放气道但又无法建立常规人工气道者。

（2）牙关紧闭经鼻插管失败者。

（3）注射表面麻醉药，为喉、气管内其他操作（如纤维支气管镜检查）做准备。

（4）需气管内给药。

2. 禁忌证 紧急开放气道无绝对禁忌证，有明显出血倾向和穿刺局部感染为相对禁忌证。若环甲膜穿刺的目的是气管内注射治疗药物，则明显出血倾向和穿刺局部感染为禁忌证。

（二）操作方法

1. 用物准备 环甲膜穿刺装置或 16 号抽血用粗针头用于通气，以及 T 型管、无菌注射器、吸氧装置。

2. 患者准备 患者平卧或斜坡卧位，头部保持正中，尽可能使颈部后仰，如果暴露不好，可在肩下垫一软枕。

3. 操作步骤

（1）定位 确定穿刺位置，用左手示指在环状软骨与甲状软骨之间正中可触及一凹陷，此即环甲膜（图 15 - 48）。

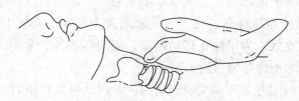

图 15 - 48 环甲膜的位置

（2）消毒 常规消毒环甲膜区的皮肤。

（3）穿刺 左手示指和拇指固定此处皮肤，右手将 16 号粗针头在环甲膜上垂直刺入，依次通过皮肤、筋膜及环甲膜，通过环甲膜后有落空感时，拔出针芯，挤压双侧胸部，自针头处有气体逸出或用空针抽吸易抽出气体，患者出现咳嗽反射，固定针头于垂直位。

（4）连接 以 T 形管的上臂与针头连接，下臂连接氧气，也可以左手固定穿刺针头，以右手示指间歇地堵塞 T 形管上臂的另一端开口处而行人工呼吸。同时可根据穿刺目的进行其他操作，如注入药物等。

（5）术后处理 术后处理整理用物，按医疗垃圾分类处置，并作详细穿刺记录。

（三）注意事项

1. 穿刺时进针不要过深，避免损伤气管后壁黏膜。

2. 作为一种应急措施，穿刺针留置时间不宜超过 24 小时。

3. 如出现血凝块或分泌物阻塞穿刺针头，可用注射器注入空气，或用少许 0.9% 氯化钠溶液冲洗，以保证其通畅。

4. 注入药物应以等渗氯化钠溶液配制，pH 要适宜，以减少对气管黏膜的刺激。

5. 环甲膜穿刺仅仅是呼吸复苏的一种急救措施，不能作为确定性处理。因此，在初期复苏成功后应改做正规气管切开或立即做消除病因（如异物的摘除等）的处理。

6. 环甲膜穿刺通气用的针头及 T 型管应作为急救常规装备而消毒备用。接口必须紧密不漏气。

7. 个别情况下穿刺部位有较明显的出血时应注意止血，以免血液反流入气管内。

五、气管内插管术

气管内插管术（tracheal intubation）是指将一个特制的气管导管，通过口腔或鼻腔经过声门直接插入气管内的技术。气管插管是各种急危重患者抢救过程中非常重要和实用的技术，气管插管的目的是快速建立人工气道，清除呼吸道分泌物或异物，解除上呼吸道阻塞，进行有效人工呼吸，增加肺泡有效通气量，减少气道阻力及无效腔，为气道雾化或湿化提供条件。

？ 想一想15-3

总结经口气管插管和经鼻气管插管区别点？

答案解析

（一）适应证、禁忌证

1. 适应证

（1）呼吸衰竭需机械通气者。

（2）呼吸、心搏骤停者。

（3）呼吸道分泌物不能自行咳出，需行气管内吸引者。

（4）误吸患者插管吸引，必要时做肺泡冲洗术者。

2. 禁忌证 气管插管无绝对禁忌证。但喉头急性炎症、喉头严重水肿、严重凝血功能障碍、巨大动脉瘤、鼻息肉、鼻烟部血管瘤患者、颈椎骨折或脱位不宜行气管插管。

（二）操作方法

1. 用物准备 喉镜、气管导管、导管管芯、牙垫、注射器、听诊器、简易呼吸器、气囊测压表、吸引器等。

2. 患者准备 患者取仰卧位，头后仰，颈部上抬，使口、咽、气管基本重叠于一条轴线，这是气管插管的标准头位（图15-49），目的是充分暴露声门。如喉头暴露不好，可在肩背部或颈部垫一小枕，使头尽量后仰，此为插管操作的修正体位。有活动性义齿要取下，并妥善保管。对呼吸困难或呼吸停止患者，插管前使用简易呼吸器给予患者 100% 的氧气，充分供氧后再进行插管，以免因插管费时而加重缺氧。

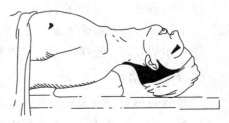

图 15-49 气管插管体位

3. 操作步骤 根据插管途径可分为经口腔插管和经鼻腔插管。根据插管时是否利用喉镜显露声门，分为明视插管和盲探插管。临床急救中最常用的是经口明视插管术。下面将主要讲解经口气管插管术的操作步骤。

（1）检查用物 插管前检查所需物品齐全、性能良好，如喉镜光源是否良好、气管导管气囊是否漏气等。

（2）选择导管、置入管芯 根据患者性别、体重、身高等因素决定选择合适型号的导管。气管导管多采用带气囊的导管，婴幼儿选用无气囊导管。导管内径（ID）标号从 2.5～11mm，每一号相差 0.5mm，紧急情况下无论男女都可选用 7.5mm。选择好合适的气管导管，在气管导管上涂上石蜡油，将管芯插入导管内，确保管芯位于离气管导管前端开口处 1cm 处。

（3）置入喉镜 操作者左手持喉镜，从右嘴角斜形置入，镜片抵咽喉部后转至正中位，将舌体推向左侧，此时可见到悬雍垂（此为声门暴露的第一个标志）；然后顺舌背弯度置入舌根，稍稍上提喉镜，即可看到会厌的边缘（此为声门暴露的第二个标志）（图 15-50）。看到会厌边缘后，如用弯形喉镜片，可继续稍作深入，使喉镜片前端置于会厌与舌根交界处，然后上提喉镜即可看到声门（注意以左手腕为支撑点，向上向前提喉镜，不能以上门齿作为支撑点）。上提喉镜即可看到声门，声门呈白色，往里看见暗黑色的气管，声门下方是食管黏膜。

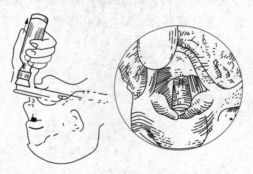

图 15-50 喉镜挑起会厌暴露悬雍垂、声门

（4）暴露视野 充分吸引视野处分泌物。

（5）置入导管 右手持气管导管，对准声门，在吸气末（声门开大时），轻柔地插入导管过声门 1cm 左右，迅速拔除管芯，导管继续旋转深入气管，气管导管顶端距气管隆突 3～4cm，导管插入气管内的深度成人为 4～6cm，小儿为 2～3cm。

（6）确认导管在气管内 安置牙垫，拔出喉镜。确认导管在气管内方法有：①压胸部时，导管口有气流。②人工呼吸时，可见双侧胸廓对称起伏，并可听到清晰的肺泡呼吸音。③如用透明导管时，吸气时管壁清亮，呼气时可见明显的"白雾"样变化。④如能监测呼气末 $ETCO_2$ 则更易判断，$ETCO_2$ 图形有显示则可确认无误。

（7）固定 妥善固定导管和牙垫。

（8）气囊充气 采用最小闭合容积法或最小漏气技术对气囊进行充气，直至通气时气囊周围无漏气，或用气囊测压表测量气囊压力，气囊压力 25～30cmH$_2$O 为宜。

（9）术后处理 连接人工通气装置。整理用物，医疗垃圾分类处置，并做详细记录。

（三）注意事项

1. 插管时尽量使喉部充分暴露，视野清楚。保持动作迅速、轻柔、准确，以防造成损伤。

2. 导管插入深度适宜，太浅易脱出，太深易插入右总支气管，造成仅单侧肺通气，影响通气效果。置管的深度自门齿起计算，男性为 22～24cm，女性为 20～22cm。气囊压力不高于 30cmH$_2$O，留置时间不宜超过 72 小时。气囊压力过高，充气时间过长，易导致气道黏膜溃疡坏死等并发症。

3. 应妥善固定导管，每班记录导管置入长度和外露的长度，做好交接班。

4. 保持气管插管局部清洁，固定气管插管的胶布或者是衬带如被污染应立即更换。

5. 拔管后应注意观察患者对拔管的反应，保持呼吸道通畅。

练一练15-5

李大爷安置了气管插管，结果气管内插管气囊压力过高，充气时间过长，可能导致（　　）

A. 气管插管滑落   B. 气道漏气

C. 气道黏膜溃疡坏死   D. 气道阻塞

E. 咳嗽反射

答案解析

六、气管切开置管术

气管切开置管术（tracheostomy）是指切开颈段气管前壁，插入气管套管，建立新的通道进行呼吸的一种技术。患者可以直接经套管呼吸，也可经套管吸除痰液。正常人呼吸道阻力 1/3 ~ 1/2 来自上呼吸道，呼吸道的无效腔约 150ml，其中约 100ml 在上呼吸道，因此气管切开后，气道阻力减少，呼吸道解剖无效腔减少，有效通气量增加。

（一）适应证、禁忌证

1. 适应证

（1）喉阻塞　如喉部炎症、肿瘤、外伤、异物等原因引起的喉阻塞，呼吸困难不能消除者。

（2）各种原因造成的下呼吸道分泌物潴留　如脑肿瘤、脑脓肿、头颅外伤所致的昏迷，胸腹部外伤或手术后，患者因疼痛不能咳痰致下呼吸道分泌物潴留及感染。

（3）预防性气管切开，作为口腔、咽、喉或颈部大手术的辅助手术。

（4）需长期进行人工通气者。

2. 禁忌证

（1）严重出血性疾病。

（2）气管切开部位以下占位性病变引起的呼吸道梗阻者。

（3）颈部恶性肿瘤。

（二）操作方法

1. 用物准备　气管切开手术包（弯盘、注射器、针头、刀柄、刀片、止血钳等），不同型号气管套管，另备无菌手套、吸引器、吸痰管、吸氧装置以及必备的抢救药品等。检查气管切开包内器械及气管套管气囊是否漏气。

2. 患者准备　患者一般取仰卧位，肩部垫高，头后仰并固定于正中位，使下颌、喉结、胸骨切迹在同一直线上，气管向前突出，使气管上提并与皮肤接近，以便充分暴露气管。如呼吸困难严重不能平卧时，可采用半坐位或是坐位，但暴露气管比平时要困难。

3. 操作步骤

（1）消毒、铺巾　常规消毒皮肤（范围自下颌骨下缘至上胸部），操作者戴无菌手套，铺无菌巾。

（2）麻醉　用 1% ~ 2% 利多卡因溶液于颈前正中线做局部浸润麻醉，自甲状软骨下至胸骨上切迹。

（3）切口　多采用正中切口，操作者站于患者右侧，以左手拇指和中指固定环状软骨，示指抵住甲状软骨切迹，沿颈前正中线切开皮肤和皮下组织（切口长度为 4 ~ 5cm），分离气管前组织，分离甲状腺后，可透过气管前筋膜隐约看到气管环，用手可以摸到环形的软骨结构。

（4）切开气管 确定气管后，于3~4软骨环处，用尖刀于气管前臂正中自下向上挑开第2、3或3、4气管环。

（5）插入气管套管 气管切开后，用弯血管钳或气管切口扩张器向两侧撑开气管切口，吸出气管内分泌物及血液。将大小合适、带有管芯的气管套管外管沿弧形方向插入气管，迅速取出管芯，放入内管。若有分泌物自管口咳出，证实套管已插入气管。仔细检查切口并充分止血。

（6）固定套管 用手固定气管套管，避免用力咳嗽使套管脱出。气管套管插入后，将系带固定于颈部，松紧以能放入一指为宜。可在切口上端缝合1~2针加以固定，预防脱出。

（7）术后处理 整理用物，医疗垃圾分类处置，做详细手术记录。

👁 看一看

经皮气管切开术

经皮气管切开术是在Seidinger经皮穿刺插管术基础之上发展起来的一种新的气管切开术，具有简便、快捷、安全、微创等优点

操作方法：皮肤消毒、铺巾后，在选择插管部位的皮肤上作一长约1.5cm的横行或纵行直切口，皮下组织可用小指或气管扩张钳钝性分离。将注射器接穿刺套管针并抽吸生理盐水或2%利多卡因5mL，沿中线穿刺回抽见气泡，确认进入气管内，拔出针芯，送入穿刺套管。扩张气管前壁，气管前壁扩张后气体可从皮肤切口溢出。再置入气管套管，沿导丝将气管套管送入气管，拔出管芯和导丝，吸引管插入气管套管，可证实气道通畅后，将气囊充气。固定气管套管，包扎伤口，处理用物。

（三）注意事项

1. 注意气管切开的正确位置 气管切开术应以胸骨上窝为顶，胸锁乳突肌前缘为边的安全三角区内沿中线进行，不得高于第2气管环或低于第5气管环。防止损伤颈部两侧大血管及甲状腺，以免引起大出血。

2. 气管套管固定牢靠，松紧适宜 太松套管易脱出，太紧影响血液循环。

3. 防止套管阻塞或脱出 气管切开后患者再次发生呼吸困难，应考虑以下3种原因，并及时处理。①套管内管阻塞：迅速拔出套管内管，呼吸即可改善，说明内管阻塞，清洁后再放入。②套管外管阻塞：拔出内管后仍无呼吸改善，滴入抗生素药液，并吸出管内渗出分泌物后呼吸困难即可缓解。③套管脱出：脱管的原因多见于套管缚带太松，或是气囊漏气，或为活结易解开；套管太短或颈部粗肿；皮下气肿及剧烈咳嗽、挣扎等；如脱管，应立刻重新插入，应经常检查套管是否在气管内。

4. 保持气管套管通畅 手术初观察切口出血情况，随时清除套管内、气管内及口腔内分泌物。每日定时清洗内管，煮沸消毒数次（目前多采用一次性硅胶导管，则不需煮沸消毒）。

5. 维持下呼吸道通畅 湿化空气，室内应保持适当的温度（22℃）和湿度（相对湿度60%以上），以免分泌物干结堵管，预防下呼吸道感染。

6. 防止伤口感染 每班伤口消毒一次。经常检查创口周围皮肤有无感染或湿疹。

7. 防止意外拔管 关心、体贴、安慰患者。患者经气管切开术后不能发声，可采用书面交谈或动作表示，预防意外拔管，必要时行保护性约束。

8. 拔管 如气道阻塞或引起呼吸困难的病因已去除后，可以考虑拔管。拔管时间一般在术后1周以上。拔管前先试堵管1~3天，从半堵到全堵管口，如无呼吸困难即可拔管。拔管后，用蝶形胶布拉紧伤口两侧皮肤，使其封闭，切口内可不填塞引流物。外敷纱布，每日或隔日换药一次，1周左右即可

痊愈。如不愈合，可考虑缝合。拔管后1～2日仍应准备好气管切开器械与气管套管，以防止拔管后出现呼吸困难重插时用。

（车小雯）

PPT

第六节　心电监护技术

心电监护技术是临床常用必备的技术，指利用心电监护仪对被监测者进行连续或间断的监测。多功能心电监护仪同时监测患者的心电、血压、脉搏、呼吸、体温及血氧饱和度等生理参数，由心电信号输入、记录仪、显示器、报警装置及其他辅助装置组成。心电监护技术的应用使医务人员及时、准确地掌握危重患者的生命信息，极大地提高了危重患者的抢救成功率，同时减少临床护士的工作强度和工作时间，提高护理质量，是危重症病房和抢救室必备的一种监护技术。

一、适应证、禁忌证

1. 适应证　凡是病情危重需要持续不间断的监测呼吸、血压、脉搏、心率、心脏节律及经皮血氧饱和度的患者。

2. 禁忌证　没有绝对禁忌证。

二、用物准备

心电监护仪、导联线、电极片、血压计、袖带、脉搏血氧饱和度（SpO_2）探头、清洁纱布、0.9%氯化钠溶液或75%乙醇棉球、镊子、治疗车、护理记录单、手消毒剂、生活垃圾桶、医疗垃圾桶。

👁 **看一看**

脉搏血氧饱和度监测原理

血红蛋白具有光吸收的特性，但游离血红蛋白和氧合血红蛋白吸收不同波长的光线，利用分光光度计比色的原理，可以测得随着动脉搏动血液中氧合血红蛋白对不同波长光线的吸收光量，可间接了解患者氧分压的高低，判断氧供情况。

三、操作方法 ▣ 微课6

（1）备齐用物携至患者床旁，核对患者床号、姓名、性别、年龄。

（2）手消毒剂洗手、戴手套。

（3）安装好心电监护仪，接通电源，打开主机开关，检查监护仪功能是否完好。连接血氧饱和度插件、血压计袖带、心电导联线。

（4）让患者取舒适的仰卧位，暴露胸部，胸毛多者给予剃除，用75%乙醇棉球轻拭粘贴处皮肤，将电极片与导联线相连接，并粘贴到患者胸壁正确的部位（表15-2），避开皮疹、伤口和除颤部位，5导联电极放置部位见图15-51，贴完为患者扣好衣扣。

表15-2　5导联电极放置位置

导联	位置
左上（LA）	左锁骨中线第1肋间
右上（RA）	右锁骨中线第1肋间
左下（LL）	左锁骨中线剑突水平处
右下（RL）	右锁骨中线剑突水平处
胸间（C）	胸骨左缘第4肋间

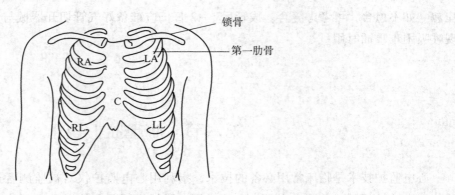

图 15-51 5 导联电极放置部位

（5）协助患者取平卧位或半卧位，使被测肢体肱动脉与心脏处于同一水平；伸肘并稍外展，将袖带平整地缠于上臂中部；袖带下缘应距肘窝 2~3cm；松紧以能放入 1~2 指为宜；设定测量间隔时间。

（6）将 SpO_2 传感器安放在患者身体的合适部位，红点照指甲，与血压计袖带相反肢体。

？ 想一想15-4

你知道脉搏血氧饱和度监测方法有哪些吗？

答案解析

（7）打开报警系统，根据患者情况，设定各报警上下限参数和报警音量，设置完毕。返回主屏幕，开始监护。

（8）妥善固定导联线，避免患者因翻身、更换体位造成电极脱落及导联线缠绕折叠。整理床单位，整理患者衣服，协助安放舒适体位，帮患者盖好被子。

（9）脱手套，洗手，观察各项参数并记录。

练一练15-6

心电监护技术以下操作内容错误的是（　　）

A. SpO_2 传感器的红点照指甲

B. 将 SpO_2 传感器安放在与血压计袖带相反的肢体上

C. 血压测量时被测肢体肱动脉与心脏处于同一水平

D. 血压测量时袖带下缘应距肘窝 2~3cm

E. 监护期间，一直测定血压

答案解析

四、注意事项

1. 监护过程中，保持室内适宜的温度，防止温度过高患者出现烦躁、出汗而影响监护，温度过低患者着凉。

2. 电极片放置位置需注意避开心脏听诊、除颤及手术区域。

3. 脉搏血氧饱和度探头和血压袖带不能放于一侧肢体上。

4. 血压袖带不要放置于有静脉输液或有任何留置导管的肢体上。

5. 报警设置应始终打开，报警音量调节适当，对监护仪报警及时发现并查明原因，以消除不必要的噪音和不良刺激。

6. 告知患者或者家属不要自行移除或摘掉脉搏血氧饱和度探头和电极片，避免在监护仪附近使用手机，避免干扰监护波形。

7. 指导患者及其家属学会观察电极片周围皮肤，如有异常及时报告医护人员。

（于秀霞）

PPT

第七节　电复律及除颤

电复律是将一定强度的电流作用于心脏，使大部分或全部心肌纤维瞬间同时除极，消除异位性快速心律失常，使心脏自律性最高的起搏点（通常是窦房结）重新主导心脏节律。电复律包括非同步电除颤和同步电除颤。非同步电复律其实就是电除颤，用于消除心室颤动；而用于转复各种快速心律时称为电复律，即同步电除颤。

一、适应证、禁忌证

（一）适应证

1. 非同步电复律（除颤）

（1）心室颤动。

（2）心室扑动。

2. 同步电复律

（1）心房颤动和心房扑动伴血流动力学障碍者。

（2）药物及其他方法治疗无效或有严重血流动力学障碍的阵发性室上性心动过速、室性心动过速、预激综合征伴快速心律失常者。

👁 看一看

自动体外除颤器（AED）

它是一种便携、易于操作、专为现场急救设计，可被非专业人员使用的用于抢救心脏骤停患者的医疗设备。它具有心脏节律分析和电击咨询系统，可建议何时行除颤，而由操作者按发出的指令执行操作即可实施电除颤。《2010 国际心肺复苏指南》建议在心搏骤停概率相对较高的公共场所推广应用 **AED**，以提高患者的生存率。

（二）禁忌证

1. 左心房明显增大、心房内有新鲜血栓形成或近 3 个月有栓塞史。

2. 心房颤动、心房扑动伴高度或完全性房室传导阻滞的心房颤动或心房扑动。

3. 伴病态窦房结综合征的异位性快速心律失常。

4. 有洋地黄中毒、低血钾。

二、用物准备

除颤仪、导电糊或 4~6 层盐水纱布（电极板布罩及生理盐水）、电极贴膜、心电图机、心电监测仪、简易呼吸器、吸氧面罩及心肺复苏的抢救设备和药品。

三、操作方法 📱微课7

（一）评估

1. 评估护士 衣帽整洁、戴好帽子和口罩、修剪指甲并洗手。

2. 评估患者 意识、病情、心电图有无心室颤动波或心房颤动波及合作程度，心室颤动患者需立即除颤。

3. 评估环境 是否安全、安静、整洁、便于操作和抢救。

4. 评估用物 是否齐全、完好，仪器性能是否完好。

（二）方法

1. 非同步电复律（除颤）（紧急抢救患者）

（1）患者去枕平卧，开放气道，去除金属饰物及导电物，解开衣扣，暴露胸部，检查有无安装起搏器。

（2）接通电源，打开除颤仪开关，选择"非同步"按钮（若无心电监测时，需连接监护，选择一个 R 波高耸的导联进行示波观察）。

（3）取出除颤手柄，在两个电极板涂上适量的导电糊或用 4~6 层生理盐水纱布代替。

（4）能量选择 原则为一次电击，尽早除颤。通常能量选择为 200~360J。推荐双向波除颤，成人双向波除颤首次用 200J，可除颤 3 次，成人单项波除颤用 360J，儿童 2J/kg，第二次可增加到 4J/kg。

（5）充电 按下除颤板上的充电按钮（达到选择能量值时，左侧手柄上的指示灯发光，听到连续蜂鸣音）。

（6）放置除颤板 两电极板分别放置在心底部（胸骨右缘锁骨下或第 2~3 肋间）及心尖部（左侧腋前线第 5 肋间）。

（7）放电除颤 同时按下两个手柄上的电击按钮完成一次除颤（电击前要确定是非同步状态）。

（8）立即胸外心脏按压，再观察心电图是否转为窦性心律，必要时重复除颤。如除颤成功，将选择开关旋至监护位置继续观察心电图。

（9）协助患者擦净皮肤、整理衣物、取舒适卧位，严密监护生命体征和病情。

（10）除颤仪使用完毕 将选择开关旋至 0，关闭电源，擦净电极板，整理用物，检查各配件齐全后消毒放回原位，充电备用。详细记录除颤情况。

（11）除颤后持续心电监测 24 小时，注意心律、心率的变化，严密监测患者生命体征、神志、瞳孔、皮肤及肢体活动等病情变化；及时观察和协助医生处理并发症，如各种心律失常、栓塞、局部皮肤灼伤、肺水肿等。

2. 同步电复律（择期电复律患者）

（1）向择期电复律患者介绍电复律的必要性、基本方法、可能出现的不适和并发症，以取得配合。

（2）协助术前检查、肝肾功能、心脏彩超，心房颤动患者确认无心房血栓等。

（3）遵医嘱停服洋地黄类药物 24~48 小时，纠正心力衰竭、低钾血症和酸中毒，心房颤动者严格抗凝、抗心律失常治疗等，备好地西泮注射液 10~30mg。

（4）备好用物，术晨禁食，排空大小便。

（5）患者平卧于木板床上，解开衣扣，暴露胸部。

（6）常规上心电监测，建立静脉通路，吸氧。

（7）镇静入眠 地西泮注射液 15~20mg（0.3~0.5mg/kg）缓慢静脉注射，至患者睫毛反射消失或嘱患者发声数 123…………至停。

（8）接通电源，打开除颤仪开关，选择"同步"按钮。

（9）取出除颤手柄，在两个电极板涂上适量的导电糊或用 4～6 层生理盐水纱布代替。

（10）放电除颤　30 秒内同时按下两个手柄上的电击按钮完成一次除颤（电击前要确定是非同步状态）。

（11）观察心电图是否转为窦性心律，必要时重复除颤。如除颤成功，将选择开关旋至监护位置继续观察心电图。

（12）协助患者擦净皮肤、整理衣物、取舒适卧位，严密监护生命体征和病情变化。

（13）除颤仪使用完毕，将选择开关旋至 0，关闭电源，擦净电极板，整理用物，检查各配件齐全后消毒放回原位，充电备用。

（14）除颤后持续心电监测 24 小时，注意心律、心率的变化，严密监测患者生命体征、神志、瞳孔、皮肤及肢体活动等病情变化；及时观察和协助医生处理并发症，如各种心律失常、栓塞、局部皮肤灼伤、肺水肿等。

🔧 **练一练15-7**

除颤时下列电极板安放的位置正确的是（　　）

A. 左侧电极板置于患者心前区

B. 右侧电极板置于患者胸骨右缘锁骨下或 2～3 肋间

C. 左侧电极板置于患者胸骨左缘锁骨下或 2～3 肋间

D. 右侧电极板置于患者胸骨正中

E. 左侧电极板置于患者胸骨正中

答案解析

四、注意事项

（一）紧急抢救时须争分夺秒

1. 发现心搏骤停或心电显示心室颤动时立即电除颤。

2. 保持除颤仪处于完好备用状态，定点放置，定期检查其性能，及时充电。

（二）除颤板处理

1. 需涂满导电糊或包生理盐水浸湿的纱布。

2. 涂擦导电糊时，禁止两个电极板相互涂擦，涂擦应均匀，防止灼伤皮肤。

3. 除颤仪用后应保持清洁，擦净电极板上的导电糊，防止生锈影响导电功能。

（三）电极板放置

部位正确，通常选择前、侧位，负极放在心尖区部，即左侧腋前线第 5 肋间；正极放在心底部，即胸骨右缘第 2～3 肋间；两电极板间距 >10cm，电极之间不可有导电糊。

（四）能量选择

电除颤：200～300J（双向波除颤效果好）。电复律：100～200J。

（五）确保安全

除颤前必须大声警告"所有人员离床!"，不得接触患者、病床及与患者相连的仪器设备，以免触电。

（六）防止并发症

1. 心律失常　心室颤动或心动过缓。

2. 呼吸抑制、喉痉挛 可能由镇静剂对呼吸中枢抑制或电击本身引起。

3. 低血压 电击后的短时间的血压降低与心肌损伤有关。

4. 心肌损伤 可发生急性肺水肿，心肌酶升高。

5. 栓塞 栓塞或其他部位栓塞，可抗凝治疗。

6. 皮肤烧伤 电击时用在电极板上的压力约为 25 磅（11.3kg），电极板要与皮肤接触紧密，勿留缝隙，以免发生皮肤灼伤。

？ 想一想15-5

简述除颤处皮肤的护理？

答案解析

（田　清）

第八节　动、静脉穿刺置管术

PPT

一、动脉穿刺置管术

动脉穿刺置管术是一种经皮穿刺动脉并留置导管于动脉（如桡动脉、肱动脉、股动脉）腔内，并经此通路进行治疗或监测的方法。

（一）适应证、禁忌证

1. 适应证

（1）重度休克及危重症患者需经动脉注射高渗溶液或输血，以争取时间，提高血压，改善心、脑、肾等重要器官的供血。

（2）危重或大手术患者需行有创血流动力学监测者。

（3）需反复采集动脉血进行血气分析监测者。

（4）经动脉施行的某些检查或治疗，如选择性动脉造影及左心室造影、注射抗肿瘤药物、行区域性化疗等。

2. 禁忌证

（1）有出血倾向。

（2）穿刺局部有感染。

（3）穿刺侧存在肾透析用的静脉瘘管。

（4）穿刺无动脉搏动或搏动差。

（5）桡动脉穿刺前应进行 Allen 实验，阳性者不应做穿刺。

👁 看一看

Allen 实验方法

术者用双手同时按压患者一侧桡动脉和尺动脉，嘱患者反复用力握拳和张开手指 5～7 次直至手掌颜色变白，松开对尺动脉的压迫，继续保持压迫桡动脉，观察手掌颜色变化。若手掌颜色 <10 秒迅速变红或恢复正常，表明尺动脉和桡动脉间存在良好的侧支循环，即 Allen 实验阴性；相反，若 10 秒后

手掌颜色仍为苍白，表明手掌侧支循环不良，即 Allen 实验阳性。

（二）用物准备

注射盘内备消毒液、无菌棉球、无菌注射器及针头、1% 普鲁卡因、肝素、0.9% 氯化钠溶液、动脉穿刺插管包、动脉压检测仪、三通开关及相关导管、无菌手套等，检查用物的性能是否良好。

（三）操作方法

1. 患者准备　采取舒适体位，选择穿刺部位，常用股动脉、肱动脉、桡动脉等，以左手桡动脉为首选。触摸动脉搏动最明显处。

2. 皮肤消毒　常规消毒皮肤，术者戴无菌手套，铺洞巾。

3. 局部麻醉　用 1% 普鲁卡因 1～2ml 于进针处皮肤做局部麻醉。

4. 穿刺动脉　穿刺者手持动脉穿刺套管针，将穿刺针与皮肤呈 15°～30° 向心穿刺，如针尖部传来搏动感，表示已触及动脉，再快速推进少许即可刺入动脉，取出针芯，如见动脉血喷出，将穿刺针尾压低至 10°，向前推动穿刺针 1～2mm，使穿刺针尖完全进入动脉管腔，以免脱出。之后根据需要，接上动脉压检测仪或动脉加压输血装置等。如拔出针芯后无回血，可将外套管缓慢后退，直至有动脉血喷出；若无，则将套管退至皮下插入针芯，重新穿刺。穿刺成功后将压力管与导管相连接，固定好导管。

（1）桡动脉　置患者手腕于舒适位置，腕部伸直掌心向上，腕部向下弯曲 30°（图 15－52），穿刺点位于手掌横纹上 1～2cm 的动脉搏动处。

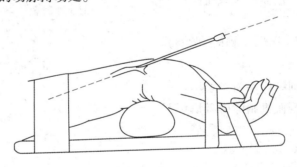

图 15－52　桡动脉穿刺体位

（2）肱动脉　置患者肘关节舒适位置，使肘部伸直，腕部外展，掌心向上，穿刺点位于肘横纹上方的动脉搏动处。

（3）股动脉　患者仰卧，下肢伸直稍外展，穿刺点位于腹股沟韧带中点的动脉搏动处。选择搏动最强侧的股动脉作为血管入路。如两侧腹股沟处股动脉搏动相当，则一般选右侧股动脉；如股动脉在 1 周内曾被穿刺过，最好使用对侧股动脉。

5. 整理记录　整理用物，洗手，并记录操作过程。

（四）注意事项

1. 严格遵循无菌操作原则，局部严格消毒，以防感染。

2. 严格掌握适应证与禁忌证。

3. 穿刺点应选择动脉搏动最明显处。

4. 股动脉穿刺点应选择在股横纹下方约 2cm 处，股动脉搏动正下方。穿刺点过高可能使穿刺针越过腹股沟韧带，使术后止血困难。穿刺点过低，则因股动脉进入收肌管位置较深，穿刺不易成功，且有动脉分支，另有股静脉走行于股动脉下方，容易造成股静脉瘘。

5. 置管时间原则上不超过 4 天，预防导管血源性感染。

6. 留置导管用肝素液持续冲洗（速度为 3ml/h，浓度为 2U/ml），保证导管通畅，避免局部血栓形成和远端栓塞。

7. 拔针后局部用纱布或棉签压迫止血，仍出血不止者，则需加压包扎至完全止血，以防形成血肿。

？ 想一想15-6

简述动脉穿刺的并发症有哪些？

答案解析

二、深静脉穿刺置管术

深静脉穿刺置管术是一种以特制的穿刺管经皮肤穿刺并留置于深静脉（如锁骨下静脉、颈内静脉、股静脉）腔内，并经此通路进行补液、治疗或监测的方法。深静脉穿刺置管术包括颈内静脉穿刺置管术、锁骨下静脉穿刺置管术和股静脉穿刺置管术三种。

（一）颈内静脉穿刺置管术

1. 适应证、禁忌证

（1）适应证

1）急救时的加压输液，输血或采取血液标本。

2）胃肠外营养治疗。

3）心血管功能监测（如中心静脉压的监测）。

（2）禁忌证

1）穿刺部位感染和解剖结构不清者禁用。

2）血小板明显减少及凝血机制障碍者慎用。

✎ 练一练15-8

颈内静脉穿刺置管术的适应证不包括（　　）

A. 急救时的加压输液、输血　　　　　　　　B. 胃肠外营养治疗

C. 血小板明显减少及凝血机制障碍者　　　　D. 心血管功能监测

E. 采取血标本

答案解析

2. 用物准备　注射盘内备消毒液、无菌棉球、无菌注射器及针头、1% 普鲁卡因、0.9% 氯化钠溶液、深静脉穿刺置管包、中心静脉导管、三通管、无菌手套等。

3. 操作方法

（1）患者准备　如患者神志清楚，应将穿刺目的及方法告知患者，做好解释，以取得配合。

（2）方法　患者取仰卧位，选用右侧颈内静脉为宜，患者头低并偏向左侧，稍后仰。肩下垫一小枕，显露胸锁乳突肌，从该肌的锁骨头内缘与乳突连线，在此连线的外侧，即颈内静脉的位置。

（3）消毒　局部皮肤用碘伏棉球消毒。

（4）麻醉　术者戴手套，铺无菌巾，穿刺点用 1% 普鲁卡因麻醉。

（5）穿刺　穿刺点在胸锁乳突肌胸骨头、锁骨头和锁骨三者形成的三角区之顶部。左手触及颈总动脉搏动，在颈总动脉外侧，右手持穿刺针将针尖刺入皮肤穿过胸锁乳突肌，与皮肤呈 30°～40°角，

刺入颈内静脉,即可见回血。从针腔内放入导丝,顺导丝放入扩张管,扩张成功后再置入导管。回流血液通畅后缝合固定或用保护膜包封,端口接静脉输液管或测压管。

(6)整理记录 用物,洗手,记录。

4. 注意事项

(1)严格执行无菌操作。

(2)准确选择穿刺点,掌握好穿刺方向,以防发生气胸、血胸、血气胸、心脏压塞、血肿、气体栓塞、神经损伤、感染等并发症。

(3)防止误伤颈总动脉,一旦误伤,立即拔针,并压迫局部止血。

(4)插管后应及时观察有无渗血、渗液,并检查回血情况,以证实导管位于血管内。穿刺点每日更换敷料一次。输液结束后可将导管末端用肝素帽封住并妥善固定。

(二)锁骨下静脉穿刺置管术

1. 适应证、禁忌证

(1)适应证 同颈内静脉穿刺置管术。

(2)禁忌证 同颈内静脉穿刺置管术。

2. 用物准备 注射盘内备消毒液、无菌棉球、无菌注射器及针头、1%普鲁卡因、0.9%氯化钠溶液、锁骨下静脉穿刺包、中心静脉导管、三通管、无菌手套等。

3. 操作方法

(1)患者准备 如患者神志清楚,应将穿刺的必要性及简单步骤告知患者,以消除紧张情绪,取得患者配合。

(2)穿刺 患者仰卧,肩部垫高,上肢垂于体侧并略外展,保持锁骨向前,使锁肋间隙张开便于进针。选用传统的下位穿刺法,在锁骨中、内1/3交界下方1cm处穿刺,针头指向头部方向,胸骨针接注射器内装0.9%氯化钠溶液,针尖对准同侧胸锁关节上缘,刺入锁骨下后压低针体,注射器内保持一定的负压,缓慢进针,一般进针4cm左右即可见有静脉回血,表示穿刺成功。

(3)置管 穿刺成功后即可通过穿刺针内置入引导钢丝,并由此而放置静脉导管,置管深度为10~15cm。

(4)固定 置入导管后再次回抽以证实导管确实在锁骨下静脉内,连接输液并固定导管。

(5)整理用物,洗手,记录。

4. 注意事项

(1)严格执行无菌操作。

(2)尽量选择右侧穿刺,掌握好穿刺方向,以防发生气胸、血胸、气栓、神经损伤、感染及血肿等。

(3)更换接头、注射器和插管时,均应在患者呼气后屏气状态下进行,迅速地更换接头或插入导管,以免吸入空气。

(4)导管与玻璃接头连接处应紧密,以免漏气。

(5)锁骨下静脉压力较低,吸气时为负压,因此在输液过程中绝对不能让输液瓶滴空,并使一段输液管低于患者心脏水平,以免空气进入,引起空气栓塞。

(三)股静脉穿刺置管术

1. 适应证、禁忌证

(1)适应证 同颈内静脉穿刺置管术。

(2)禁忌证 同颈内静脉穿刺置管术。

2. 用物准备 注射盘内备消毒液、无菌棉球或纱布、无菌注射器及针头、1%普鲁卡因、0.9%氯化钠溶液、深静脉穿刺置管包、三通管、无菌手套等。

3. 操作方法

（1）患者准备 如患者神志清楚，应将穿刺的必要性及简单步骤告知患者，以消除患者紧张情绪，取得患者配合。

（2）协助患者仰卧，将一侧大腿外旋，小腿屈曲成90°角，穿刺侧臀下垫一小枕，固定穿刺部位。

（3）常规消毒穿刺部位皮肤及操作者左手示指，在腹股沟韧带中部扪清股动脉搏动明显处，用手指加以固定。

（4）穿刺针接注射器，使针头和皮肤呈直角或45°角，在股动脉内侧0.5cm处刺入，然后缓慢将空针上提并抽吸活塞，见抽出血后即固定针头装置，输液或抽取需要的血液。

（5）穿刺成功后即可通过穿刺针内置入引导钢丝，并由此放置静脉导管。

（6）整理用物，洗手，记录。

4. 注意事项

（1）严格执行无菌操作。

（2）如抽出的是鲜红色的血液，提示穿入股动脉，应立即拔出针头，用无菌纱布压迫5~10分钟，直至无出血为主。

（3）不宜反复多次穿刺，以免损伤神经或形成血肿。

（田 清）

第九节 主动脉球囊反搏术的应用 微课8

主动脉球囊反搏（intra-aortic balloon pump，IABP），是目前广泛应用的机械辅助循环装置。它是一种血管内、类似导管的装置（图15-53），经皮插入或直接经动脉（一般由股动脉）插管，将一根带有球囊的导管置入到左锁骨下动脉远端与肾动脉开口上方之间的降主动脉内，球囊内可充以氦气，并与体外的气源与反搏控制装置相连（图15-54）。其原理是将患者的心电或血压信号输入反搏控制装置，使球囊泵与患者的心脏搏动同步反向动作，即在心脏舒张时，球囊迅速充气，突然阻滞主动脉内血流，主动脉内的舒张压升高，从而增加冠脉血流与心肌氧供；在心脏收缩时，球囊突然放气，主动脉内压力骤减，故此减轻了心室收缩期间心脏的后负荷，降低心肌氧耗（图15-55）。球囊的舒缩使主动脉内的压力与流经主动脉的血流发生改变，起到反搏辅助循环的作用，以保证心、脑等重要器官组织的有效灌注，且可测定主动脉压力（AOP），有利于危重及休克患者的功能恢复。

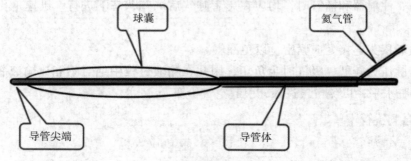

图15-53 主动脉球囊导管结构

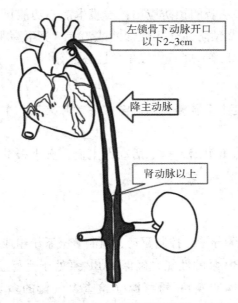

图 15 - 54　主动脉球囊位置

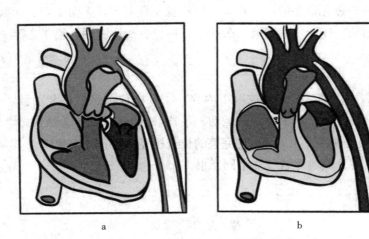

a　　　　　　　　　　　　　　　　b

图 15 - 55　主动脉球囊反搏术及其原理

a 心脏舒张球囊充气　　　　　　　　　b 心脏收缩球囊放气

✎ 练一练15-9

IABP 球囊充气的时期是（　　）

A. 心脏舒张末期　　　　　　　　　　B. 心脏收缩前期

C. 心脏收缩期与心脏舒张期　　　　　D. 以上都不是

答案解析

一、适应证、禁忌证

（一）适应证

1. 心脏手术后严重的低心排综合症、心力衰竭、心脏移植患者术前及术后心功能的辅助。

2. 顽固性严重心律失常、心力衰竭，心肌缺血引起的恶性心律失常，不稳定顽固性心绞痛。

3. 急性心肌梗死并发心源性休克。

4. 手术后脱离心肺机困难者，或者脱机后血压不能维持者。

5. 预防性支持 ①高危因素患者的预防应用：瓣膜术前心功能Ⅳ级、冠状动脉搭桥（CABG）术前心室射血分数（EF）<0.3。②预防在介入性诊断或治疗（冠状动脉造影检查、溶栓治疗、放置支架、复杂心脏病患者行非心脏手术等）过程中发生急性心梗等。

（二）禁忌证

1. 绝对禁忌证 中度及重度主动脉瓣关闭不全，主动脉夹层，主动脉瘤，主动脉、大动脉损伤，全身出血倾向、脑出血患者。

2. 相对禁忌证 轻度主动脉瓣关闭不全，活动性出血，血小板减少，股动脉、髂动脉狭窄迂曲，终末期心肌病，动脉硬化等。

二、用物准备

1. IABP 的组成 主要由球囊导管、控制驱动、监测警报系统组成。

2. 准备 IABP 泵 检查 IABP 泵的性能，确保 IABP 泵处于完好状态；准备适合患者的球囊导管（根据患者年龄、体重、身高选择球囊）；氦气源（检查氦气量的多少、各个导联线是否完整）；与 IABP 泵相配套的换能器以及压力包；加压输液袋。遵医嘱备升压药（如多巴胺）、抗凝药（如肝素钠）、局部麻醉药品；0.9% 氯化钠溶液；治疗车、治疗盘、穿刺包、无菌手套、无菌纱布、一次性 5ml 注射器、安尔碘皮肤消毒液、速干手消毒液、医疗垃圾桶、生活垃圾桶、锐器盒等。

三、操作方法

1. 评估患者 球囊置入之前，要求完成以下内容：①严格评估患者足背动脉、双腿皮肤颜色及皮温、微血管再填充能力、脉搏值、基准触觉及运动、足背/桡动脉指数；②评估患者血液动力学，心输出量（CO）、PAWP、中心静脉压（CVP）；③完整的检查神经系统；④向患者及其家属介绍 IABP 的操作目的、讲解配合方法，并让其签署置管知情同意书。

👁 **看一看** ————————————

足背/桡动脉指数

足背动脉与桡动脉穿刺测压对比可用于危重休克患者、心血管手术和其他复杂手术，要求持续监测其变化用以反映循环受损的情况。足背/桡动脉指数（A/B index）= 足背动脉 SBP/桡动脉 SBP：0.80 ~ 1.0 为正常、0.60 ~ 0.80 为轻度循环受损、0.40 ~ 0.60 为中度循环受损、<0.40 为重度循环受损。

————————————————————————————————

2. 检查球囊导管 球囊容量成人为 30 ~ 50ml，小儿为 4 ~ 15ml。根据成人身高选择的方法为：身高 <160cm，选择 30ml 球囊导管；身高 160 ~ 180cm，选择 40ml 球囊导管；身高 >180cm，选择 50ml 球囊导管。

3. 连接 将导管、心电导联、氦气管路与机器正确、牢固相连：①连接电源，打开机器电源，检查机器性能；②打开氦气瓶，检查氦气压力；③连接心电监护导联线。

4. 核对解释 携用物至患者床旁，核对患者，并向其解释置管目的及需配合的事项。

5. 消毒 穿刺部位消毒铺巾，严格无菌操作。

6. 测量 测量球囊导管长度（胸骨角至脐水平、脐水平至穿刺点之和）。

7. 穿刺置管 选择一侧股动脉（左或右股动脉），在局麻下穿刺，经穿刺针放入导引钢丝至降主动脉起始部，去除穿刺针。沿导丝进入扩张器行第一次扩张皮肤及皮下组织后，进行第二次扩张同时置入 IABP 鞘管，去除扩张器；球囊抽真空并取出，然后沿导丝置入球囊导管至预测长度，拔除引导导丝；抽回血后以肝素生理盐水冲洗管路，连接压力监测系统并调零。

8. 反搏治疗　启动泵开始球囊反搏治疗，并调整充放气时间和反搏比等参数，达到最佳反搏效果。

9. 固定球囊导管　床边拍 X 线定位，球囊顶端应位于降主动脉左锁骨下动脉处（第 2 ~ 3 肋间），球囊尾端应在肾动脉之上。定位后缝线固定以免球囊导管移位。鞘管处无菌敷料覆盖保护。

练一练15–10

通过胸部 X 线片，IABP 球囊上端应位于（　）

A. 第 1 ~ 2 肋间　　　　　　　　　　B. 第 2 ~ 3 肋间

C. 第 4 ~ 5 肋间　　　　　　　　　　D. 第 5 ~ 6 肋间

E. 以上都不是

答案解析

四、注意事项

1. 严密观察患者病情　随时监测并记录患者的心律、心率、血压、尿量、神志及足背动脉等情况，根据病情变化及时调整参数和反搏时相（自动调节和手动调节），确保达到最佳反搏效果。

2. 注意保持设备正常运行　随时观察设备运行情况，定时用肝素生理盐水冲洗管腔以保持系统管路通畅，若管腔内有血栓形成，可用注射器用力回抽，切忌推注而造成血栓进入体循环。

3. 防治并发症　IABP 常见的并发症有下肢缺血、出血、感染、血栓形成、动脉损伤、球囊破裂、IABP 导管移位等。

（1）观察穿刺局部有无出血倾向，出血多与应用抗栓药物有关，一旦发生伤口处渗血过多，应随时更换敷料，且需暂停抗栓。注意观察穿刺侧肢体的温度、颜色、足背动脉搏动情况，以警惕下肢动脉血栓的发生。

（2）预防感染。置入 IABP 时，严格执行无菌操作，术后每日检查伤口敷料有无渗血、渗液，伤口有无红、肿、热、痛、分泌物形成等感染征象，每日换药穿刺部位，并常规预防性使用抗生素防感染。每日监测血常规血白细胞变化。

（3）减少下肢缺血和动脉损伤。长时间应用 IABP、高龄患者、糖尿病、既往有外周血管疾病史者，通常多采用无鞘置入技术，可有效减少下肢缺血并发症的发生。

（4）置入球囊时，应动作轻柔，如果反复发生反搏数次后自行停止，要警惕球囊破裂，一旦发生，立即撤除，必要时对侧重新置入。怀疑有 IABP 导管移位时，复查床边胸片以确定导管位置。

4. 撤除 IABP

（1）撤除时机　IABP 应用时间最好不超过 1 周，患者病情稳定后尽快撤除。

（2）撤除指征　患者基础疾病症状改善、血管活性药物用量明显减少或已停用后血流动力学状态稳定（收缩压 >100mmHg，心率 <100 次/分）、生命体征平稳、组织灌注改善、四肢温暖、肺部无啰音、尿量 >30ml/h，各项指标均符合标准，可停止反搏治疗。

（3）撤除准备　撤除前，应检查 ACT、血小板、HCT，必须纠正患者的凝血情况。向患者说明拔管可能出现的疼痛和拔管后的注意事项，取得患者的配合。撤机应逐步进行，最常用的方法是将反搏比例从 1∶1 降至 1∶2、1∶3、1∶4，观察患者的血流动力学情况。做好拔管所需药品、物品，准备协助医师拔管。

（4）撤除方法　关闭气囊泵，拔导管。按压股动脉插管的远端部位，迅速拔出，拔管后应局部压迫 30 分钟后，要用无菌纱布覆盖伤口，用弹力绷带加压包扎或沙袋压迫 4 ~ 6 小时，12 小时内避免屈曲腿部，绝对卧床 24 小时。每小时观察远端动脉搏动。护士应密切观察血压变化，观察穿刺口有无渗血、血肿。

5. 机器保养　应注意机器的保养，避免磕碰，尤其是安全盘处。用完机器时关闭氦气瓶（逆时针为关）。机器长期不使用时，应定期充电。

❤ **护爱生命**

　　IABP 具有创伤小、并发症少以及操作简便等优点，目前已广泛应用于心脏重症患者的循环支持。但 IABP 治疗的患者病情危重、病情变化快，同时在 ICU 内各种机器运转声、报警声、术后体位制动、担心预后等一系列因素的作用下，患者常出现焦虑、恐惧、抑郁和烦躁不安等较强的心理反应。这些不良心理严重影响患者的治疗。护士应主动了解患者的心理反应，适时鼓励患者，引导其保持乐观、平和的心态，争取让其主动配合治疗与护理，帮助患者树立"珍爱生命、永不言弃"的人生理念。

目标检测

答案解析

单项选择题

1. 以下患者需要给予心肺复苏术的是
   A. 没有反应、没有呼吸、没有脉搏
   B. 没有反应、有脉搏、有呼吸
   C. 有反应、有脉搏但呼吸困难
   D. 有反应、有呼吸困难但脉搏低于 60 次/分
   E. 有反应、有脉搏、有呼吸

2. 判断患者呼吸、心跳停止的时间应不超过
   A. 5 秒　　　　B. 7 秒　　　　C. 8 秒　　　　D. 10 秒　　　　E. 15 秒

3. 心肺复苏（CPR）CAB 三个步骤中的"C"是指
   A. 胸外心脏按压　　　　　　　　　　　B. 人工呼吸
   C. 清理口腔异物　　　　　　　　　　　D. 开放气道
   E. 头部降温

4. 成人心肺复苏时，胸外心脏按压的深度是
   A. 3～4cm　　　B. 4cm　　　C. 4～5cm　　　D. 5～6cm　　　E. 6cm 以上

5. 心肺复苏时胸外心脏按压的频率是
   A. 80 次/分　　　　　　　　　　　　　B. 80～100 次/分
   C. 100 次/分　　　　　　　　　　　　D. 100～120 次/分
   E. 120 次/分以上

6. 无颈椎损伤患者开放气道时采取
   A. 托下颌法　　　　　　　　　　　　　B. 仰头抬颈法
   C. 仰头抬颏法　　　　　　　　　　　　D. 举颌法
   E. 后仰法

7. 前臂出血应压迫
   A. 肱动脉　　　　　　　　　　　　　　B. 锁骨下动脉

C. 颈动脉   D. 枕动脉

E. 腘动脉

8. 有关指压止血法，以下哪项错误

  A. 头顶部出血压迫颞浅动脉

  B. 颜面部出血压迫面动脉

  C. 肩、腋部、臂出血压迫肱动脉

  D. 颈部、面部、头顶部出血压迫颈总动脉

  E. 下肢出血压迫股动脉

9. 气道异物梗阻的高发人群不包括

  A. 儿童   B. 老年人   C. 全麻患者   D. 青壮年   E. 昏迷患者

10. 有呼吸、能咳嗽的气道异物梗阻患者首选方法是

  A. 咳嗽法   B. 互救腹部冲击法

  C. 自救腹部冲击法   D. 心肺复苏

  E. 胸部冲击法

11. 简易呼吸器储氧袋的作用是

  A. 避免浪费氧气   B. 提高给氧浓度

  C. 预防肺损伤   D. 观察氧流速

  E. 观察潮气量

12. 患者，女，56 岁，有冠心病史 5 年，因心绞痛发作入院，今晨与家人发生争执，昏倒在地，随即人事不省，心搏骤停，医护人员立即进行心肺复苏，并使用简易呼吸器，每次挤压的气体量为

  A. 300～500ml   B. 400～600ml

  C. 200～400ml   D. 300～600ml

  E. 500～700ml

13. 患者，男，78 岁，行气管切开术后，护理时气切固定带适宜的松紧度为伸进

  A. 三横指   B. 四横指   C. 一横指   D. 二横指   E. 五横指

14. 鼻咽通气管禁忌证不包括

  A. 颅底骨折脑脊液鼻漏者   B. 鼻部畸形

  C. 鼻部外伤   D. 牙关紧闭者

  E. 鼻部肿瘤

15. 心电监护 5 导联胸间电极放置部位是

  A. 胸骨左缘锁骨中线第 1 肋间   B. 胸骨右缘锁骨中线第 1 肋间

  C. 左锁骨中线剑突水平处   D. 胸骨左缘第 4 肋间

  E. 右锁骨中线剑突水平处

16. 以下说法错误的是

  A. 血氧饱和度探头和血压袖带不能放置于一侧肢体上

  B. 血压袖带不要放置于有静脉输液的肢体上

  C. 电极片放置位置需注意避开心脏听诊、除颤及手术区域

  D. 血压袖带不要放置于有任何留置导管的肢体上

  E. 可以在监护仪附近使用手机

17. 非同步电复律适用于下列哪一种心律失常
    A. 房颤
    B. 房扑
    C. 室颤
    D. 阵发性室上速
    E. 单形性室速

18. 除颤时电极板分别置于
    A. 胸骨左缘第 2 肋间及心尖区
    B. 胸骨左缘第 2 肋间及心底区
    C. 胸骨右缘第 2 肋间及心底区
    D. 胸骨右缘第 2 肋间及心尖区
    E. 心尖区或心底区

19. 关于电除颤的说法，错误的是
    A. 两电极片位置距离 >10cm
    B. 放电前有人接触患者也无妨
    C. 注意擦干皮肤
    D. 电极板放置位置正确
    E. 电极板要紧贴皮肤

20. 对于室颤患者，双向波电击能量应为
    A. 200J   B. 220J   C. 250J   D. 360J   E. 370J

21. 电除颤的并发症不包括
    A. 心律失常   B. 心肌损伤   C. 皮肤灼伤   D. 高血压   E. 栓塞

22. 锁骨下静脉穿刺点定位是
    A. 锁骨中、内 1/3 交界处，锁骨下方 1cm 处
    B. 锁骨中点，锁骨上方 2cm 处
    C. 锁骨中、外 1/2 交界处，锁骨下方 1cm 处
    D. 胸锁乳突肌锁骨头内侧缘，锁骨处
    E. 锁骨中、内 1/3 交界处，锁骨下方 2cm 处

23. 动脉穿刺置管术的适应证是
    A. 穿刺处侧支循环极差者
    B. 穿刺部位有感染者
    C. 凝血功能很差，有出血倾向者
    D. 大手术患者需行血流动力学监测者
    E. Allen 实验阳性者

24. 穿刺动脉时针尖与皮肤的角度是
    A. 5°～10°   B. 10°～15°   C. 15°～20°   D. 15°～25°   E. 15°～30°

25. 锁骨下静脉置管的深度是
    A. 5～10cm
    B. 10～15cm
    C. 15～20cm
    D. 10～20cm
    E. 15～30cm

26. 颈内静脉置管的角度是
    A. 5°～10°   B. 10°～15°   C. 15°～20°   D. 20°～30°   E. 30°～40°

27. IABP 气囊置入的位置是
    A. 左锁骨下动脉远端与肾动脉开口上方之间的降主动脉内
    B. 左锁骨下动脉远端与肾动脉开口上方之间的升主动脉内
    C. 腹主动脉内
    D. 升主动脉内
    E. 以上都不是

28. 以下属于 IABP 的禁忌证的是
    A. 重度主动脉瓣关闭不全　　　　　　B. 主动脉夹层
    C. 主动脉瘤　　　　　　　　　　　　D. 主动脉损伤
    E. 以上都是

29. 应用 IABP 期间，常见的并发症有
    A. 血栓形成　　B. 出血　　C. 感染　　D. 球囊破裂　　E. 以上都是

（闻　纯）

书网融合……

📑 重点回顾　　📱 微课1　　📱 微课2　　📱 微课3　　📱 微课4

📱 微课5　　📱 微课6　　📱 微课7　　📱 微课8　　📋 习题

参考文献

[1] 张荣，李钟峰．急危重症护理 ［M］.2 版．北京：中国医药科技出版社，2019.

[2] 沈洪，刘忠民．急诊与灾难医学 ［M］.3 版．北京：人民卫生出版社，2018.

[3] 赵毅，陈冬梅．急诊科护士规范操作指南 ［M］．北京：中国医药科技出版社，2016.

[4] 周夕坪．急危重症护理 ［M］.2 版．北京：中国医药科技出版社，2019.

[5] 邓辉，李镇麟．危重症护理学 ［M］．北京：中国医药科技出版社，2018.

[6] 胡爱招，王明弘．急危重症护理学 ［M］.4 版．北京：人民卫生出版社，2019.

[7] 刘雪松．急危重症护理学 ［M］.3 版．北京：人民卫生出版社，2018.

[8] 廉莹，钟正伟．急救护理学 ［M］．北京：中国协和医科大学出版社，2018.

[9] 邓辉，张蒙．急危重症护理 ［M］．北京：人民卫生出版社，2016.

[10] 李庆印．急危重症护理学 ［M］.2 版．北京：科学出版社，2020.

[11] 郭梦安．急诊护理学 ［M］．北京：中国医药科技出版社，2018.

[12] 李文涛，张海燕．急危重症护理 ［M］.2 版．北京：北京大学医学出版社，2016.

[13] 马雯雯．现代护理新编 ［M］．长春：吉林科学技术出版社，2019.

[14] 熊彦，魏志明．急危重症护理 ［M］.2 版．北京：人民卫生出版社，2020.

[15] 孙红，詹艳春．急危重症护理技术规范 ［M］．北京：人民卫生出版社，2017.

[16] 王辰，席修明．危重症医学 ［M］.2 版．北京：人民卫生出版社，2017.

[17] 王春英，房君，陈瑜，等．实用重症护理技术操作规范与图解 ［M］．杭州：浙江大学出版社，2017.

[18] 高占玲．急危重症护理学 ［M］．北京：北京大学医学出版社，2019.

[19] 钟清玲，许虹．急危重症护理学 ［M］．北京：人民卫生出版社，2019.

[20] 彭蔚，王利群．急危重症护理学 ［M］．武汉：华中科技大学出版社，2017.

[21] 史铁英．急危重症临床护理 ［M］．中国协和医科大学出版社，2018.

[22] 王玉莉．急救护理技术 ［M］．北京：科学出版社，2016.

[23] 胡雪慧．重症监护护理培训教程 ［M］．北京：科技出版社，2017.

[24] 杨艳杰，曹枫林．护理心理学 ［M］.4 版．北京：人民卫生出版社，2017.

[25] 姜小鹰，刘俊荣．护理伦理学 ［M］．北京：人民卫生出版社，2017.

[26] 张波，桂莉．急危重症护理学 ［M］.4 版．北京：人民卫生出版社，2019.